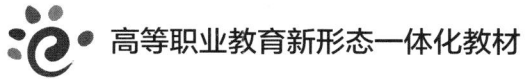

高等职业教育新形态一体化教材

人体解剖学与组织胚胎学

（第 2 版）

谯兴 郑立宏 郭佳 主编

中国教育出版传媒集团

高等教育出版社·北京

内容提要

本书是高等职业教育新形态一体化教材。

本书共分十二章，包括绪论、基本组织、运动系统、消化系统、呼吸系统、泌尿系统、生殖系统、内分泌系统、感觉器、脉管系统、神经系统和人体胚胎学概要。在许多章节中增加了"知识链接"，适当加入部分与人体解剖学、人体组织胚胎学密切相关的医学临床知识，注意结合临床、护理等专业实践和国家执业资格考试的要求，以促进学生对专业的理解和兴趣。在部分章节末对本章内容进行小结，以图表、记忆顺口溜等形式归纳重点知识；同时设置课后练习，方便学生在课后复习巩固。

本书适用于高等职业教育专科、本科医药卫生类各专业使用。

图书在版编目（CIP）数据

人体解剖学与组织胚胎学 / 谯兴，郑立宏，郭佳主编． --2 版． -- 北京：高等教育出版社，2024. 12.
ISBN 978-7-04-063435-8

Ⅰ. R32

中国国家版本馆 CIP 数据核字第 2024VH3391 号

人体解剖学与组织胚胎学（第 2 版）
RENTI JIEPOUXUE YU ZUZHI PEITAIXUE

策划编辑	陈鹏凯	责任编辑	陈鹏凯	封面设计	李小璐	版式设计	童 丹
责任绘图	马天驰	责任校对	刘丽娴	责任印制	耿 轩		

出版发行	高等教育出版社	网　　址	http://www.hep.edu.cn
社　　址	北京市西城区德外大街 4 号		http://www.hep.com.cn
邮政编码	100120	网上订购	http://www.hepmall.com.cn
印　　刷	山东百润本色印刷有限公司		http://www.hepmall.com
开　　本	787mm×1092mm　1/16		http://www.hepmall.cn
印　　张	19.75	版　　次	2017 年 8 月第 1 版
字　　数	490 千字		2024 年 12 月第 2 版
购书热线	010-58581118	印　　次	2024 年 12 月第 1 次印刷
咨询电话	400-810-0598	定　　价	49.80 元

本书如有缺页、倒页、脱页等质量问题，请到所购图书销售部门联系调换
版权所有　侵权必究
物　料　号　63435-00

《人体解剖学与组织胚胎学》（第2版）编写人员

主　编　谯　兴　郑立宏　郭　佳
副主编　王　青　王燕燕　张　平　马　婷　马　蓉
编　者（按姓氏汉语拼音排序）

陈　珊　贵阳康养职业大学
范丽敏　福建生物工程职业技术学院
龚　艺　贵阳康养职业大学
郭　佳　中国中医科学院望京医院
何　俊　贵阳康养职业大学
黄　谊　贵阳康养职业大学
江　鹏　贵州工商职业学院
刘　茜　贵阳康养职业大学
马　蓉　江西工商职业技术学院
马　婷　临夏现代职业学院
毛庆红　毕节医学高等专科学校
潘　勇　贵阳康养职业大学
谯　兴　贵阳康养职业大学
秦　皓　贵阳康养职业大学
施　瑶　贵阳康养职业大学
王　芳　贵阳康养职业大学
王国勇　贵阳康养职业大学
王　青　贵阳康养职业大学
王燕燕　贵阳康养职业大学
薛雯娇　贵阳康养职业大学
张　平　襄阳职业技术学院
张　嫣　贵阳康养职业大学
郑立宏　贵阳康养职业大学
朱长龙　贵阳康养职业大学

前　　言

　　党的二十大报告指出，人民健康是民族昌盛和国家强盛的重要标志，把保障人民健康放在优先发展的战略位置，完善人民健康促进政策。

　　人体解剖学与组织胚胎学是医学生必修的一门医学核心基础课程，作为医学形态学课程，有大量的名词、概念、结构等内容需要记忆，学生入校就接触普遍反映较难。医药卫生类职业院校强调学生的实践技能培养，大部分高职高专医学院校在教学改革中大幅度地删减基础理论课程学时，导致本课程教学及学生学习难度变得更大。为了在有限的学时内学好该课程，更好兼顾学生的技能和综合素质的培养，我们对本课程的教学进行了初步的教学改革探索，把"人体解剖学""组织胚胎学"课程整合为"人体解剖学与组织胚胎学"，对教材内容进行了重新编排，对于部分相对于高职高专学生水平而言层次较高且临床运用较少的人体解剖及组织胚胎学知识进行了删减、替换，加大临床工作常见操作中相关知识的介绍，引入一些临床案例，培养学生的临床思维，激发学生的学习兴趣。

　　我们在许多章节中增加了"知识链接"，介绍医学中特别是人体解剖学的新进展、新研究，拓展学生的知识面。注重教学与各种执业资格考试的衔接，按照护理、临床等专业实践和国家执业资格考试的要求，每章后设"课后练习"供学生检测学习效果，巩固本章知识。针对人体解剖学中名词、概念、结构难以记忆，容易混淆的特点，在部分章节末对本章内容进行了小结，运用了图表、记忆导图、顺口溜等多种形式方便学生记忆。

　　本教材在编写过程中，得到了高等教育出版社和参编院校的大力支持，在此表示诚挚的感谢和敬意！成书过程中，也参考了大量本专业相关教材及专著，在此一并向作者表示感谢！

　　由于编写时间仓促，加之编写水平有限，书中有疏漏之处，敬请使用本教材的解剖学同仁、临床医护人员和医学生提出宝贵意见，以便再版时纠正。

编　者

2024 年 5 月

目　　录

第一章　绪论 ………………………… 1
　一、人体解剖学与组织胚胎学的定义及其
　　在医学中的地位 ……………………… 1
　二、学习人体解剖学与组织胚胎学的基本
　　观点与方法 …………………………… 1
　三、人体的组成和分部 ………………… 2
　四、常用的解剖学方位术语 …………… 2
　五、组织切片的常用制作方法 ………… 4

第二章　基本组织 ……………………… 5
　第一节　上皮组织 ……………………… 5
　　一、被覆上皮 ………………………… 5
　　二、腺上皮和腺 ……………………… 9
　　三、上皮细胞的特化结构 …………… 9
　第二节　结缔组织 ……………………… 11
　　一、固有结缔组织 …………………… 11
　　二、软骨组织 ………………………… 14
　　三、骨组织与骨 ……………………… 16
　　四、血液和淋巴 ……………………… 18
　第三节　肌组织 ………………………… 20
　　一、平滑肌 …………………………… 20
　　二、骨骼肌 …………………………… 20
　　三、心肌 ……………………………… 21
　第四节　神经组织 ……………………… 22
　　一、神经元 …………………………… 22
　　二、突触 ……………………………… 25
　　三、神经胶质 ………………………… 26
　　四、神经纤维和神经 ………………… 27
　　五、神经末梢 ………………………… 28

第三章　运动系统 ……………………… 31
　第一节　骨与骨连结 …………………… 32
　　一、概述 ……………………………… 32
　　二、躯干骨及其连结 ………………… 36
　　三、颅骨及其连结 …………………… 44
　　四、四肢骨及其连结 ………………… 51
　第二节　肌 ……………………………… 64
　　一、概述 ……………………………… 64
　　二、头颈肌 …………………………… 67
　　三、躯干肌 …………………………… 68
　　四、四肢肌 …………………………… 75
　　五、全身主要的肌性标志 …………… 84

第四章　消化系统 ……………………… 86
　第一节　概述 …………………………… 86
　　一、消化系统的组成 ………………… 86
　　二、胸腹部的体表标志线与腹部分区 … 87
　第二节　消化管 ………………………… 88
　　一、消化管的一般结构 ……………… 88
　　二、口腔 ……………………………… 89
　　三、咽 ………………………………… 94
　　四、食管 ……………………………… 95
　　五、胃 ………………………………… 96
　　六、小肠 ……………………………… 98
　　七、大肠 ……………………………… 101
　第三节　消化腺 ………………………… 104
　　一、肝 ………………………………… 104
　　二、胰 ………………………………… 110
　第四节　腹膜 …………………………… 111
　　一、腹膜、腹膜腔、腹腔 …………… 111
　　二、腹膜与腹腔、盆腔脏器的关系 … 112
　　三、腹膜形成的结构 ………………… 112

第五章　呼吸系统 ……………………… 116
　第一节　呼吸道 ………………………… 116
　　一、鼻 ………………………………… 116
　　二、咽 ………………………………… 120
　　三、喉 ………………………………… 120

四、气管与主支气管 123
第二节 肺 125
　一、肺的位置与形态 125
　二、肺的微细结构 127
第三节 胸膜与纵隔 130
　一、胸膜 130
　二、纵隔 133

第六章　泌尿系统 135
第一节 肾 136
　一、肾的形态与位置和毗邻 136
　二、肾的被膜 137
　三、肾的解剖结构 139
　四、肾的血液循环 141
第二节 输尿管 142
　一、输尿管的位置与行程 142
　二、输尿管的分段 142
　三、输尿管的狭窄 142
第三节 膀胱 143
　一、膀胱的形态与结构 143
　二、膀胱的位置与毗邻 144
　三、膀胱的组织结构 144
第四节 尿道 145

第七章　生殖系统 148
第一节 男性生殖器 148
　一、内生殖器 149
　二、外生殖器 152
第二节 女性生殖系统 155
　一、内生殖器 155
　二、外生殖器 160
　三、乳房 160
　四、会阴 161

第八章　内分泌系统 162
第一节 甲状腺 163
　一、甲状腺的形态和位置 163
　二、甲状腺的微细结构 163
第二节 甲状旁腺 164
　一、甲状旁腺的形态和位置 164
　二、甲状旁腺的微细结构 164

第三节 肾上腺 165
　一、肾上腺的形态和位置 165
　二、肾上腺的微细结构 165
第四节 垂体 167
　一、垂体的形态和位置 167
　二、垂体的微细结构 167

第九章　感觉器官 170
第一节 视器 170
　一、眼球 170
　二、眼副器 175
　三、眼的血管 177
　四、眼的神经 178
第二节 前庭蜗器 178
　一、外耳 178
　二、中耳 179
　三、内耳 182
第三节 皮肤 184
　一、皮肤的构造 185
　二、皮肤的附属结构 186
　三、皮肤线 187
　四、皮肤的功能 187

第十章　脉管系统 189
第一节 心血管系统 190
　一、概述 190
　二、心 196
　三、血管 207
第二节 淋巴系统 227
　一、淋巴管道 228
　二、淋巴器官 230

第十一章　神经系统 241
第一节 概述 241
　一、神经系统的划分 242
　二、神经系统的活动方式 243
　三、神经系统的常用术语 244
第二节 中枢神经系统 245
　一、脊髓 245
　二、脑 249
　三、脑和脊髓的被膜 261

四、脑室系统及脑脊液循环 …………… 264
   五、脑和脊髓的血管 ………………… 265
   六、脑和脊髓的传导通路 ……………… 271
 第三节　周围神经系统 …………………… 276
   一、脊神经 …………………………… 276
   二、脑神经 …………………………… 283
   三、内脏神经 ………………………… 289
第十二章　人体胚胎学概要 ……… 297
 第一节　胚胎的早期发育 ………………… 297
 第二节　胎膜和胎盘 ……………………… 301
 第三节　双胎与畸形 ……………………… 303
参考文献 ……………………………… 305

第一章 绪 论

【学习目标】
掌握：人体解剖学及组织胚胎学的定义；细胞、组织、器官、系统和内脏的概念。
理解：解剖学姿势及常用的方位术语。
了解：人体解剖学及组织胚胎学在医学中的地位、学习基本观点与方法。

一、人体解剖学与组织胚胎学的定义及其在医学中的地位

人体解剖学与组织胚胎学包括解剖学、组织学及胚胎学，是研究正常人体的形态、结构及其发生发展规律的科学。

人体解剖学 human anatomy 是持手术刀解剖标本、凭借肉眼观察的方法，研究人体形态结构的科学，又称大体解剖学。人体解剖学按其研究和叙述方法的不同，通常分为系统解剖学、局部解剖学及 X 线解剖学等。**系统解剖学** systematic anatomy 是按人体的器官系统描述其形态结构的科学。**局部解剖学** regstematomy anatomy 是按人体的部位，由浅入深逐层描述其形态结构及其相互关系的科学。**X 线解剖学**是借助 X 线研究人体形态结构的科学。

组织学 histology 是借助显微镜观察的方法，研究人体细胞、组织和器官的微细结构的科学，又称微体解剖学。随着电子显微镜、放射性核素及其他新技术的发展，人体微细结构研究已深入亚细胞水平和分子水平，并形成了细胞化学、组织化学等新学科。

胚胎学 embryoiogy 或称发生解剖学，是研究人体出生前的发生、发展及其形态结构变化规律的科学。

综上所述，人体解剖学与组织胚胎学是研究正常人体的形态、结构及其发生发展规律的科学，属于生物学中形态学范畴，形态学是功能学（生理学等）的结构基础，不掌握形态就不能很好地掌握功能，也就不能很好地掌握病理学及其他各门基础医学和临床医学知识。因此，人体解剖学与组织胚胎学是医学科学的一门必修课，它为学习其他各门基础医学、临床医学知识，正确预防、诊断、治疗疾病和提高人口生育质量奠定了坚实基础。

二、学习人体解剖学与组织胚胎学的基本观点与方法

人体解剖学与组织胚胎学是一门形态学科，有其自身的规律和特点，唯有以辩证唯物主义观

点为指导,认识该学科的内在规律,掌握正确的学习方法,才能全面而准确地认识人体的形态结构及其演变规律。

(一) 进化发展的观点

人类的形态结构是亿万年来由低等动物进化发展而来的,它始终处于新陈代谢、分化、发育的动态之中。所以,正常人体的形态结构会出现差异与变异。

(二) 形态结构与功能相互联系的观点

人体一定的形态结构表现一定的功能,功能的改变也影响形态结构的发展和变化。例如,细长的骨骼肌细胞具有使细胞发生收缩的结构,由骨骼肌细胞构成的肌与人体的运动功能密切相关,加强体育锻炼可以使肌肉发达,长期卧床可导致肌肉萎缩、骨质疏松。人体的形态结构与功能是相互依赖、相互影响的。

(三) 局部与整体统一的观点

人体各个细胞、组织、器官、系统都是整体的一部分,它们通过神经体液调节而成为一个有机统一整体,离开整体就失去了其存在的条件和意义。所以,在学习时不能片面、孤立地认识一种组织或一种器官,应该从整体的角度认识组织或器官。

(四) 理论联系实际的观点

学习的目的是应用,人体解剖学与组织胚胎学是一门形态学,在学习中,要学会将教材、教学课件、挂图、标本、活体和临床联系起来,培养观察能力、动手能力和思维能力,做到学用结合,达到深刻认识人体形态结构,打好医学基础的目的。

三、人体的组成和分部

构成人体结构和功能的基本单位是**细胞** cell。许多形态相似和功能相近的细胞借细胞间质结合在一起构成**组织** tissue。根据其分布、结构和功能的不同,人体的组织有四大类,即上皮组织、结缔组织、肌组织和神经组织。几种不同的组织构成具有一定形态结构、完成一定功能的**器官** organ,如心、肝、脾、肺、肾等。器官中央有大的空腔者称为中空性器官,如心、胃、膀胱等;无大的空腔者称为实质性器官,如肝、脾、肾等。许多功能相关的器官连接在一起,完成某一方面的功能,构成**系统** system。人体有运动系统、消化系统、呼吸系统、泌尿系统、生殖系统、内分泌系统、脉管系统、感觉器、神经系统等,其中消化、呼吸、泌尿和生殖系统的大部分器官位于胸、腹、盆腔内,并借一定的孔道直接或间接与外界相通,故又称**内脏** viscera。人体各器官系统虽都有特定的功能,但它们在神经体液的调节下相互联系、紧密配合,共同构成一个完整统一的人体。

根据人体的形态,人体可分为头、颈、躯干和四肢四大部分。头的前部称为面,颈的后部称为项。躯干又分为胸、腹、盆、会阴和背等部分。背的下部也称为腰。四肢分为上肢和下肢。上肢分为肩、臂、前臂和手;下肢又分为臀、股(大腿)、小腿和足部。

四、常用的解剖学方位术语

为了正确描述人体各部、各器官的位置及其相互关系,统一规定了解剖学姿势,方位、轴和面等方面的术语。

(一) 解剖学姿势

身体直立、两眼平视前方、上肢自然下垂于身体两侧、手掌向前、下肢并拢、足尖向前的姿势称为解剖学姿势 anatomicad position。在描述人体各部位结构的相互位置关系时，不论标本、模型以何种方位放置，都应以解剖学姿势为依据。

(二) 方位术语

以解剖学姿势为准。

1. **上** superior 和 **下** inferiot　近头者为上，近足者为下。上和下也可分别称为头侧和尾侧。
2. **前** anterior 和 **后** posterior　近腹者为前，近背者为后。前和后也可称为**腹侧** ventral 和**背侧** dorsal。
3. **内侧** medial 和**外侧** lateral　近正中矢状面者为内侧，反之为外侧。在四肢，前臂的内侧称**尺侧** ulnar，外侧称**桡侧** radial；小腿的内侧称**胫侧** tibial，外侧称**腓侧** fibular。
4. **内** interior 和**外** exteral　是描述空腔器官相互位置关系的术语。近腔者为内，远离内腔者为外。
5. **浅** superficial 和**深** profundal 以体表为准，近体表者为浅，反之为深。
6. **近侧** distal 和**远侧** proximal　多用于四肢。距肢体附着部较近的为近侧，反之为远侧。

(三) 轴

根据解剖学姿势，设置人体有三种相互垂直的轴(图1-1)。用于描述某些器官的形态位置，特别是关节运动时常用的术语。

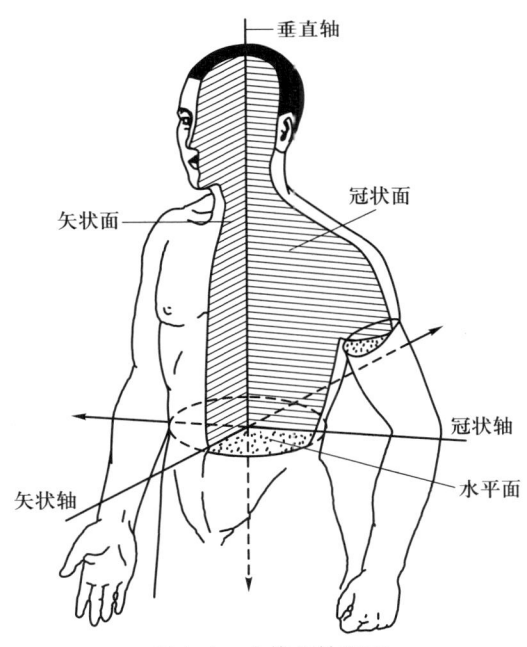

图1-1　人体的轴和面

(1) **矢状轴** sagittal axit：自前后方向与身体长轴和冠状轴相互垂直的水平线。
(2) **冠状轴** coronal axit：自左右方向与身体长轴和矢状轴相互垂直的水平线。
(3) **垂直轴** vertical axit：自上下方向与身体长轴平行并与水平面垂直的线。

(四)面

根据上述三种轴,人体可设置相互垂直的三个面(图1-1)。

1. **矢状面** sagittal plane　自前后方向,将人体纵切为左、右两部分的纵切面。通过人体正中线的矢状面,称**正中矢状面** median sagittal plane。

2. **冠状面** coyonal planc　自左右方向,将人体纵切为前、后两部分的纵切面,又称**额状面** frontal plane。

3. **水平面** horizontal plane　自水平方向,将人体横切为上、下两部分的切面,又称**横切面** transverse plane。

在描述器官的切面时,沿其长轴所做的切面称**纵切面**,与其长轴垂直的切面称**横切面**。

五、组织切片的常用制作方法

所观察的组织,需要将器官或组织制作成能使光线透过,经过染色等方法和技术处理后,制作成能在显微镜下观察的组织切片标本,才能从微观的角度认识组织、器官的微细结构。最常用而经典的组织切片制作技术是**石蜡切片术** paraffin sectionang。其基本制作程序如下。

1. 取材和固定　取新鲜组织块,用固定剂(甲醛或乙醇等)固定,使蛋白质迅速固定或沉淀。

2. 脱水和包埋　用乙醇和二甲苯将固定后的组织块脱水、用石蜡包埋,制成有一定硬度的蜡块,便于切割为薄的组织切片。

3. 切片和染色　用切片机将包埋的组织块切成 5~10 μm 厚的薄片,贴于载玻片上,脱去切片上的石蜡,进行染色,制作成**组织切片**。通常,将血液、体液等直接涂在玻片上制作成**涂片**;将疏松结缔组织或肠系膜等撕成薄片,铺在载玻片上制作成**铺片**;将骨或牙等硬组织磨成薄片制作成**磨片**。

常用的染色方法是**苏木精** hematoxylin 和**伊红** eosim 染色法,简称 HE 染色。苏木精为碱性染料,主要使细胞核内的染色质和胞质内的核糖体染成紫蓝色,称**嗜碱性** hasophilin;伊红为酸性染料,主要使细胞质和细胞外基质中的成分染成红色,称**嗜酸性** acidophilia。若与两种染料的亲和力都较差,着色很浅,称**中性** neutrophil。

课后练习

一、名词解释
1. 器官　2. 系统　3. 内脏

二、选择题

第一章选择题

(谯　兴　陈　珊　郭　佳)

第二章 基本组织

【学习目标】
掌握：被覆上皮的共同特征、分类、结构、分布及功能；疏松结缔组织的特点、组成；血细胞分类、正常值和红细胞的生成；神经元的形态结构、分类及突触的结构。
理解：疏松结缔组织的结构；平滑肌、骨骼肌、心肌的形态和结构；血液的组成。
了解：组织 tissue 由许多形态相似、功能相近的细胞群及多少不等的细胞外基质构成。人体根据组织具有不同的结构和功能特点，可分为四类，即上皮组织、结缔组织、肌组织和神经组织。

第一节 上皮组织

上皮组织 epithelial tissue 简称**上皮** epithelium。其结构特点：① 细胞多，细胞间质很少，细胞排列紧密。② 上皮组织的细胞有明显的极性，即上皮细胞的一面朝向体表或管腔面，称游离面，与游离面相对的另一面称基底面。上皮基底面附着于基膜上，并借基膜与结缔组织相连。③ 上皮内大都无血管。细胞所需的营养依靠深层结缔组织内的血管透过基膜供给。但上皮内有丰富的神经末梢，因而感觉敏锐。大部分上皮呈膜状分布于人体外表面或体内管、腔、囊的内表面，称被覆上皮；有些上皮构成腺，称腺上皮。因此，上皮组织主要分为被覆上皮和腺上皮两大类。上皮组织具有保护、吸收、分泌和排泄的功能。

一、被覆上皮

被覆上皮 covering epithelium 覆盖于身体表面，衬贴在体腔和有腔器官内表面，按组成上皮的细胞层数和细胞形状分为单层上皮和复层上皮两类（图 2-1）。

（一）单层上皮

单层上皮 simple epithelium 由一层细胞组成，所有细胞的基底端都附着于基膜，游离面可伸到上皮表面。**复层上皮** stratified epithelium 由多层细胞组成，最深层的细胞附着于基膜上。

1. 单层扁平上皮 simple squamous epithelium 又称单层鳞状上皮，由一层扁平细胞组成

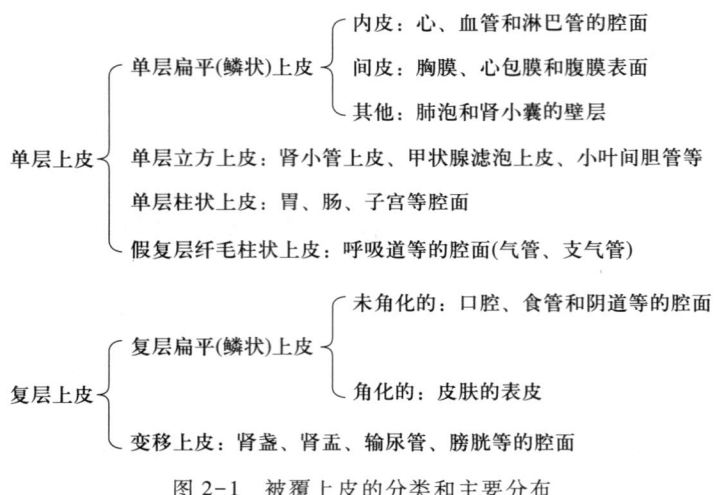

图 2-1 被覆上皮的分类和主要分布

（图 2-2）。表面观：细胞呈不规则形或多边形，核椭圆形，居细胞中央；细胞边界呈锯齿状，互相嵌合。垂直切面观：细胞扁薄，核椭圆居中。分布在心、血管、淋巴管内面的称内皮，其表面光滑湿润，有利于血液和淋巴液流动及物质透过。分布在胸膜、腹膜、心包膜表面的称间皮，其表面光滑湿润，有利于内脏运动，可减少器官之间的互相摩擦。

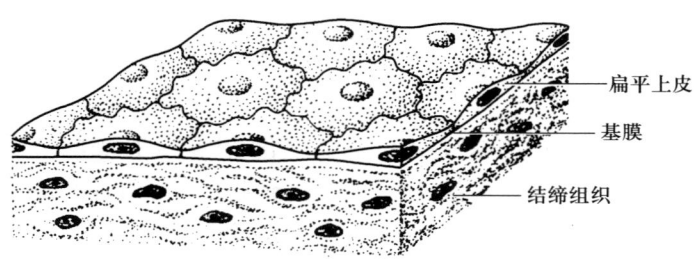

图 2-2 单层扁平上皮模式图

2. **单层立方上皮** simple cuboidal epithelium　由一层近似立方形的细胞组成（图 2-3）。表面观：每个细胞呈六角形或多边形；垂直切面观：细胞呈立方形，核为球形、居中。分布于肾小管、甲状腺滤泡、小叶间胆管等处，具有被覆和分泌作用。

3. **单层柱状上皮** simple columnar epithelium　由一层棱柱状细胞组成（图 2-4）。表面观：细胞呈六角形或多边形；垂直切面观：细胞呈柱状，细胞核为椭圆形，居细胞基底部，与细胞长轴一致。此上皮分布于胃、肠、子宫和胆囊的腔面等处。位于肠道的单层柱状上皮，在柱状细胞之间常夹有散在的杯状细胞 goblet cell。这种上皮有吸收和分泌作用。

4. **假复层纤毛柱状上皮** pseudostratified ciliated columnar epithelium　由柱状细胞、梭形细胞、锥形细胞和杯状细胞等几种细胞组成（图 2-5），其中以柱状细胞最多，其表面有大量纤毛。由于上述细胞高矮不一，使细胞核排列不在同一平面上，从垂直面观察貌似复层，但每个细胞基底部都附着在基膜上，实为单层。这种上皮主要分布在呼吸道的腔面，具有分泌和保护作用。

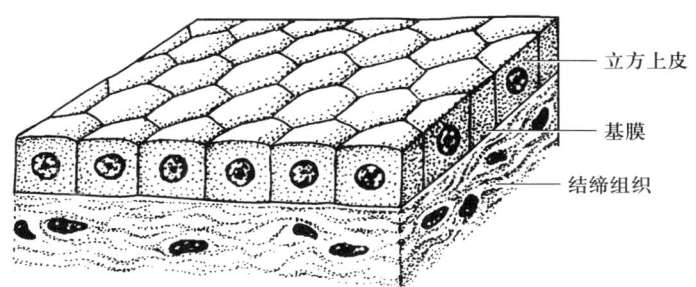

图 2-3 单层立方上皮模式图

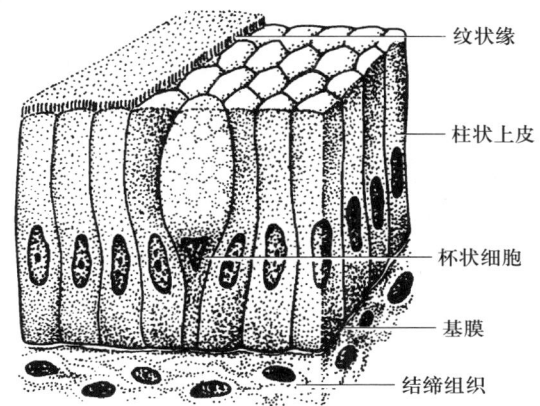

图 2-4 单层柱状上皮模式图

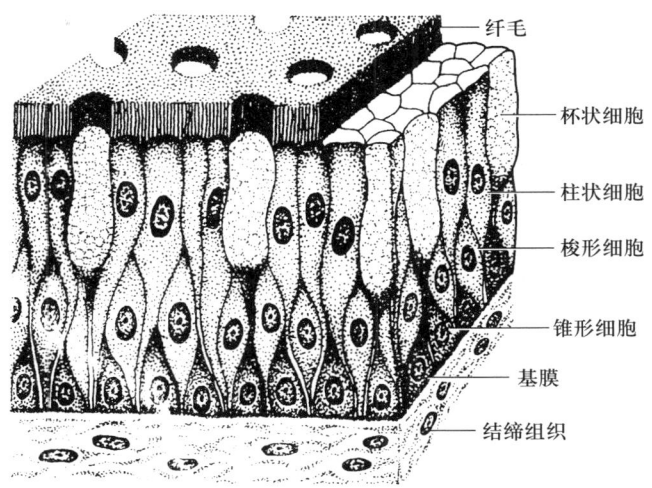

图 2-5 假复层纤毛柱状上皮模式图

(二) 复层上皮

1. 复层扁平上皮 stratified squamous epithelium 又称复层鳞状上皮。由多层细胞组成,是最厚的一种上皮(图2-6)。垂直切面观:细胞的形状厚薄不一,表层是数层扁平细胞,中层为数层多边形细胞,基底部紧靠基膜处是一层矮柱状细胞,具有分裂能力。上皮细胞从深层到浅层是细胞从幼稚到衰老的过程。这种上皮借基膜和深层的结缔组织连接,其连接面凹凸不平,以增加两者的接触面积。复层扁平上皮分为角化和未角化的两种。角化的分布在皮肤表面,上皮表层是无细胞核的角化细胞,可脱落。未角化的分布在口腔、食管、阴道、肛门等的腔面。因耐摩擦和阻止异物侵入而具有较强的保护作用。

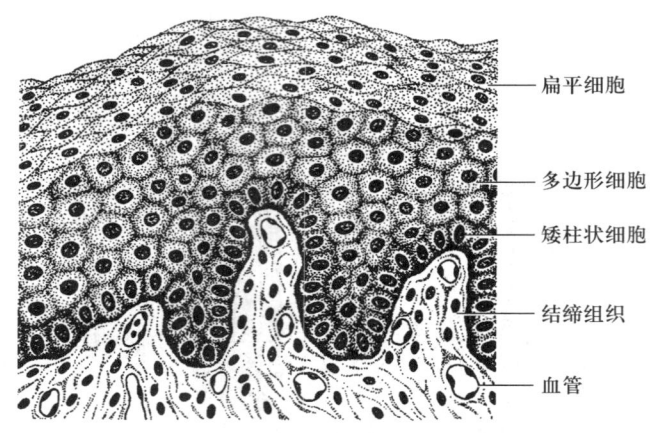

图 2-6 复层扁平上皮模式图

2. 变移上皮 transitional epithelium 又称移行上皮,由多层细胞组成。表层细胞为较大的立方形细胞,又称盖细胞。中层为多边形细胞,基底层为立方或矮柱状细胞。上皮薄厚可随着器官的充盈状态不同而发生变化,故称变移上皮。这种上皮分布于肾盏、肾盂、输尿管和膀胱等的腔面,具有保护作用(图2-7)。

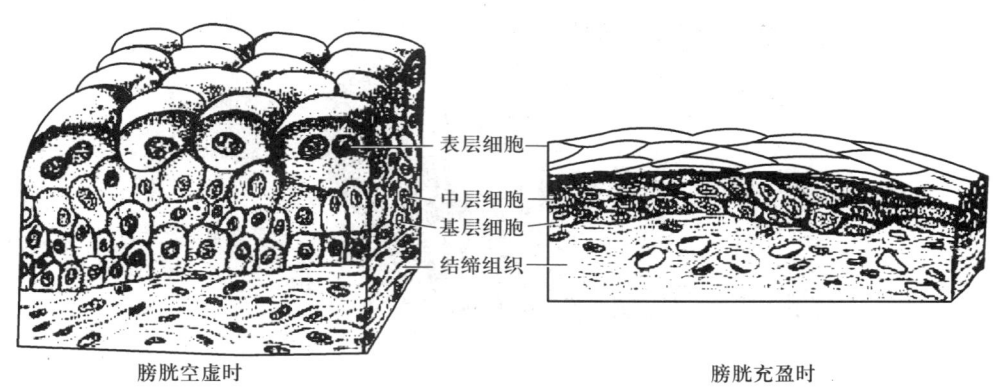

图 2-7 变移上皮模式图(膀胱)

二、腺上皮和腺

由腺细胞组成的以分泌功能为主的上皮称腺上皮 glandular epithelium。以腺上皮为主要成分构成的器官称腺 gland 或腺体。腺有外分泌腺 exocrine gland 和内分泌腺 endocrine gland 之分。外分泌腺又称有管腺,分泌物经导管排至体表或器官腔内,如汗腺、唾液腺等。内分泌腺又称无管腺,分泌物(激素)经血液、淋巴液输送,如甲状腺、肾上腺等(图 2-8)。

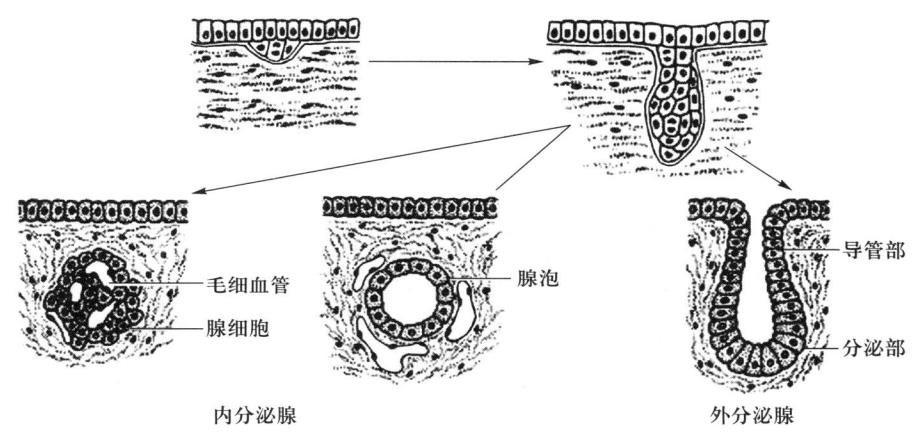

图 2-8 腺发生模式图

三、上皮细胞的特化结构

上皮组织为适应其功能,在上皮细胞的各表面可形成不同的特殊化结构。

(一) 上皮细胞游离面

1. **微绒毛** microvillus 是上皮细胞游离面伸出的微细指状突起,在电镜下才能清楚辨识。微绒毛有扩大表面积作用,有利于细胞对物质的吸收。

2. **纤毛** cilium 是上皮细胞游离面伸出的较粗较长的突起,在电镜下才能清楚辨识。其具有规律的向一定方向摆动的能力。呼吸道上皮细胞表面的纤毛定向摆动可将黏附的灰尘和细菌等推至咽部,以痰的方式咳出。

(二) 上皮细胞的侧面

上皮细胞的侧面在电镜下可看到以下连接形式(图 2-9)。

1. **紧密连接** tight junction 位于相邻细胞的侧面顶端,起到封闭细胞间隙、阻挡物质穿过细胞间隙的屏障作用。

2. **中间连接** intermediate junction 位于紧密连接的深面,除可将相邻细胞黏着在一起的作

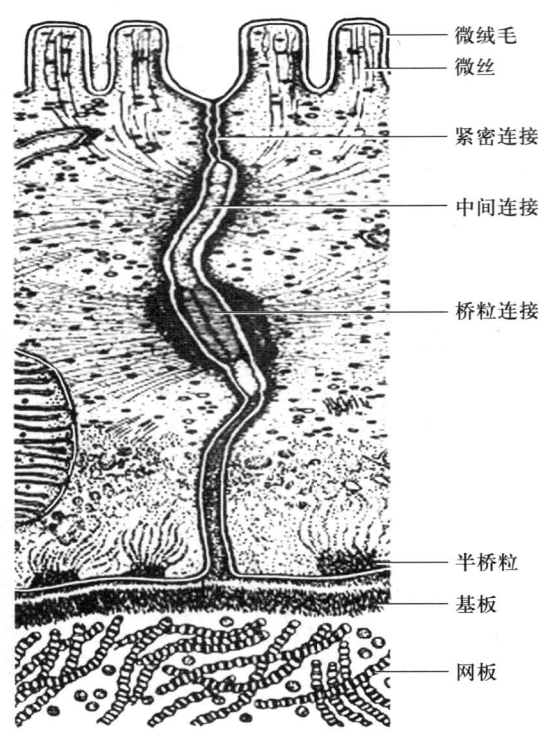

图 2-9　上皮细胞连接与基膜超微结构模式图

用外,还有保持细胞形状和传递细胞收缩力的作用。

3. **桥粒** desmosome　位于中间连接的深面,具有固定和支持作用,在易受摩擦的复层扁平上皮多见。

4. **缝隙连接** gap junction　连接处的细胞间隙很窄,相邻细胞膜间有小管通连,成为细胞间直接相通的管道,用于细胞之间进行物质交换和信息传递。

以上四种细胞连接,只要有两个或两个以上连接同时存在,就称为连接复合体 junctional complex。

（三）上皮细胞的基底面

1. **基膜** basement membrane　又称基底膜。是上皮基底面与深部的结缔组织共同形成的薄膜。基膜的功能:① 具有支持、连接和固定作用;② 为半透膜,有利于上皮细胞与深部结缔组织进行物质交换;③ 具有引导上皮细胞移动,影响细胞的增殖和分化的作用。

2. **质膜内褶** plasma membrane infolding　是上皮细胞基底面的细胞膜折向细胞质内所形成的许多内褶（图 2-10）。质膜内褶的主要作用是扩大细胞基底部的表面积,有利于水和电解质的迅速转运。

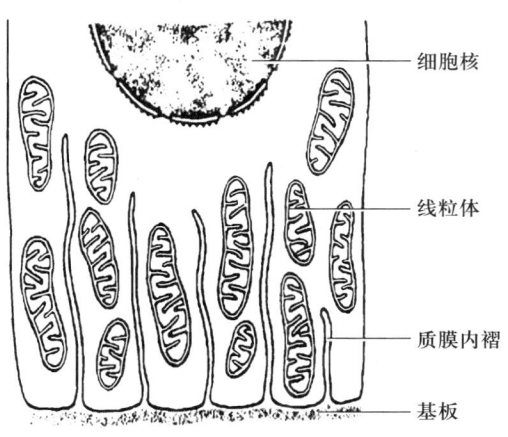

图 2-10　质膜内褶超微结构模式图

第二节　结缔组织

结缔组织 connective tissue 由细胞和细胞间质所组成。结缔组织的细胞间质包括基质和纤维。狭义的结缔组织指固有结缔组织，包括疏松结缔组织、致密结缔组织、脂肪组织和网状组织。广义的结缔组织除固有结缔组织外，还包括软骨、骨和液态的血液及淋巴（图 2-11）。结缔组织具有支持、连接、防御、保护、营养和修复的功能。

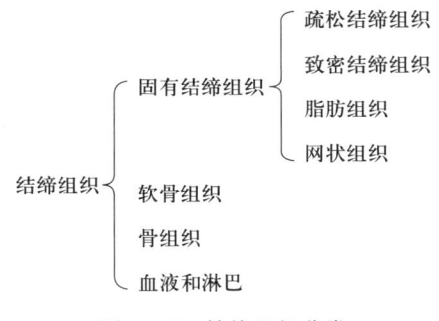

图 2-11　结缔组织分类

一、固有结缔组织

（一）疏松结缔组织

疏松结缔组织 loose connective tissue 又称蜂窝组织 areolar tissue（图 2-12）。其结构特点：① 细胞数量较少，种类多，细胞排列稀疏。② 细胞间质多，包括无定形的基质和细丝状的纤维。③ 无极性分布广，位于器官之间、组织之间甚至细胞之间，具有连接、支持、营养、防御、保护和修复等功能。疏松结缔组织的组成见图 2-13。

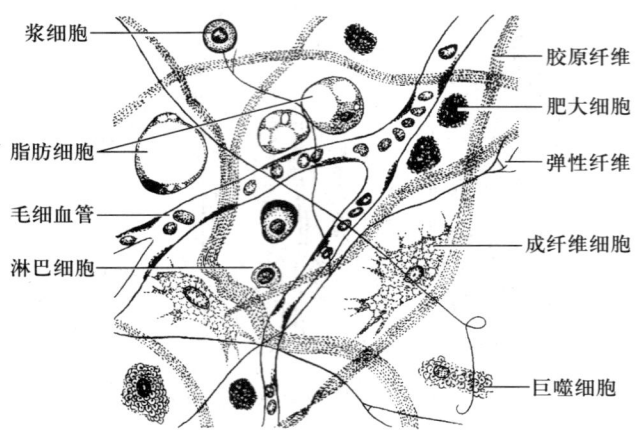

图 2-12　疏松结缔组织铺片模式图

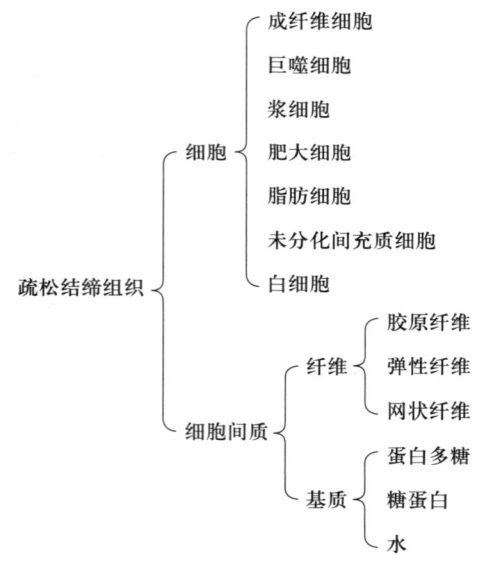

图 2-13　疏松结缔组织的组成

1. **细胞**　细胞种类多样，功能各异，主要有以下几种细胞。

（1）**成纤维细胞** fibroblast：是疏松结缔组织中最主要的细胞。光镜下，细胞扁平，多突起。核大、卵圆形，胞质丰富，呈弱嗜碱性。该细胞具有较强的合成蛋白质功能，能合成胶原纤维、弹性纤维、网状纤维和基质成分。成纤维细胞具有合成纤维和基质的功能。当成纤维细胞处于静止状态时，称**纤维细胞** fibrocyte。在创伤等情况下，纤维细胞可转化为成纤维细胞，参与组织的修复。

（2）**巨噬细胞** macrophage：是体内广泛存在的一种免疫细胞，由血液中单核细胞穿出血管后分化而来。光镜下,巨噬细胞形态多样,随功能状态而改变,一般为圆形或椭圆形,功能活跃的细胞可伸出伪足。细胞核较小,呈圆形或卵圆形,染色深。巨噬细胞具有吞噬作用,可吞噬异物、衰老死亡的细胞、细菌和病毒等,还能参与机体的免疫反应,对机体防御功能起重要作用。

(3) **浆细胞** plasma cell:在疏松结缔组织中较少,光镜下,细胞呈圆形或椭圆形。细胞核小而圆,常偏于细胞一侧,由于染色质呈粗块状,从核中心向核周围辐射,所以形似车轮。细胞质丰富,嗜碱性较强。浆细胞能合成与分泌**免疫球蛋白** immunoglobulin(Ig),即**抗体** antibody。抗体能抑制或杀灭细菌、中和病毒,促进巨噬细胞对抗原的吞噬。

(4) **肥大细胞** mast cell:胞体较大,光镜下细胞较大,呈圆形或椭圆形,胞核小而圆、居中,胞质内充满了粗大的颗粒。颗粒内含有**组胺、肝素、嗜酸性粒细胞趋化因子**等。肥大细胞分布很广,常沿小血管和小淋巴管分布,其主要功能是参与免疫应答,与过敏反应有关。

(5) **脂肪细胞** fat cell:胞体较大。细胞常单个或成群存在。光镜下,细胞球形或多边形,体积较大,胞质内含有大量脂滴,细胞质和细胞核被挤到细胞周缘。细胞核被挤压成扁圆形,居细胞一侧。在 HE 染色标本中,脂滴被有机溶剂溶解,故细胞呈空泡状;只有在苏丹Ⅲ染色时才呈橘红色油滴状。脂肪细胞具有合成和储存脂肪、参与脂质代谢的功能。

(6) **未分化的间充质细胞** undifferentiated mesenchymal cell:分布在小血管,尤其是毛细血管周围,其形态与纤维细胞相仿,是成体结缔组织内较原始的细胞,具有间充质细胞多向分化的潜能,在炎症及创伤修复情况下,可增殖分化为成纤维细胞,并能分化为新生血管壁的内皮细胞和平滑肌细胞。

(7) **白细胞**:是由毛细血管渗出而进入结缔组织中的,常以中性粒细胞、淋巴细胞和嗜酸性粒细胞为主,在结缔组织中发挥防御功能。

2. **纤维** fiber 被基质包埋,疏松结缔组织中有三种纤维,分别是胶原纤维、弹性纤维和网状纤维。

(1) **胶原纤维** collagenous fiber:在三种纤维中数量最多,新鲜时呈白色,又称白纤维。光镜下,HE 染色嗜酸性,呈波浪状,较粗,有分支,相互交织成网。胶原纤维的韧性大,抗拉力强。

(2) **弹性纤维** elastic fiber:新鲜时呈黄色,又称黄纤维。有较强的折光性,数量少。光镜下,HE 染色呈浅粉红色,该纤维较细,可有分支,交织成网。弹性纤维具有弹性,韧性差。

(3) **网状纤维** reticular fiber:HE 染色不易着色。因镀银染色被染成黑色,故又称嗜银纤维。光镜下,网状纤维有分支并连接成网。网状纤维可构成器官的微细支架。

3. **基质** ground substance 是无定形的均质胶状物,填充在细胞与纤维之间。主要化学成分是**蛋白多糖**、糖蛋白和水。

> **知识链接**
>
> **蛋白多糖**
>
> 蛋白多糖又称黏蛋白,为基质的主要成分,是由蛋白质和多糖分子结合而成的,而多糖分子由**透明质酸、硫酸软骨素、硫酸角质素、硫酸皮肤素**和**硫酸肝素**等组成。蛋白多糖

形成的具有许多分子微孔的**分子筛**,有利于血液和细胞之间的物质交换,大分子物质如细菌、肿瘤细胞等不能通过。有些细菌、病毒和癌细胞能分泌透明质酸酶,溶解基质,破坏基质结构,使其易于扩散。临床上为使皮下注射的药物易于吸收和扩散,在注射液中加入透明质酸酶一同注射到皮下,可增强药物的疗效。

组织液 tissue fluid 是从毛细血管动脉端渗出到基质中的液体。组织液产生后可分别经毛细血管静脉端和毛细淋巴管回收入血和淋巴液。组织液是细胞生存的内环境。当组织液产生和回流失去平衡时,基质中的组织液含量就会增多或减少,导致组织水肿或组织脱水。

(二) 致密结缔组织

致密结缔组织 dense connective tissue 是一种以纤维为主要成分的固有结缔组织,具有支持、连接和保护等功能。其特点是细胞和基质成分少,细胞主要为成纤维细胞;纤维排列致密而粗大,主要为胶原纤维。依据纤维排列是否规则,可分为规则致密结缔组织和不规则致密结缔组织两种。规则致密结缔组织主要分布在肌腱、肌膜及大部分韧带处,粗大的纤维平行排列。不规则致密结缔组织主要分布在皮肤的真皮、巩膜及器官的被膜等处(图2-14)。

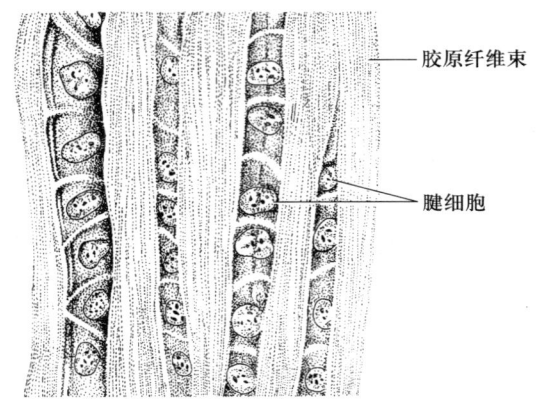

图 2-14 致密结缔组织

(三) 脂肪组织

脂肪组织 adipose tissue 由大量脂肪细胞聚集而成,被疏松结缔组织分隔成若干脂肪小叶(图2-15)。脂肪组织大量分布在皮下组织、肠系膜、网膜等处,具有贮存脂肪、支持、缓冲、保护和保持体温等作用。

(四) 网状组织

网状组织 reticular tissue 主要由网状细胞和网状纤维组成。网状细胞 reticular cell 较大,呈星状,突起彼此相互连接成网,网状纤维附于网状细胞体和突起上。网状组织主要分布在造血器官和淋巴器官,如红骨髓、胸腺、淋巴结、脾等处。网状

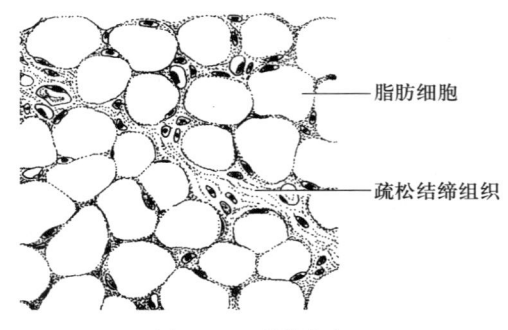

图 2-15 脂肪组织

组织可构成器官的微细构架,为血细胞发生和淋巴细胞的发育提供适宜的微环境。

二、软骨组织

软骨组织 cartilage tissue 由软骨细胞、纤维和基质构成。软骨组织和周围的软骨膜构成**软骨** cartilage。软骨膜为软骨表面被覆的薄层致密结缔组织(关节软骨除外),其作用主要为保护及

提供营养。

（一）软骨组织及其结构

1. **软骨细胞** chondrocyte 软骨细胞是软骨中唯一的一种细胞,位于基质中的**软骨陷窝** cartilage lacuna 内。软骨细胞的形态、大小因分布位置不同而有所变化,在软骨表面是扁圆形细胞,小而幼稚,常单个分布。越往深层,细胞体积越大,细胞也越成熟,呈圆形或椭圆形,2~8个细胞聚集在一个软骨陷窝内,称**同源软骨细胞群** isogenous group（图 2-16）。成熟软骨细胞核小而圆,1~2个核仁。电镜下细胞质内含有丰富的粗面内质网和发达的高尔基复合体,线粒体较少。软骨细胞具有分泌软骨基质作用。

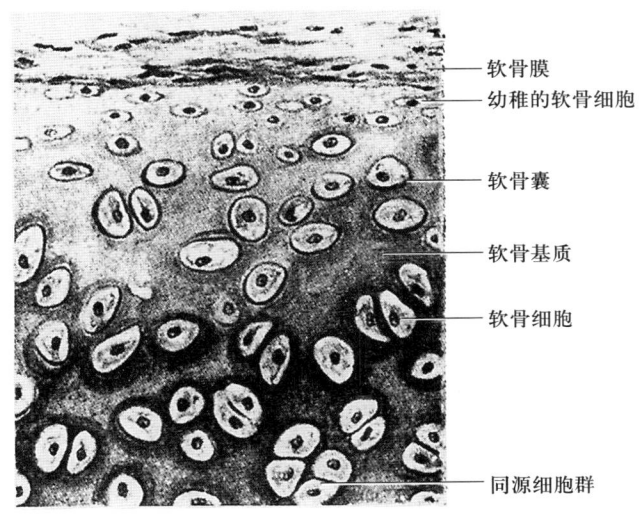

图 2-16　透明软骨

2. **软骨基质** cartilage matrix 由纤维和基质组成。

（1）**纤维**:包埋在基质中,主要有胶原纤维和弹性纤维。纤维可使软骨具有韧性或弹性。

（2）**基质**:基质呈凝胶状,主要成分是水和蛋白多糖。软骨陷窝周围有一个强嗜碱性的环,称**软骨囊** cartilage capsule。

（二）软骨的分类和各类软骨的结构特点

根据软骨基质内含有的纤维成分不同,软骨分为透明软骨、弹性软骨和纤维软骨三种。

1. **透明软骨** hyaline cartilage（图 2-16） 新鲜时呈半透明,基质丰富,纤维含量少,主要是交织排列的胶原原纤维。分布于气管、支气管、肋软骨、关节软骨等处。

2. **弹性软骨** elastic cartilage 新鲜时呈不透明的黄色,基质中含有大量的交织成网的弹性纤维（图 2-17）。分布在耳郭、咽喉及会厌等处。

3. **纤维软骨** fibrocartilage 呈不透明的乳白色,基质中含有大量平行排列的胶原纤维束,在胶原纤维束之间软骨细胞成行排列（图 2-18）。分布在椎间盘、关节盘和耻骨联合等处。

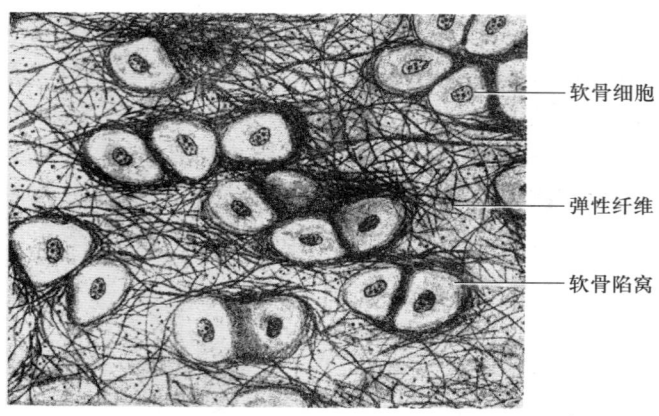

图 2-17 弹性软骨

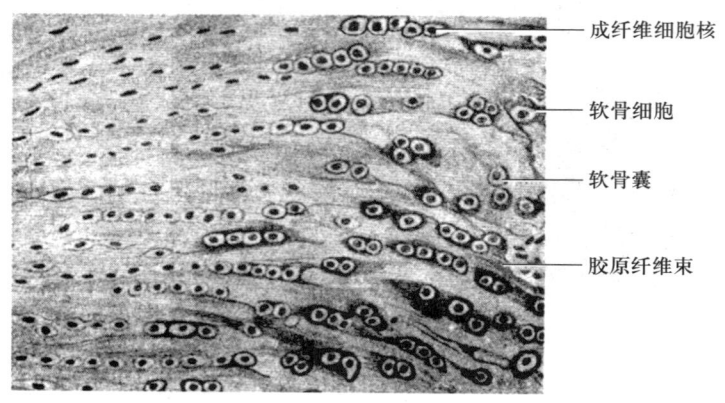

图 2-18 纤维软骨

三、骨组织与骨

骨由骨组织、骨膜和骨髓所构成,骨组织是骨的主体结构,骨对机体起到支持和保护的作用,其内所含的骨髓为血细胞发生的部位。

(一)骨组织的结构

骨组织 osseous tissue　由细胞和钙化的细胞间质组成。人体内 99% 的钙以钙盐的形式储存在骨组织中,所以骨是人体最大的钙库。细胞类型包括骨原细胞、成骨细胞、骨细胞和破骨细胞,其中骨细胞最多,位于骨组织内部,其余三种细胞均分布在骨组织边缘。

1. 骨组织的细胞

(1) **骨原细胞** osteogenic cell:是骨组织的干细胞,位于骨外膜和骨内膜贴近骨质处,胞体小、呈梭形,胞质少,核椭圆。骨原细胞可转化为成骨细胞和成软骨细胞。

（2）**成骨细胞** osteoblast：分布在骨组织表面，胞体呈柱状或椭圆形，常排列成一层。成骨细胞具有分泌类骨质功能。成骨细胞被类骨质包埋后转变为骨细胞。

（3）**骨细胞** osteocyte：骨细胞是一种多突起的细胞，单个分散于骨板内和骨板之间。胞体呈扁平椭圆形，位于**骨陷窝** bone lacuna 内，突起位于**骨小管** bone canaliculus 内，各骨陷窝借骨小管彼此相连。骨细胞具有一定的溶骨和成骨作用，参与调节钙、磷平衡。

（4）**破骨细胞** osteoclast：数量少，散在分布于骨组织边缘，是一种多核的大细胞，有 6~50 个核。破骨细胞具有溶解和吸收骨质作用。成骨细胞和破骨细胞两者协同活动完成骨的成型与改建。

2. **骨基质** bone matrix　简称骨质，即钙化的骨组织的细胞间质。包括有机质和无机质。有机质由大量的胶原纤维和少量无定形物组成，这种未钙化的细胞间质又称类骨质。无机质又称骨盐，占骨质量的 65%，主要为羟磷灰石。

（二）长骨的结构及特点

长骨由骨干和骨骺两部分构成，表面覆有骨膜和关节软骨，内部为骨髓腔，骨髓填充其中。骨干主要由骨密质构成，内侧有少量骨松质形成的骨小梁。骨密质在骨干的内外表层形成环骨板，在中层形成哈弗斯系统和间骨板。骨骺主要由骨松质构成，其表面有骨密质，与骨干的骨密质相连续。骨膜为覆盖骨的内、外表面的结缔组织膜，分别称为骨内膜和骨外膜，通常所说的骨膜指骨外膜，其具有营养骨组织，并为骨的生长和修复提供成骨细胞的作用。

1. **骨密质** compact bone　主要分布在长骨骨干和骨骺的外侧份，由排列方式不同的骨板所组成，致密而有规律。

（1）**环骨板** circumferential lamella：指环绕在骨干内、外表面排列的骨板，分别称为**内环骨板**和**外环骨板**（图 2-19）。

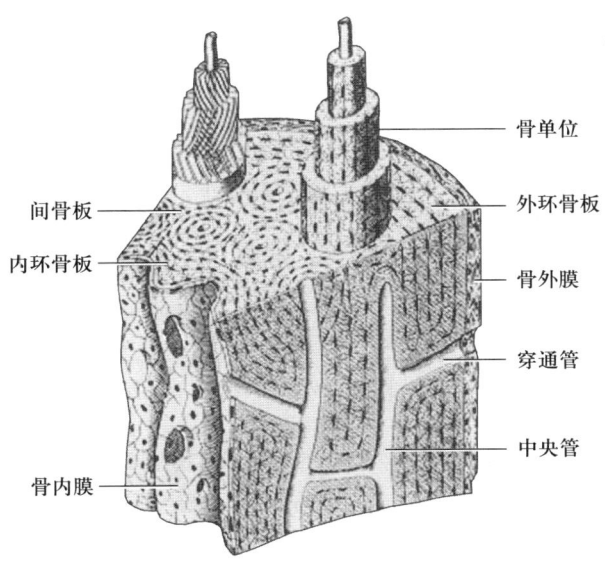

图 2-19　长骨骨干结构模式图

（2）**骨单位** osteon 或称**哈弗斯系统** Haversian system（图 2-19）：指位于内、外环骨板之间的圆筒状结构，由**中央管** central canal（**哈弗斯管** Haversian canal）和围绕在中央管周围的同心圆排列的骨板（哈弗斯骨板）组成。在骨组织内横向穿行的管称穿通管。中央管和穿通管是小血管、神经和结缔组织的通道。

（3）**间骨板** interstitial lamella：是填充在骨单位之间的一些数量不等、形状不规则的骨板（图 2-19）。

2. **骨松质** spongy bone　主要分布在长骨骺部和骨干的内侧份，由针状或片状的骨小梁相互连接而成，骨小梁之间有肉眼可见的网孔，孔内充填着红骨髓。

四、血液和淋巴

血液 blood 和**淋巴** lymph 是分别流动在心血管和淋巴管内的液态组织。血液是流动在心血管内的结缔组织，由血浆和血细胞组成。血浆相当于结缔组织中的细胞间质，占血液容积的 55%；血细胞悬浮于其中，占血液容积的 45%。在体外，血液静置后，溶解状态的纤维蛋白原转变为不溶解的纤维蛋白，将细胞成分及大分子血浆蛋白包裹起来，形成血凝块，并析出淡黄色的清亮液体，称血清 serum。成人血液量为 4~5 L，占体重的 7%~8%。淋巴是流动在淋巴管系统内的液体，淋巴由淋巴浆和淋巴细胞组成（见第十章）。

（一）血浆

血浆 plasma 为淡黄色液体，pH 7.3~7.4，其中主要成分是水，占 90%，其余为血浆蛋白（白蛋白、球蛋白、纤维蛋白原）、脂蛋白、酶、糖、激素、维生素、无机盐和代谢产物。

（二）血细胞

血细胞 blood cell 包括红细胞、白细胞、血小板（图 2-20）。其正常范围见图 2-21。

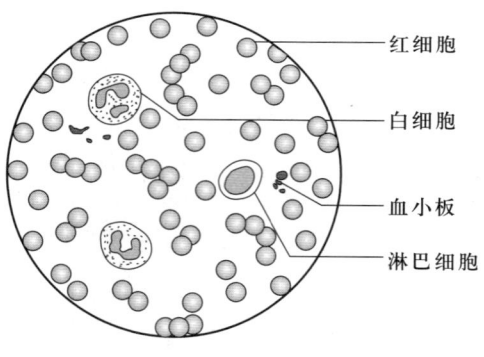

图 2-20　血细胞

1. **红细胞** red blood cell（RBC）　直径约 7.5 μm。电镜下呈双凹圆盘状，中央薄，周围较厚。故在血涂片标本显示中央染色较浅，周边较深。成熟红细胞无细胞核及细胞器，胞质内充满大量淡红色的**血红蛋白** hemoglobin（Hb），使红细胞呈红色，血红蛋白是含铁的蛋白质，具有运输 O_2 和 CO_2 的功能。正常成年人血液中血红蛋白的含量：男性为 120~150 g/L，女性为 110~140 g/L。一般情况下，当红细胞数量 $<3.0\times10^{12}$/L 或（和）血红蛋白 <100 g/L 即为贫血。红细胞的平均寿命

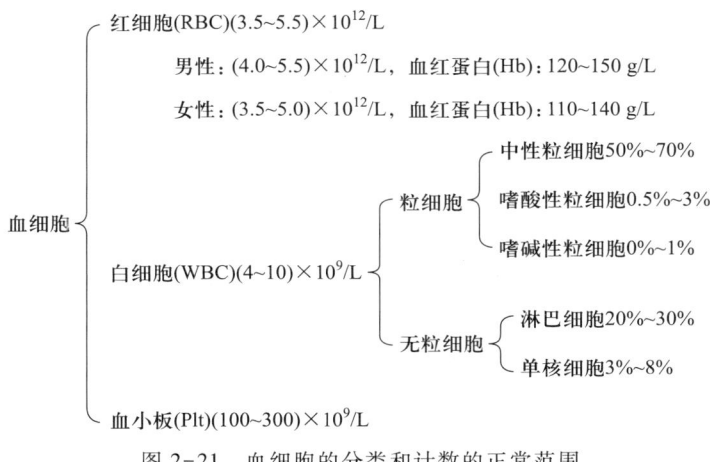

图 2-21 血细胞的分类和计数的正常范围

为 120 天。

网织红细胞 reticulocyte 是由骨髓进入周围血液中未成熟的红细胞,成年人正常值占红细胞总数的 0.5%~1.5%,新生儿可达 3%~6%。临床上网织红细胞计数可作为了解骨髓造血功能的指标之一。

2. **白细胞** white blood cell(WBC) 是有核无色的球形细胞,比红细胞大,可通过变形运动穿过毛细血管壁,进入结缔组织或淋巴组织,参与机体的防御与免疫功能。白细胞根据有无特殊颗粒分为有粒白细胞和无粒白细胞两种,又根据颗粒的嗜染性将有粒白细胞分为中性粒细胞、嗜碱性粒细胞、嗜酸性粒细胞。无粒白细胞又分为单核细胞和淋巴细胞。

(1) **中性粒细胞** neutrophi:细胞呈球形,直径 10~12 μm。细胞核呈分叶状,一般为 2~5 叶,叶间有细丝相连。分叶越多越衰老。细胞质内为浅粉红色,内含有浅紫色的嗜天青颗粒和粉红色的特殊颗粒。嗜天青颗粒是一种溶酶体,能消化吞噬细菌和异物。特殊颗粒内含吞噬素和溶菌酶,有杀菌作用。

中性粒细胞具有变形运动、吞噬细菌和异物并将其分解消化等功能。在分解消化细菌和异物的同时,自身也坏死变为脓细胞。

(2) **嗜碱性粒细胞** basophilic basophil:细胞呈球形,直径 10~12 μm。细胞核分叶状,呈"S"形或不规则形。细胞质内有大小不等、分布不均的嗜碱性颗粒覆盖在核表面,使核显示不清楚。嗜碱性颗粒内含有肝素、组胺和嗜酸性粒细胞趋化因子等物质。嗜碱性粒细胞功能与肥大细胞相同。

(3) **嗜酸性细胞** eosinophil:细胞呈球形,直径 10~15 μm。细胞核常为两叶。胞质内充满鲜红色粗大的嗜酸性颗粒。颗粒是一种溶酶体,含有酸性磷酸酶、过氧化物酶和组胺酶等。

嗜酸性粒细胞的功能是能作变形运动并有趋化性;能吞噬抗原抗体复合物,灭活组胺,抑制过敏反应;还能杀灭寄生虫。

(4) **单核细胞** monocyte:细胞呈球形或椭圆形,直径 14~20 μm。细胞核呈马蹄形、肾形或不规则形。胞质内含有灰蓝色弱嗜碱性颗粒。颗粒内含有酸性磷酸酶、过氧化物酶及溶菌酶。

单核细胞具有活跃的变形运动、参与机体免疫应答及吞噬功能等。单核细胞离开血液进入结缔组织分化成巨噬细胞。

（5）**淋巴细胞** lymphocyte：细胞呈球形或椭圆形，直径 6~12 μm，大小不等，分大、中、小淋巴细胞。在周围血液中以小淋巴细胞为主。小淋巴细胞核为圆形，较大，在一侧常有一小凹陷。细胞质较少，呈蔚蓝色。

淋巴细胞根据发生部位、表面特征和免疫功能等不同，分为以下三类：**胸腺依赖淋巴细胞** thymus dependent lymphocyte 简称 **T 淋巴细胞**，**骨髓依赖淋巴细胞** bone marrow dependent lymphocyte 简称 **B 淋巴细胞**，**自然杀伤细胞** nature killer cell 简称 **NK 细胞**。T 淋巴细胞产生于胸腺，参与细胞免疫。B 淋巴细胞产生于骨髓，参与体液免疫。

3. **血小板** blood platelet 双凸圆盘状，直径 2~4 μm，当受到刺激时伸出突起呈不规则形，在血涂片上，常成群分布在血细胞中。血小板参与止血和凝血过程。

第三节　肌　组　织

肌组织 muscle tissue 主要由具有收缩功能的肌细胞组成，肌细胞之间有少量结缔组织、血管、淋巴管及神经等。肌细胞呈细长纤维状，又称**肌纤维**。其细胞膜称**肌膜**，细胞质称**肌质**（又称肌浆），滑面内质网称**肌质网**（又称肌浆网）。肌组织根据结构和功能特点，分为平滑肌、骨骼肌和心肌三种。骨骼肌和心肌属于横纹肌，骨骼肌受人的意识支配，为随意肌。心肌和平滑肌不受意识支配，为不随意肌。

一、平滑肌

平滑肌 smooth muscle 广泛分布在消化管、呼吸道、血管等中空器官的管壁内。平滑肌收缩缓慢持久。平滑肌受损时，自身具有一定的再生修复能力。

平滑肌纤维光镜下一般结构：平滑肌纤维呈长梭形，细胞核椭圆形、位于细胞中央，其纤维长短不一，长的可达 500 μm（妊娠子宫），小血管壁上的平滑肌纤维短至 20 μm（图 2-22）。

二、骨骼肌

骨骼肌 skeletal muscle 一般借肌腱附于骨骼，主要分布在头、躯干和四肢等部位，其收缩迅速有力。致密结缔组织包裹在肌肉外面称**肌外膜** epimysium。其伸入肌组织内，分隔包裹形成肌束。分布在每条肌纤维外面的结缔组织称**肌内膜** endomysium。骨骼肌受损时自身不具有再生修复能力，由附着在肌纤维表面的肌卫星细胞进行增殖分化，参与肌纤维的修复。

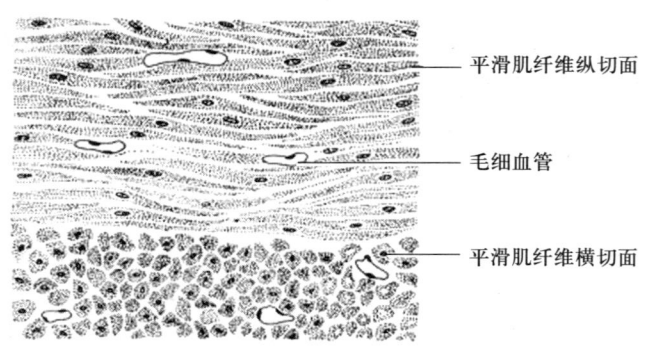

图 2-22　平滑肌光镜结构模式图

骨骼肌纤维光镜下一般结构：骨骼肌纤维呈长圆柱状，细胞核扁椭圆形，位于肌膜下方，一条肌纤维内可含有多个细胞核。肌质内含有大量的与肌纤维长轴平行排列的**肌原纤维**，每条肌原纤维上有色浅的明带和色深的暗带，各条肌原纤维的明带和暗带都排列在同一平面上，构成明暗交替的横纹。**明带** light band 又称 **I 带**，**暗带** dark band 又称 **A 带**。暗带中央呈现一条较明的窄带，称为 **H 带**；H 带中央有一条暗线，称为 **M 线**。明带中央有一条暗线，称为 **Z 线**。相邻两条 Z 线之间的一段肌原纤维称**肌节** sarcomere（图 2-23）。肌节是骨骼肌纤维的基本结构和功能单位。每个完整的肌节都由 1/2I 带+A 带+1/2I 带构成。

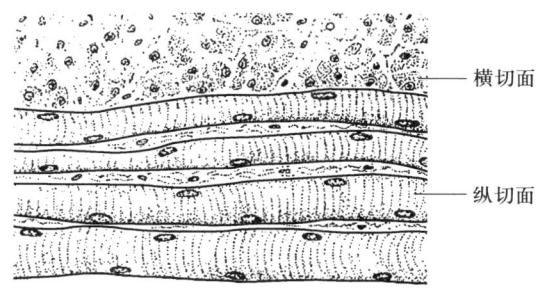

图 2-23 骨骼肌光镜结构模式图

三、心肌

心肌 cardiac muscle 由心肌纤维组成，分布于心壁和邻近心的大血管壁。心肌收缩具有自律性，缓慢持久，不易疲劳。心肌受损时，自身不具有再生修复能力，由周围的结缔组织细胞增殖修复。

心肌纤维光镜下一般结构：心肌纤维呈不规则短圆柱状，有分支，互相连接成网。多数细胞只有一个核，呈卵圆形，位于细胞中央。心肌纤维连接处染色较深，称**闰盘** intercalated disk（图 2-24）。

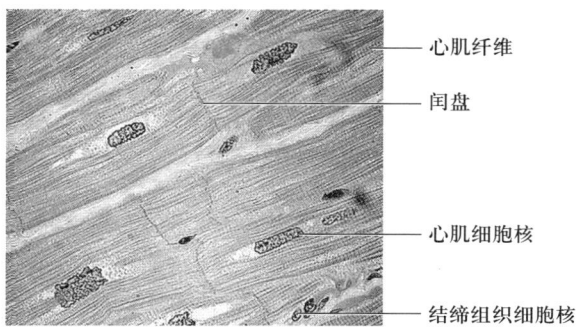

图 2-24 心肌纵切面

第四节 神经组织

神经组织 nerve tissue 是神经系统的主要组成成分,由**神经细胞** nerve cell 和**神经胶质** neuroglial 组成。神经细胞是神经系统的结构和功能单位,又称神经元。一个成年人约有 10^{11} 个神经元,它们具有接受刺激、传导冲动和整合信息的功能,有些神经元还有内分泌功能。神经胶质是神经胶质细胞的总称,其数量为神经元的 10~50 倍,主要分布于神经元之间,无传导冲动的功能,而是对神经元起支持、营养、绝缘和保护等作用。

一、神经元

神经元 neuron 形态多样,可分为胞体和突起两部分(图 2-25)。突起是自胞体伸出的细胞突起,各种神经元突起的形态和数量各异,一般可分为**树突**和**轴突**两种。神经元的突起彼此以突触相连接,形成复杂的神经通路和网络。

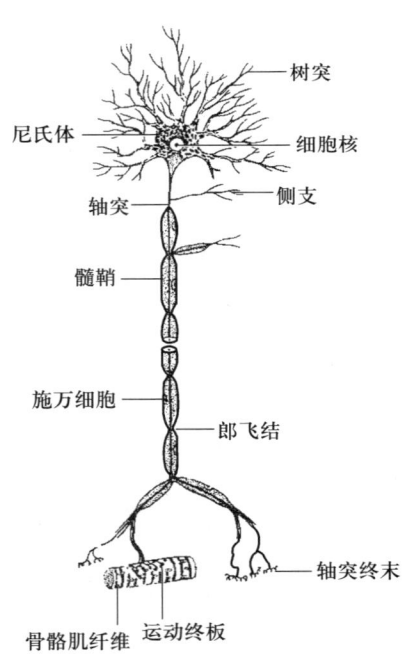

图 2-25 神经元模式图

(一)神经元的结构

1. **胞体** cell body 神经元的胞体位于中枢神经系统的灰质和周围神经系统的神经节内,是神经元的代谢和营养中心。其形态、大小不一,可呈圆形、梭形、星形和锥体形等,直径为 4~150 μm。胞体由胞膜、胞质和胞核所组成。

(1) 细胞膜：神经元的胞膜具有接受刺激、产生及传导神经冲动的功能。

(2) 细胞质：胞体内的胞质称**核周体** perikaryon，除含有一般的细胞器外，还含有大量的尼氏体和神经原纤维等。

1) **尼氏体** Nissl body：光镜下呈嗜碱性的颗粒或小块状（图2-26）。不同神经元的尼氏体的形状、数量和大小不一。电镜下，尼氏体是由平行排列的粗面内质网和游离核糖体构成的。尼氏体的主要功能是合成蛋白质，包括复制细胞器和产生与神经递质有关的蛋白质和酶。

2) **神经原纤维** neurofibril：光镜下，银染色切片可见神经元内含有很细的棕黑色神经原纤维，在胞体内交织成网，并且伸入树突和轴突中（图2-26）。神经原纤维构成神经细胞的骨架，并参与物质运输。

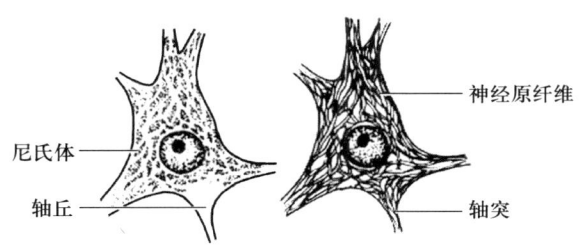

图2-26 神经元形态结构

3) 细胞核：每个神经元一般含有一个大而圆的核，位于胞体中央，着色较浅，核仁大而明显。

2. **树突** dendrite 从胞体发出呈树枝状的突起（图2-25），有接受刺激和将冲动传向胞体的功能，其结构与胞体基本相似。树突表面常有许多棘状的小突起，称**树突棘**。树突棘是神经元之间形成突触的主要部位。树突和树突棘可以扩大神经元接触面积。

3. **轴突** axon 胞体发出轴突的部位常呈圆锥形，着色较浅，称**轴丘**。轴突长短不一，短者仅数微米，长者可达1 m以上。轴突直径较均一，分支较少，可有呈直角分出的侧支。轴突内无尼氏体和高尔基复合体，不能合成蛋白质。轴突的主要功能是将神经冲动传导至其他神经元或效应器。

（二）神经元的分类

1. 根据神经元突起的数目分类 分为以下几类（图2-27）。

（1）多极神经元：从胞体发出一个轴突和多个树突。在人体内多极神经元数量最多，如脑皮质、脊髓灰质和自主神经节内的神经元。

（2）双极神经元：从胞体发出两个突起，即一个树突和一个轴突。如视网膜和嗅黏膜的感觉神经元。

（3）假单极神经元：从胞体发出一个突起，离胞体不远处再分为两支，一支进入中枢，称**中枢突**；另一支分布至其他器官组织，称**周围突**。

2. 根据神经元的功能分类 可分为以下三类（图2-28）。

（1）感觉神经元：又称**传入神经元**，多为假单极或双极神经元，如位于内耳的前庭神经节、螺旋神经节和脑、脊神经节内的神经元，其周围突分布到各器官和组织中，末端分支形成感觉神经末梢，可接受内外环境的刺激，并将神经冲动传向中枢。

（2）运动神经元：又称**传出神经元**，胞体位于脑、脊髓和自主神经节内的多极神经元，其长轴突进入各器官组织中，末端分支形成运动神经末梢，将冲动传给肌纤维或腺细胞，使肌纤维收缩

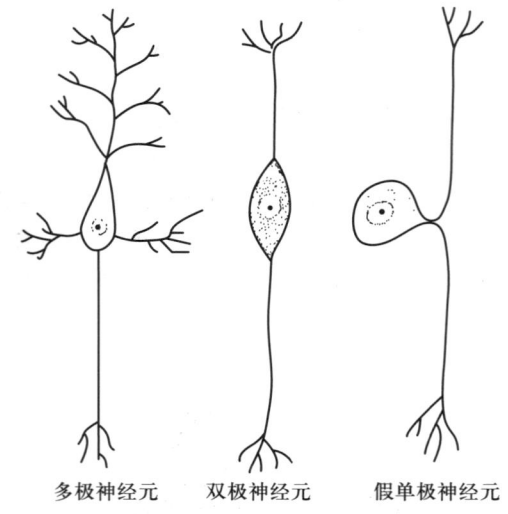

图 2-27　神经元的几种形态类型

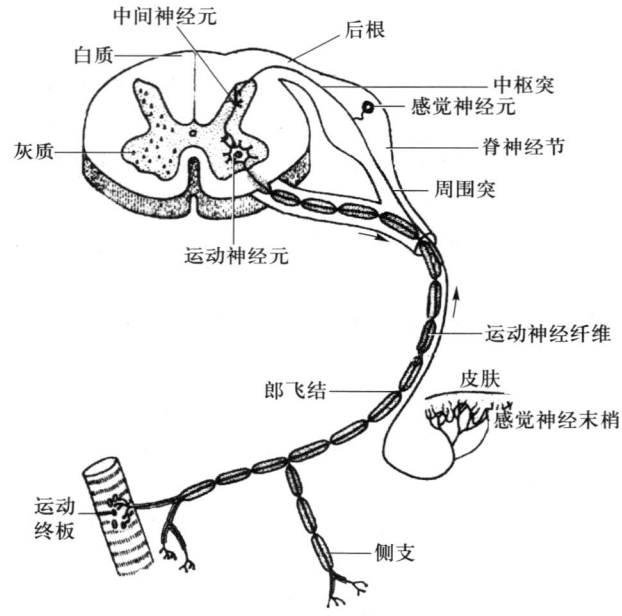

图 2-28　不同功能的神经元

或腺细胞分泌。

（3）**中间神经元**：又称**联络神经元**，为分布在脑和脊髓内的多极神经元，位于感觉和运动神经元之间，起联络作用。动物进化越高级，中间神经元就越多。

3. 根据神经元释放神经递质不同分类

（1）**胆碱能神经元**：释放乙酰胆碱。

(2) **肾上腺素能神经元**：释放去甲肾上腺素等递质。
(3) **胺能神经元**：释放多巴胺等递质。
(4) **肽能神经元**：释放脑啡肽、神经肽等递质。
(5) **氨基酸能神经元**：释放氨基酸类递质。

二、突触

突触 synapse 是指神经元之间或神经元与非神经元之间一种传递信息的特化连接结构。通过突触，神经元间连接形成复杂的神经网络和神经通路。突触可分为化学突触和电突触两大类。化学突触是以化学物质（神经递质）作为传递信息的媒介，电突触是通过缝隙连接传递电信息。神经元之间彼此相邻的任何部位几乎都能形成突触，最常见的突触形式是一个神经元的轴突终末与另一个神经元的树突、树突棘或胞体表面，分别构成轴—树、轴—棘和轴—体突触，此外，还有轴—轴和树—树突触等。

突触是由突触前部、突触间隙和突触后部三部分组成的（图 2-29）。突触前、后部彼此相对的细胞膜分别称**突触前膜**和**突触后膜**。

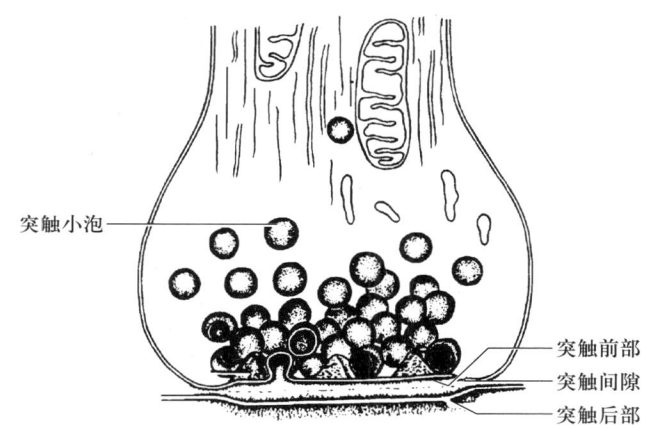

图 2-29 突触的超微结构示意图

1. **突触前部** 神经元末端膨大，内含有许多突触小泡、线粒体、微丝和微管等。突触小泡内含有神经递质。
2. **突触间隙** 为突触前膜和突触后膜之间的狭窄缝隙。
3. **突触后部** 突触后膜上有特异性受体及离子通道。

当神经冲动传至突触前膜时，促使突触小泡贴附在突触前膜上，以胞吐方式将突触小泡内的神经递质释放到突触间隙，并作用于突触后膜上的相应受体，使突触后膜发生兴奋或抑制。使突触后膜发生兴奋的称**兴奋性突触**，而使突触后膜发生抑制的称**抑制性突触**。化学突触传递神经冲动是单向的，但电突触可双向传递神经冲动。

三、神经胶质

神经胶质 neuroglial 又称**神经胶质细胞** neuroglial cell,分布在神经元胞体和突起之间,或神经纤维束内。神经胶质也是具有突起的细胞,但其胞突不分树突和轴突,亦没有传导神经冲动的功能。神经胶质对神经元具有支持、保护、营养、绝缘和防御作用,并具备分裂增殖和再生修复能力。

(一) 中枢神经系统的神经胶质

中枢神经系统的神经胶质细胞见图 2-30。

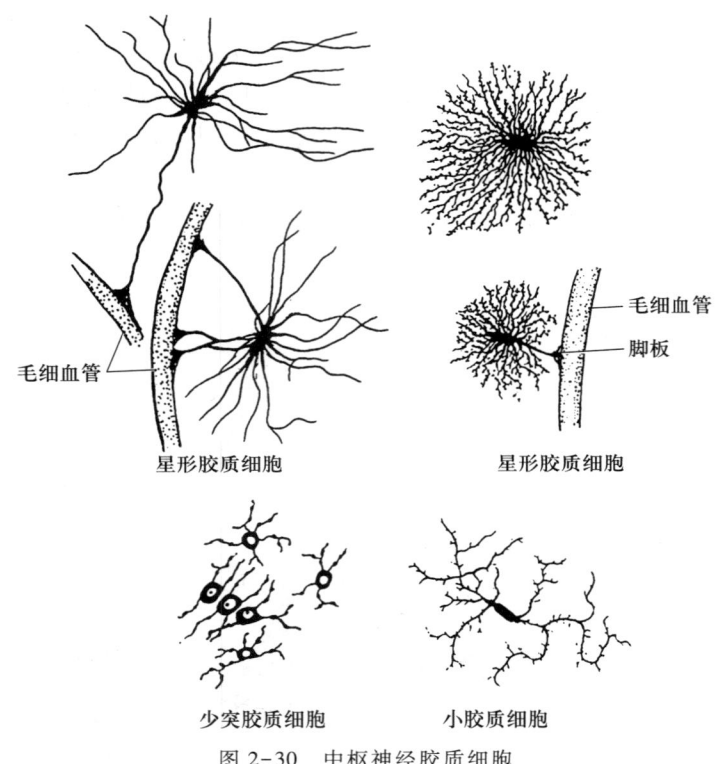

图 2-30 中枢神经胶质细胞

1. **星形胶质** astroglia 又称**星形胶质细胞** astrocyte,是神经胶质中体积最大的一种,胞体呈星形,伸出多个突起与中枢神经系统内毛细血管相连,它在神经元的物质交换中起媒介作用,可帮助中枢神经在损伤后修复。

2. **少突胶质** ligodendroglia 又称**少突胶质细胞** oligodendrocyte,分布于灰质和白质内,包卷神经元的轴突形成髓鞘。

3. **小胶质** microglia 又称小胶质细胞,是神经胶质中最小的一种细胞。小胶质来源于血中单核细胞,具有吞噬功能。当中枢神经系统损伤时,小胶质细胞可转变为巨噬细胞,吞噬细胞碎屑及退化变性的髓鞘。

4. **室管膜细胞** ependyma cell 分布在脑室和脊髓中央管内表面,形成室管膜。室管膜细胞具有支持、保护及产生脑脊液的功能。

(二) 周围神经系统的神经胶质

1. **神经膜细胞** neurolemmal cell 又称**施万细胞** Schwann cell，是周围神经系统的髓鞘形成细胞，它们排列成串，包裹在轴突周围，形成髓鞘。

2. **卫星细胞** satellite cell 又称**被囊细胞** capsular cell，位于神经节内，包在神经元胞体周围，有保护作用。

四、神经纤维和神经

(一) 神经纤维

神经纤维 nerve fiber 是由神经元的长突起和包在它外表的神经胶质所组成的纤维状结构。根据神经纤维有无髓鞘，可分为有髓纤维和无髓纤维两种。

1. **有髓神经纤维** myelinated nerve fiber 周围神经系统的有髓纤维是由一个施万细胞的胞膜呈阶段性包卷在轴突表面形成的多层膜结构（图2-31）。一条有髓神经纤维由中央的轴突、髓鞘和施万细胞形成的神经膜组成。相邻的2个施万细胞不完全相连，节段与节段之间形成藕节状的缩窄部位，称**郎飞结** Ranvier node。相邻2个郎飞结之间的一段结构称**结间体** internode。

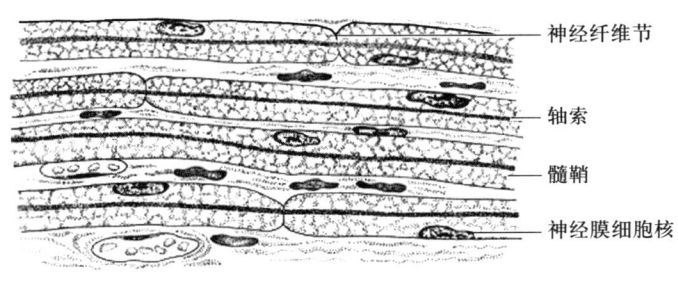

A

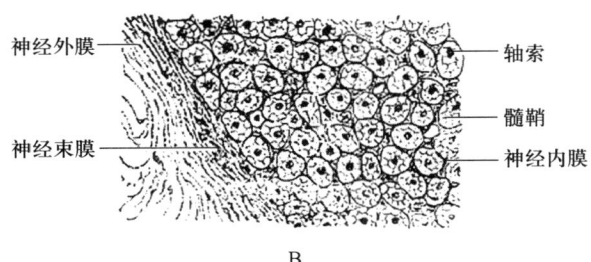

B

图 2-31 有髓神经纤维纵横切面
A. 纵切面；B. 横切面

中枢神经系统的有髓神经纤维是由少突胶质细胞伸出的多个叶片状突起包绕神经元的轴突形成的。

有髓神经纤维神经冲动的传导，是从一个郎飞结跳到相邻的另一个郎飞结，呈跳跃式的传导，因此传导速度快。

2. 无髓神经纤维 unmyelinated nerve fiber 周围神经系统的无髓神经纤维是由一个施万细胞包绕数条轴突形成的，无髓鞘，无郎飞结。中枢神经系统的无髓神经纤维轴突外无胶质细胞包绕，因此轴突是裸露的。

无髓神经纤维神经冲动的传导，因为无髓鞘和郎飞结，神经冲动的传导是连续的，因此传导速度较慢。

（二）神经

周围神经系统的神经纤维集合在一起构成神经，分布于全身各器官和组织。包裹在神经外面的致密结缔组织称**神经外膜**。组成神经的许多神经纤维，又被结缔组织分隔成大小不等的**神经纤维束**，包裹神经纤维束的结缔组织称**神经束膜**。神经纤维束内的每条神经纤维周围的薄层疏松结缔组织称为**神经内膜**。神经内的血管丰富。

五、神经末梢

神经末梢 nerve ending 一般是指周围神经纤维的终末部分，终止于全身各种组织或器官中所形成的特有结构。根据功能的不同，可分为感觉神经末梢与运动神经末梢两大类。

（一）感觉神经末梢

感觉神经末梢 sensory nerve ending 是感觉神经元周围突的终末部分，它与其附属结构共同构成感受器 receptor。按结构可将感觉神经末梢分为游离神经末梢和有被囊神经末梢两类。

1. **游离神经末梢** free nerve ending 是由较细的有髓或无髓的感觉神经纤维终末部分失去神经膜细胞，并反复分支形成的裸露游离细支（图 2-32），主要分布在表皮、角膜、毛囊的上皮细胞间和各型结缔组织内。游离神经末梢的主要功能是感受冷、热、轻触和疼痛的刺激。

2. **有被囊神经末梢** encapsulate nerve ending 此类神经末梢均有结缔组织包裹，常见的有触觉小体、环层小体和肌梭（图 2-33，图 2-34，图 2-35）。

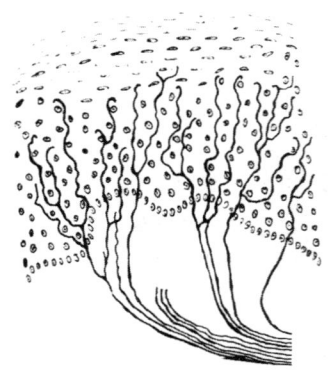
图 2-32 游离神经末梢

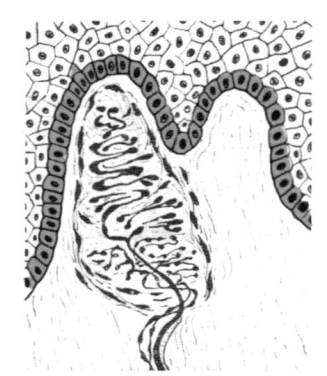
图 2-33 触觉小体

（1）**触觉小体** corpuscle：呈椭圆形，多见于手指、足趾掌面的真皮乳头内，其主要功能是感受触觉。

（2）**环层小体**：广泛分布在皮下组织、肠系膜、骨膜、韧带、关节囊、胸膜、腹膜和胰腺等处。多呈圆形或椭圆形，大小不一。环层小体的主要功能是感受压觉和触觉。

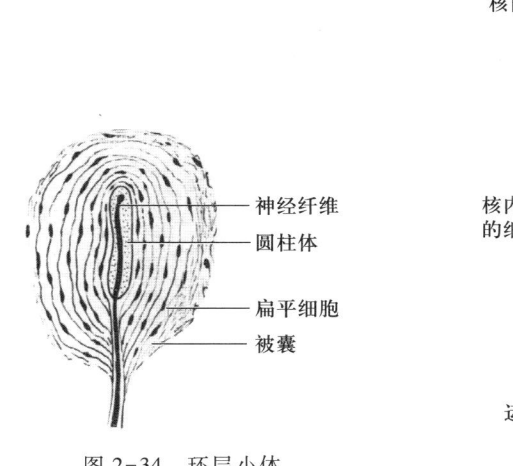
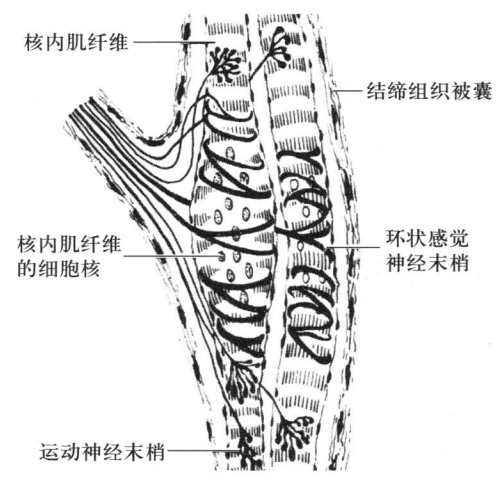

图 2-34 环层小体　　　　　图 2-35 肌梭

（3）神经肌梭：简称**肌梭** muscle spindle。分布于骨骼肌内，呈细长梭形。肌梭是一种本体感受器，主要感受肌纤维的伸缩变化，在调节骨骼肌的活动中起重要作用。

（二）运动神经末梢

运动神经末梢 motor nerve ending（图 2-36）是分布于肌组织和腺体内的运动神经纤维的终

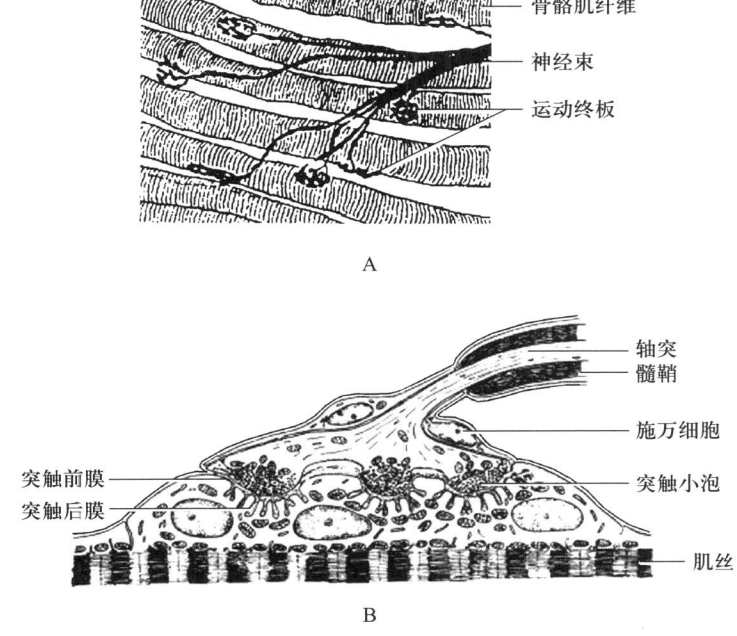

图 2-36 运动终板
A. 光镜结构；B. 超微结构

末结构,支配肌纤维的收缩和腺体的分泌。运动神经末梢和所支配的组织共同组成效应器。运动神经末梢可分为躯体运动神经末梢和内脏运动神经末梢两大类。

1. **躯体运动神经末梢** somatic motor nerve ending 是分布于骨骼肌的运动神经末梢,又称运动终板。运动神经末梢到达骨骼肌纤维处失去髓鞘后,分支呈爪状,贴附在骨骼肌纤维表面。

2. **内脏运动神经末梢** visceral motor nerve endin 分布到内脏及血管的平滑肌、心肌和腺细胞上,并构成突触。

课后练习

一、名词解释
1. 内皮 2. 骨单位 3. 血清 4. 肌节 5. 突触

二、简答题
1. 试述上皮组织的特点。
2. 结缔组织的共同特征是什么？
3. 试述有粒白细胞的形态结构特点和功能。
4. 叙述三种肌组织的光镜下结构。
5. 叙述神经元的结构特点和功能。

三、选择题

第二章选择题

（何　俊　王国勇）

第三章 运动系统

【学习目标】

掌握：骨的构造；躯干骨的组成及形态特征；四肢骨的名称、位置及形态；颅骨的组成、名称及形态特点；全身各骨的重要体表骨性标志；全身各部的主要骨性标志；肌的分类、构造；膈的位置、形态构造特点和作用；肋间肌的位置、分层和作用；胸壁的层次结构；腹前外侧壁的层次；全身主要的肌性标志。

理解：骨的分类，各部椎骨的特征；颅骨上重要的裂孔名称、位置及通过的结构；鼻旁窦的名称、位置、开口；新生儿颅的特征；肩关节、肘关节、髋关节和膝关节的组成、构造特点和运动；骨盆的组成、分部和女性骨盆的特点；竖脊肌、胸大肌、胸锁乳突肌、三角肌、肱二头肌、肱三头肌、臀大肌、股四头肌、小腿三头肌的位置和作用；背肌的位置；腹肌的位置、构造特点和作用；腹股沟管的位置和通过物；小腿肌的分群、各肌群的位置；腋窝、肘窝的位置和境界；股三角的位置、境界和内容；腘窝的位置。

了解：骨的化学成分和物理特性；肋的形态和结构；腕骨、跗骨的名称和排列顺序；骨连结的概念和分类；关节的运动；颅的整体观；颅骨间的连结形式；肌的作用和辅助结构；头肌的组成；躯干肌的组成；腹直肌鞘的构成和形态特点；白线的位置和构造特点；盆底肌的概念、盆膈的构造概况；上肢肌、下肢肌的组成；臂肌、髋肌、大腿肌和小腿肌的分群。

运动系统 locomotor system 由骨、骨连结和骨骼肌三部分组成。全身骨和骨连结构成人体的支架，即**骨骼**，骨骼对人体起支持、保护和运动等作用（图 3-1）。骨骼肌附于骨的表面，构成人体的基本轮廓，运动是在神经系统支配下，收缩时牵动骨，通过骨连结产生运动。在运动中，骨是运动的杠杆，骨连结是运动的枢纽，肌是运动的动力。人体某些部位的骨或肌常形成在人体表面能观察或触摸到的隆起或凹陷，可作为临床上确定深部器官位置、血管和神经走向、手术切口和穿刺定位的依据。

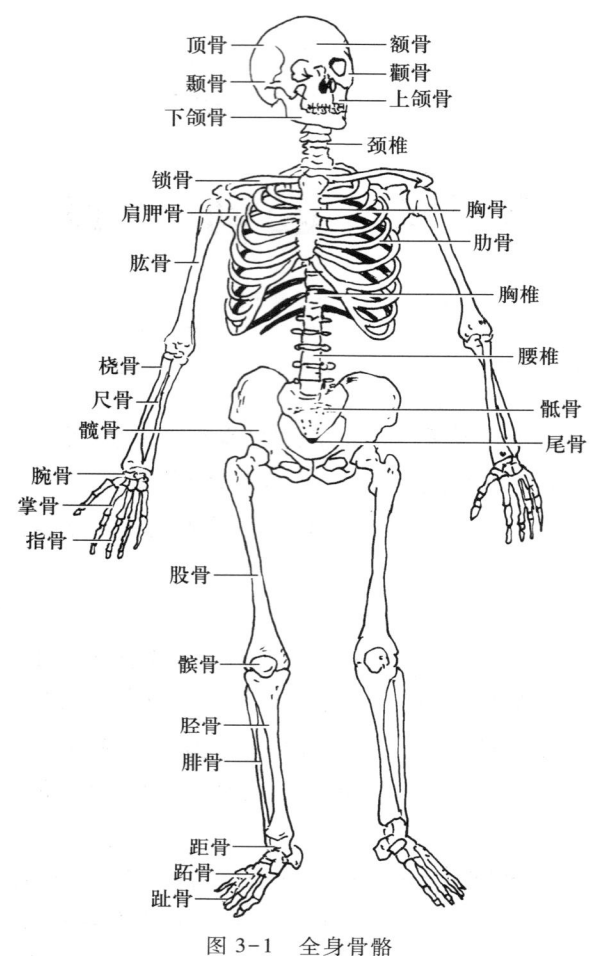

图 3-1 全身骨骼

第一节 骨与骨连结

一、概述

（一）骨

骨 bone 是一种器官,主要由骨组织构成。具有一定的形态和功能,坚韧而有弹性,有血管和神经分布,能不断进行新陈代谢,并有修复、改造和再生能力。骨还是钙、磷的储存库。

1. 骨的形态与分类 成人有 206 块骨,可分为躯干骨、颅骨和四肢骨三部分。按形态骨可分为四类。

（1）**长骨** long bone：呈长管状,分一体两端。长骨中部细长称为体或骨干,体内的腔称骨髓腔，容纳骨髓。两端膨大称骺，其表面一般都具有光滑的关节面。骨干与骺邻接的部分称干骺端。长骨多分布于人体的四肢，如肱骨。

（2）**短骨** short bone：呈立方形，位于连接牢固并有一定灵活性的部位，多分布于手和足，如腕骨和跗骨等。

（3）**扁骨** flat bone：呈板状，扁薄，主要构成容纳重要器官的骨性腔壁，对内部器官起保护作用，如顶骨和胸骨等。

（4）**不规则骨** irregular bone：形状不规则，其功能各异，如椎骨。有些不规则骨内有含气的腔，称**含气骨** pneumatic bone，可对发音起共鸣作用，也可减轻骨重量的作用，如上颌骨和蝶骨等。

位于某些肌腱内的扁圆形小骨称为籽骨，如髌骨。

2. **骨的构造**　骨由骨质、骨膜和骨髓构成（图3-2）。

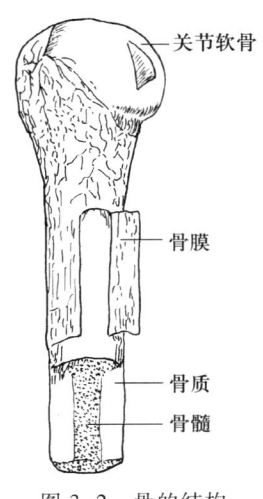

图3-2　骨的结构

（1）**骨质** bone substance：由骨组织构成，是骨的实质部分，分骨密质和骨松质。**骨密质**配布于骨的表面，其结构致密坚硬，具有较大的耐压性。**骨松质**配布于骨的内部，其结构疏松，呈海绵状，由许多**骨小梁**交织而成，能承受较大的重量。

（2）**骨膜** periosteum：覆盖于除关节面以外的骨表面，是一层致密结缔组织的纤维膜，含有丰富的血管、神经和成骨细胞，对骨的生长、发育、改建、修复起重要的作用。骨膜可分内、外两层，幼年时期功能活跃，直接参与骨的生成；成年时转为静止状态。但是骨一旦发生损伤，如骨折，骨膜就可重新恢复功能，参与骨折端的修复愈合。如果骨膜剥离太久或损伤过大，则骨折愈合困难。

（3）**骨髓** bone marrow：充满于长骨的髓腔和骨松质的腔隙内，质地柔软，富含血管，分为红骨髓和黄骨髓两种。**红骨髓** red bone marrow 呈红色，主要由网状组织及处于不同发育阶段的血细胞构成，具有造血功能。**黄骨髓** yellow bone marrow 呈黄色，主要为脂肪组织，已不具备造血功能，但是仍然保持造血的潜能。胎儿和幼儿都是红骨髓，在5～6岁以后，长骨骨髓腔内的红骨髓逐渐转化为黄骨髓，失去造血功能。但当机体失血过多或重度贫血时，黄骨髓可部分或全部转化为红骨髓进行造血。在椎骨、胸骨、髂骨的骨松质和骨髓腔以及肱骨、股骨等长骨的骺内终生都是红骨髓,临床上常在髂骨、胸骨等处穿刺抽取红骨髓进行实验室检查。

知识链接

骨髓穿刺术

骨髓穿刺术是用骨髓穿刺针穿入骨松质内,抽吸红骨髓作骨髓细胞学、骨髓培养等检查,了解骨髓的造血功能,或获得造血干细胞。对血液病的诊断起决定性作用。临床上常在髂前上棘或髂后上棘等处行骨髓穿刺术,抽取骨髓作检查。

---

3. **骨的化学成分与物理特性**　骨的化学成分主要由有机质和无机质构成。有机质主要为胶原纤维和黏多糖蛋白,其赋予骨弹性和韧性。无机质主要由钙、磷等盐类组成,使骨有硬度和脆性。骨的无机质与有机质随着年龄的增长而不断变化,其物理特性也随之变化。幼儿骨的有机质和无机质各占50%,故骨的韧性较好,硬度较差,易变形,在外力作用下不易骨折,或骨折时折而不断,与青嫩的树枝被折时的情况相似,故称青枝骨折。成人骨内的有机质和无机质比例为3∶7,其比例最适当,故骨既有弹性,又很坚硬。老年人骨的无机质相对较多,但因为基础水平下降,影响钙、磷的吸收和沉积,故骨的弹性小而脆性大,易发生骨折。

(二) 骨连结

骨与骨之间的连结结构称**骨连结** bone union。按照骨连结的不同方式,可分为直接连结和间接连结两类。

1. **直接连结**　骨与骨之间借助纤维结缔组织、软骨组织或骨组织直接相连,连接牢固,不能活动或仅能少许活动,形成没有任何间断和缝隙的连结,称为直接连结(图3-3)。根据连结组织的不同可分为**纤维连结** fibrous joint、**软骨连结** cartilaginous joint 和**骨性结合** synostosis 三种形式。如颅骨的骨缝、椎骨间的椎间盘,以及髂骨、耻骨、坐骨之间的骨性融合等。

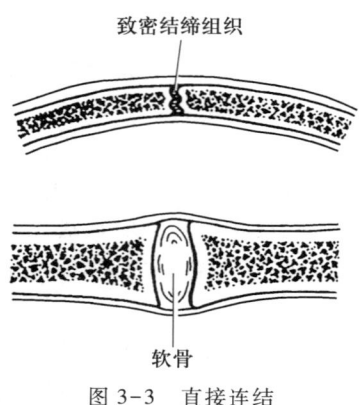

图3-3　直接连结

2. **间接连结**　又称**关节** joint、articulation 或**滑膜关节**,是骨连结的最高分化形式,也是骨连结的主要形式,其相对骨面间互相分离,具有充以滑液的腔隙,仅借其周围的结缔组织相连结,因而一般具有较大的活动性。

（1）**关节的构造**：每个关节都必须具备的基本结构有关节面、关节囊和关节腔（图3-4）。

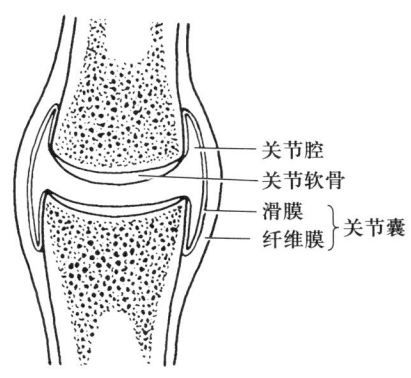

图3-4 关节的模式图

1）**关节面** articular surface：是参与组成关节的各相关骨的接触面，其表面覆盖一薄层透明软骨，称**关节软骨** articular cartilage，它表面光滑，富有弹性，可减少运动时的摩擦，并缓冲振荡。关节面的形态为一凸称**关节头**，一凹称**关节窝**。

2）**关节囊** articular capsule：包在关节的周围，封闭关节腔。可分为外层的纤维膜和内层的滑膜。外层**纤维膜**，由致密结缔组织构成，厚而坚韧，对关节有一定的稳固和保护作用；内层**滑膜**，由疏松结缔组织构成，衬于纤维层的内面，薄而柔软，能分泌滑液，可润滑和营养关节软骨，且是关节软骨、半月板等新陈代谢的重要媒介。

3）**关节腔** articular cavity：为关节囊滑膜层和关节软骨共同围成的密闭腔隙，内含少量**滑液**。关节腔内为负压，对维持关节的稳固性有一定作用。人体某些关节除具备上述基本结构外，为适应其运动功能，还有一些辅助结构，以增加关节的稳固性和灵活性。① **韧带** ligament：为连于相邻两骨之间的致密结缔组织束，呈扁带状，可增强关节的稳固性。韧带分囊外韧带和囊内韧带两种。囊外韧带位于关节囊外，多为关节囊的纤维膜局部增厚而成。囊内韧带位于关节内，被滑膜包裹。② **关节盘** articular disc 和**关节唇** articular labrum：关节盘是指位于两骨关节面之间的纤维软骨，其周缘附于关节囊，将关节腔分为两部，关节盘使两关节面更为适应，增加了关节的稳固性和运动的多样性。关节唇是附于关节窝周缘的纤维软骨环，它加深关节窝，增大关节面，增加了关节的稳固性。③ **滑膜襞** synovial fold 和**滑膜囊** synovial bursa：某些关节的滑膜层折叠突入关节腔，形成滑膜襞；滑膜呈囊状膨出，形成滑膜囊，起充填和减少摩擦的作用。

（2）**关节的运动**：关节的运动主要有以下几种形式。

1）屈与伸：是沿冠状轴的运动。运动时两骨间夹角变小的动作为屈，反之为伸。

2）内收与外展：是沿矢状轴的运动。运动时骨向正中矢状面靠拢的动作为内收，反之为外展。

3）旋内与旋外：是沿垂直轴所做的运动。骨的前面转向内侧的动作为旋内，反之为旋外。在前臂则称旋前和旋后，将手背转向前方的动作为旋前，反之为旋后。

4）环转：是沿冠状轴和矢状轴进行的复合运动。运动时骨的近端在原位转动，远端做圆周运动，全骨的运动轨迹可描绘为一圆锥形。

二、躯干骨及其连结

(一) 躯干骨

躯干骨共 51 块,包括椎骨、肋和胸骨三部分,成年人椎骨 26 块,肋 12 对,胸骨 1 块。

1. **椎骨** vertebrae 在未成年时有 32~34 块,即颈椎 7 块、胸椎 12 块、腰椎 5 块、骶椎 5 块、尾椎 3~5 块。成年后 5 块骶椎融合成 1 块骶骨,尾椎融合成 1 块尾骨。

(1) 椎骨的一般形态:椎骨为不规则骨,典型的椎骨由椎体和椎弓两部分构成(图 3-5)。**椎体** vertebral body 呈矮圆柱形,位于椎骨的前方。**椎弓** vertebral arch 呈半环状,位于椎体的后方。椎体与椎弓共同围成**椎孔** vertebral foramen。各部椎孔相连成椎管 vertebral canal。椎弓左右对称,前部缩窄的部分为**椎弓根** pedicle of vertebral arch,其上、下缘为椎骨上、下切迹。后部较宽的部分为**椎弓板** amina of vertebral arch。相邻椎骨的椎弓根上、下切迹部围成**椎间孔** intervertebral foramina,孔内有血管和脊神经通过。从椎弓上发出 7 个突起:**棘突** spinous process 1 个,伸向后方或后下方;**横突** transverse process 1 对,伸向两侧;**上关节突** superior articular process 和**下关节突** inferior articular process 各 1 对,分别伸向上方和下方。

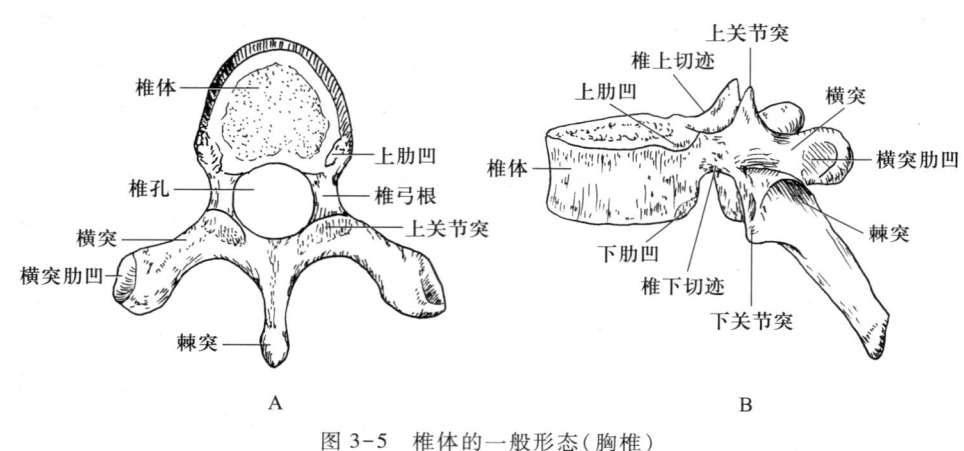

图 3-5 椎体的一般形态(胸椎)
A. 上面;B. 左侧面

(2) 颈椎的形态特点:**颈椎** cervical vertebrae(图 3-6)椎体小,椎孔大。横突根部有**横突孔** transverse foramen,内有椎动脉、椎静脉通过。第 2~6 颈椎棘突短,末端分叉。

1) 第 1 颈椎又称**寰椎** atlas(图 3-7),呈环形,没有椎体、棘突和关节突,由前、后弓及左、右两个侧块构成。上关节面较大,与枕骨的枕髁形成寰枕关节。

2) 第 2 颈椎又称**枢椎** axis(图 3-8),椎体上有一伸向上的突起,与寰椎的齿突凹相关节,称**齿突** dens。

3) 第 7 颈椎又称**隆椎** vertebrae prominens(图 3-9),棘突特别长,并且末端不分叉,易在体表摸到,常为计数椎骨序数的标志。

(3) 胸椎的形态特点:**胸椎** thoracic vertebrae(图 3-5)椎体呈心形,椎体两侧和横突末端前

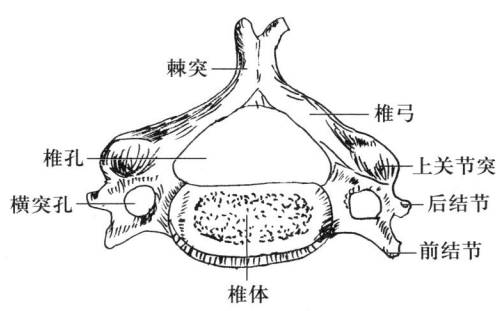

图 3-6 颈椎(上面)

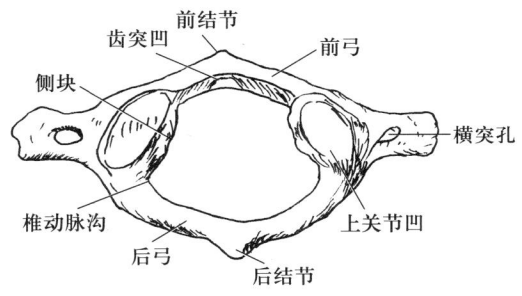

图 3-7 寰椎(上面)

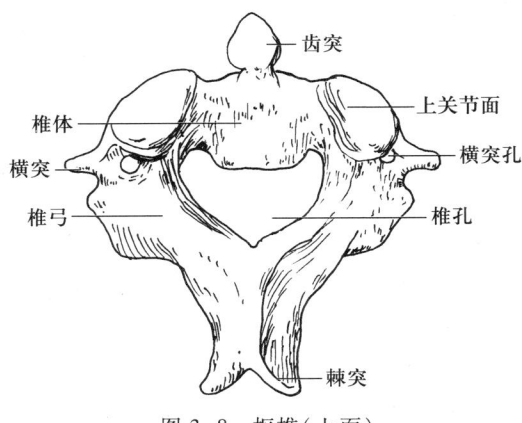

图 3-8 枢椎(上面)

面都有与肋骨相连结的关节面,分别称为**上肋凹、下肋凹**和**横突肋凹**。棘突较长,伸向后下方。相邻的棘突上、下依次重叠呈叠瓦状。

(4) 腰椎的形态特点:**腰椎** lumbar vertebrae(图 3-10)椎体粗壮,椎孔大。棘突宽扁呈板状,

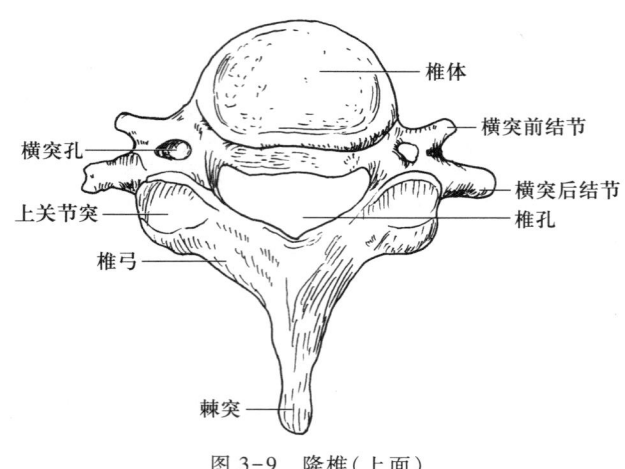

图 3-9 隆椎(上面)

水平后伸,上、下棘突之间的间隙较宽,临床上腰椎穿刺常在此处进行,一般选择第 3、4 腰椎或第 4、5 腰椎间隙作腰椎穿刺点。

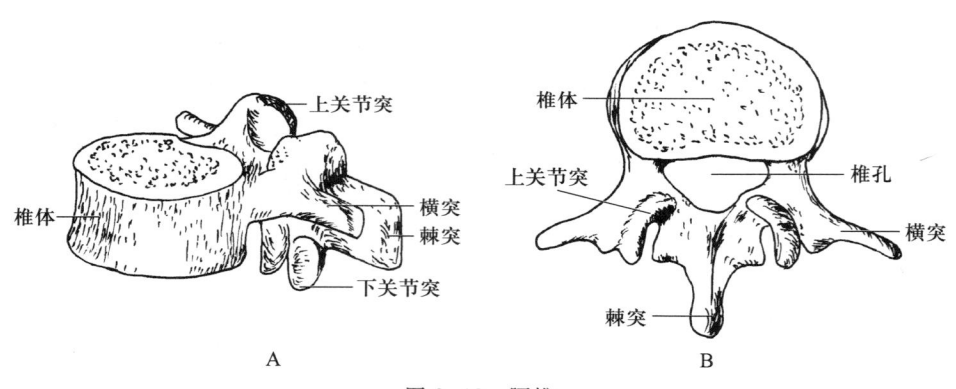

图 3-10 腰椎
A. 左前外侧面;B. 上面

(5) 骶骨的形态特点:**骶骨** sacrum(图 3-11)由婴幼儿时 5 块骶椎融合而成,呈三角形,底朝上接第 5 腰椎,尖向下与尾骨相连。骶骨前、后面分别有 4 对**骶前孔**和**骶后孔**,两侧上部各有一关节面,称**耳状面**。骶骨内的纵行管道称**骶管** sacral canal,该管下端的裂孔称**骶管裂孔** sacral hiatus,此孔两侧有向下的突起为**骶角** sacral cornu,是进行骶管麻醉时的进针标志。前面凹陷光滑,后面粗糙隆凸,正中线上有棘突融合而成的**骶正中嵴**。底的前缘中部向前突出,称**骶骨岬** promontory,女性骶骨岬是产科测量骨盆上口的重要标志之一。

(6) 尾骨的形态特点:**尾骨** coccyx(图 3-11)呈三角形,上端借软骨、韧带与骶骨相连,尖向下,末端游离。尾骨由婴幼儿时 4 块尾椎融合而成。

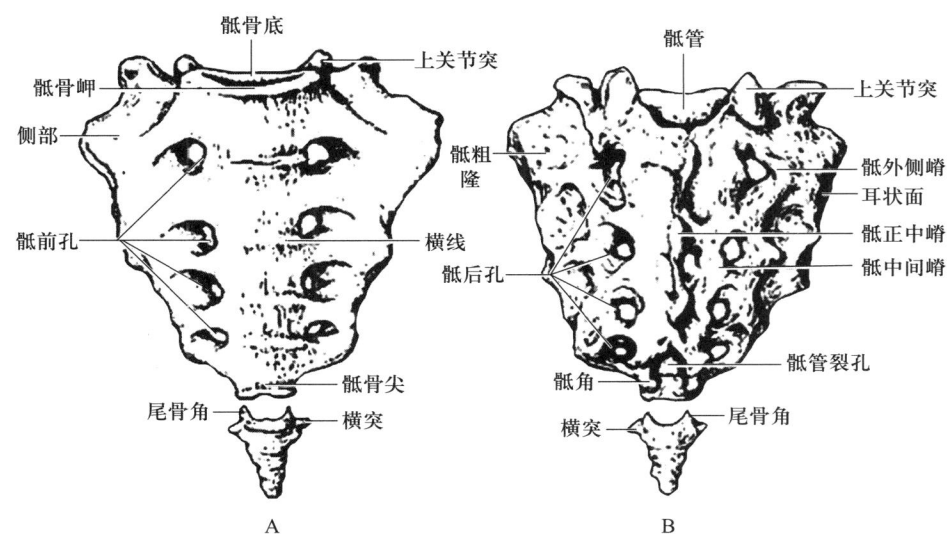

图 3-11 骶骨和尾骨
A. 前面；B. 后面

知识链接

骶管穿刺麻醉术

骶管穿刺麻醉术是硬膜外隙最下端的麻醉,常用于肛门、会阴部手术。

1. 骶管裂孔的体表定位 ① 两侧骶角连线中点上方(一般不超过 3 cm),皮肤呈三角形凹陷处。② 左髂后上棘与右坐骨结节作连线,右髂后上棘与左坐骨结节作连线,两连线交叉点处。

2. 穿刺角度 当处于俯卧位,双下肢并拢并降低时,骶管与穿刺点皮肤在男性为 15°~30°,女性为 30°~45°,穿刺角度过大或过小均不易进入骶管。

---

2. **胸骨** sternum(图 3-12) 位于胸前壁正中,自上而下分为**胸骨柄** manubrium sterni、**胸骨体** body of sternum 和**剑突** xiphoid process 三部分。胸骨柄宽短,上缘中部凹陷称**颈静脉切迹** jugular notch。胸骨柄与胸骨体的连结处形成微向前凸的横嵴,称**胸骨角** sternal angle,易在体表摸到,两侧平对第 2 肋软骨,是计数肋和肋间隙序数的标志。剑突窄而薄,形状变化大,末端游离。

3. **肋** ribs 共 12 对,由前部的**肋软骨** costal cartilage 和后部的**肋骨** costal bone(图 3-13)构成。肋骨为细长的弓形扁骨,分为前端、后端和体三部分。肋骨后端膨大称**肋头** costal head。**肋体** shaft of rib 内侧面下缘处有一浅沟称**肋沟** costal groove,肋间神经和血管沿此沟走行。肋体后部急转处称**肋角** costal angle。

(二)躯干骨的连结

所有椎骨互相连结,构成脊柱。所有胸椎、肋及胸骨互相连结,构成胸廓。

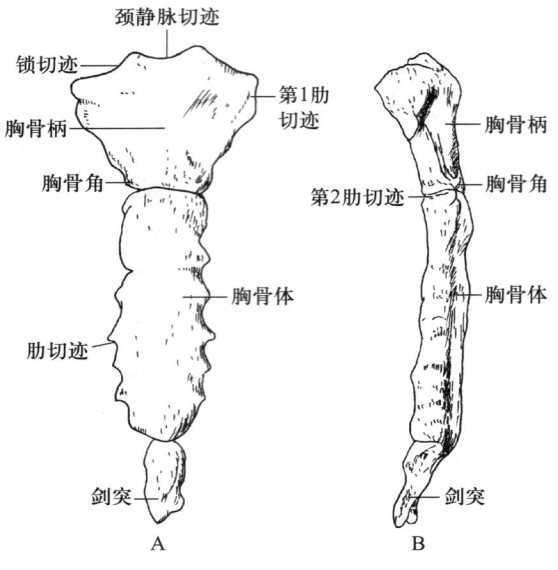

图 3-12 胸骨
A. 前面；B. 侧面

1. **脊柱** vertebral column 脊柱位于背部正中，是躯干的支柱，由 24 块椎骨、1 块骶骨、1 块尾骨和它们之间的骨连结共同构成。脊柱参与胸、腹、盆腔后壁的构成，具有支持体重、运动和保护内部器官等功能。

（1）椎骨的连结：椎骨之间借椎间盘、韧带和关节等相连结。

1）**椎间盘** intervertebral disc（图 3-14,

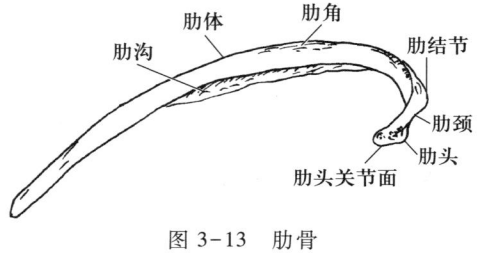

图 3-13 肋骨

图 3-15）：为连于相邻两椎体间的纤维软骨盘，由中间的**纤维环** anulus fibrosus 和周边的**髓核** nucleus pulposus 两部分构成。纤维环为多层呈同心圆排列的纤维软骨，坚韧而有弹性；髓核为富有弹性的胶状物。椎间盘既能牢固连结椎体，又可使两个椎体之间有少量的活动。

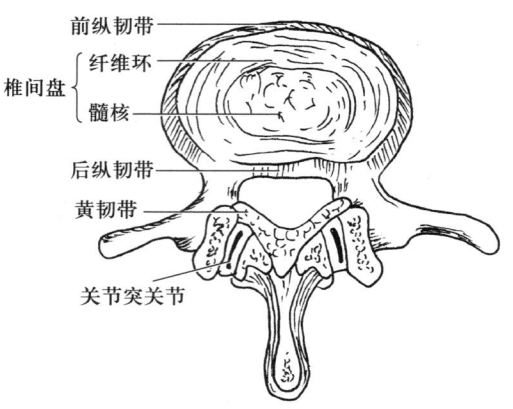

图 3-14 椎间盘和椎间关节

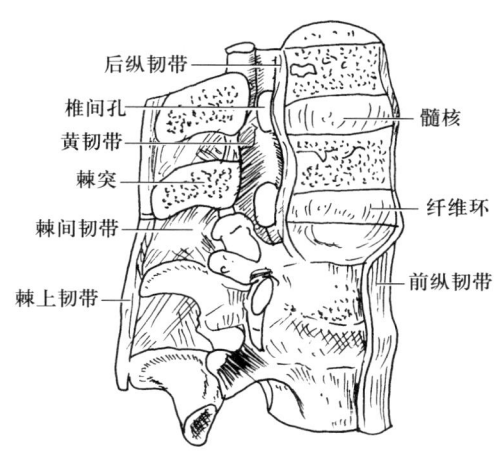

图 3-15 椎骨间的连结

知识链接

椎间盘突出症

正常椎间盘的弹性很大,能抵抗巨大压力而不破。但在劳动和日常生活中,随年龄的增长和经常受挤压、扭转等外力的损伤,逐渐发生退行性变,失去弹性,脊柱猛然屈转可能引起周围纤维环破裂,髓核膨出,当突入椎管或椎间孔时,会压迫脊髓或脊神经,出现神经压迫症状,称椎间盘突出症。椎间盘周围纤维环前厚后薄,故髓核膨出多发生在后方或后外侧方。由于腰部的活动度和所承受的压力较大,故椎间盘突出症多发生在腰部。腰痛伴坐骨神经痛是腰椎间盘突出症的主要症状。

---

2)**韧带**:连结椎骨的韧带有长、短两类(见图 3-14,图 3-15)。长韧带纵贯脊柱全长,共 3 条,即**前纵韧带** anterior longitudinal ligament、**后纵韧带** posterior longitudinal ligament 和**棘上韧带** supraspinal ligament。短韧带 2 条,即**黄韧带** ligamenta flava 和**棘间韧带** interspinal ligament。① 前、后纵韧带都呈较宽的带状,前纵韧带紧贴各椎体前面,上起枕骨,下达第 1 骶椎或第 2 骶椎,有防止脊柱过伸的作用;后纵韧带位于各椎体后面,纵贯脊柱全长,可限制脊柱过度前屈。② 棘上韧带呈窄带状,附着于各棘突的尖端,从颈椎棘突向后扩展呈矢状位增厚成膜状,称**项韧带** ligamentum nuchae(图 3-16)。③ 黄韧带连于相邻椎弓板之间。④ 棘间韧带连于相邻棘突之间。腰椎穿刺时,穿刺针需由浅入深,依次经过棘上韧带、棘间韧带和黄韧带。

3)**关节**:① **关节突关节** zygapophyseal joint 由相邻椎骨的上、下关节突构成,其运动幅度很小。② **寰枢关节** atlantoaxial joint 由寰椎和枢椎构成(图 3-17),可使头做旋转运动。③ **寰枕关节** atlantooccipital joint 由寰椎和枕骨构成,可使头做俯、仰、侧屈和环转运动。

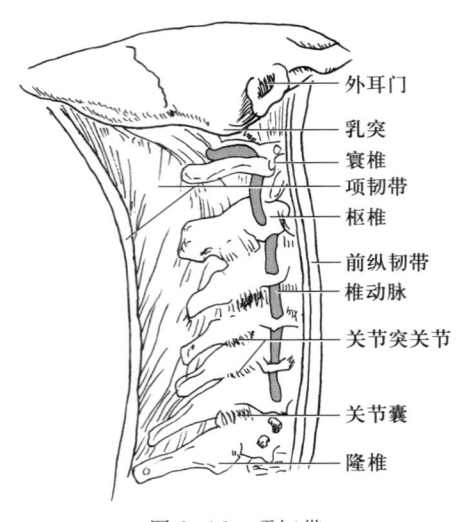

图 3-16 项韧带

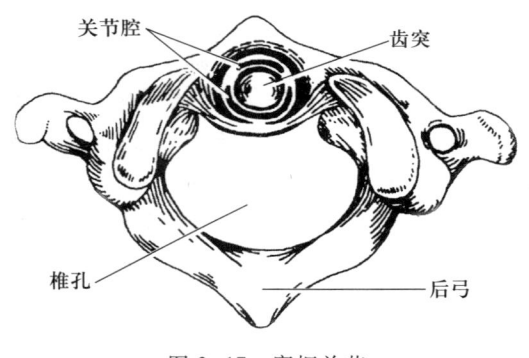

图 3-17 寰枢关节

(2) 脊柱整体观：见图 3-18。

1) 前面观：可见椎体从第 2 颈椎向下逐渐增大，自骶骨耳状面以下又迅速变小，这与脊柱的负重变化有关。

2) 后面观：棘突在背部正中形成一条纵嵴。颈椎棘突短而分叉，但隆椎棘突长而突出；胸椎棘突长，均伸向后下方，呈叠瓦状；腰椎棘突水平伸向后方，棘突间距离较宽，适合做穿刺。

3) 侧面观：可见脊柱有 4 个生理弯曲，即**颈曲**、**胸曲**、**腰曲**和**骶曲**，其中颈曲、腰曲凸向前，胸曲、骶曲凸向后。这些弯曲可维持人体重心的平衡，并增大脊柱的弹性，可缓冲人体在运动时对脑和内脏产生的冲击与震荡。

脊柱除支持体重、保护内脏外，还可做前曲后伸、侧屈和旋转运动。

2. **胸廓** thorax　胸廓由 12 块胸椎、12 对肋、1 块胸骨和它们之间的骨连结共同构成（图 3-19）。胸廓容纳、保护心、肺、肝等重要器官，同时还参与呼吸运动。

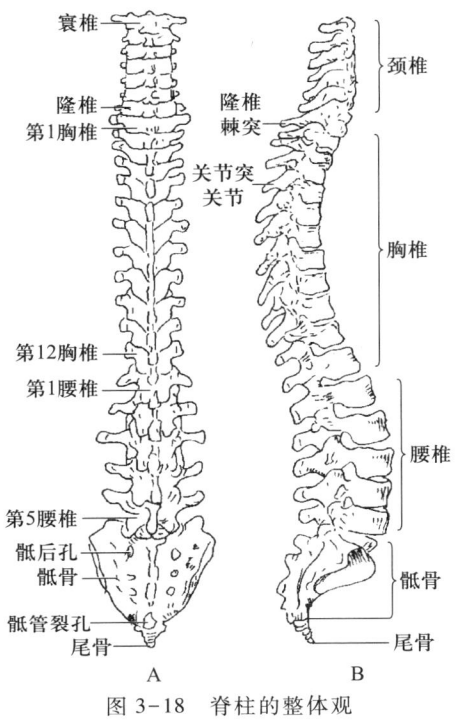

图 3-18 脊柱的整体观
A. 后面；B. 侧面

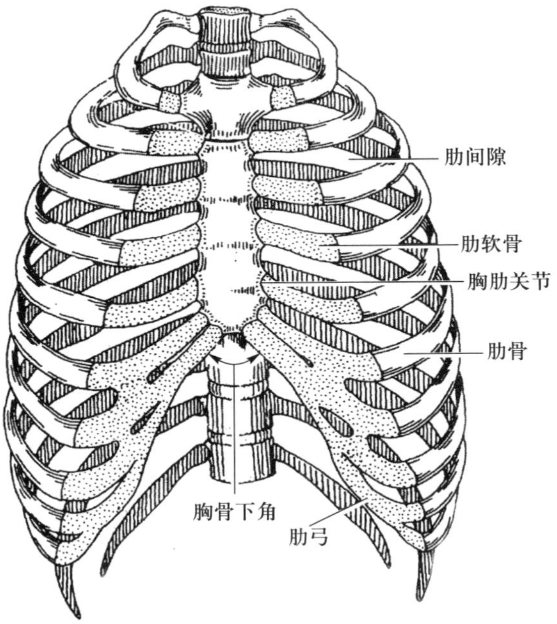

图 3-19 胸廓

（1）肋的连结：肋的后端借**肋椎关节** costovertebral joint 与胸椎相连。肋的前端其连结形式各有不同，第1~7对肋前端借肋软骨与胸骨相连；第8~10对肋前端借肋软骨依次连于上位肋软骨的下缘，共同形成**肋弓**，左、右各一；第11、12肋前端游离。

（2）胸廓的整体观：成年人胸廓近似圆锥形，容纳胸腔脏器。胸廓有上、下两口和前、后、外侧壁。胸廓上口小，向前下倾斜，由第1胸椎、第1对肋和胸骨柄上缘围成；胸廓下口宽大，由第12胸椎、第11对肋和第12对肋、左右肋弓和剑突围成。相邻上、下两肋之间的间隙称**肋间隙**。两侧肋弓在正中线构成向下开放的角称**胸骨下角**。

胸廓的形态和大小与年龄、性别、体型及健康状况密切相关。新生儿胸廓的横径与前后径相近，呈桶状；13~15岁时胸廓开始出现性别差异，成年男性胸廓的前后径小于横径，呈扁圆锥形；成年女性的胸廓略圆而短，各径都小于男性；老年人因弹性减退，运动减弱，胸廓变长、变扁；常进行体育运动者，胸廓较为宽阔；身体瘦弱者，胸廓常扁平狭长。

胸廓主要参与呼吸运动，吸气时，在肌作用下，肋的前部抬高，伴以胸骨上升，从而加大胸廓前后径。肋上抬时，肋体向外扩展，加大胸廓横径，使胸腔容积增大。呼气时正好相反。

知识链接

胸廓的形态与临床

① 胸廓呈扁平状，其前后径显著缩小，常短于左右横径的1/2，称扁平胸。见于慢性消耗性疾病，如肺结核、恶性肿瘤的晚期等。② 胸廓呈圆桶状，即前后径增大，与左右横径几乎相等，称桶状胸。常见于慢性阻塞性肺疾病，如肺气肿。③ 胸廓前后径大，胸骨向前突出，称鸡胸，并有肋骨与肋软骨交接处增厚隆起，形成串珠状，下胸部前面的肋骨缘外翻，沿膈附着的部位其胸壁向内凹陷形成沟状带等，常缺钙，见于佝偻病患儿。

（三）躯干骨的主要骨性标志

躯干骨的主要骨性标志有：第7颈椎棘突、骶角、颈静脉切迹、胸骨角、胸骨剑突、肋弓。

三、颅骨及其连结

（一）颅的组成

颅骨共23块，借关节或缝连结形成**颅** skull，对脑和感觉器官起支持和保护作用，并构成颜面部的基础。按照部位，颅骨分为脑颅骨和面颅骨。

1. **脑颅骨** bone of cerebral skull　　位于颅的后上部，围成**颅腔**，容纳脑，共8块，包括额骨、枕骨、筛骨、蝶骨各1块，顶骨、颞骨各2块，它们共同围成颅腔，容纳脑。颅腔的顶称**颅盖**，底称**颅底**。

2. **面颅骨** bone of facial skull　　位于颅的前下部，共15块，包括上颌骨、鼻骨、泪骨、颧骨、腭骨、下鼻甲各2块，犁骨、舌骨、下颌骨各1块，它们共同构成面部骨性基础。

上颌骨位于颜面中央，鼻骨位于其上部内侧，泪骨位于其上部后方，颧骨位于其外上方，腭骨位于其后内方,下颌骨位于其下方,下鼻甲位于鼻腔外侧壁下部,犁骨位于鼻腔正中后部,舌骨游离于颈上部。

(二)下颌骨、舌骨、颞骨形态

1. **下颌骨** mandible 为面颅最大者,分为一体两支(图3-20)。**下颌体**为骨的中间部,弓形凸向前。**下颌支**为下颌体后方伸向上方的方形骨板。下颌支的后缘与下颌体相交处为**下颌角**。

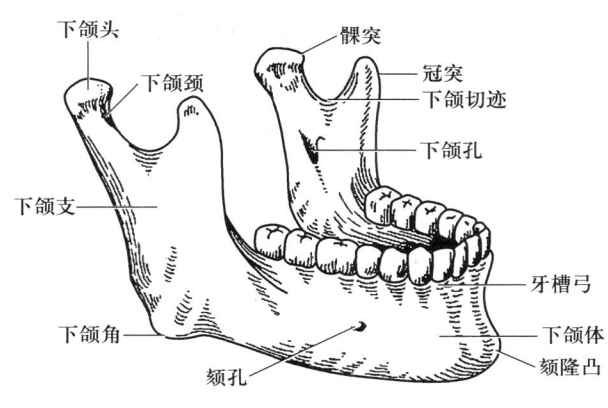

图3-20 下颌骨

2. **舌骨** hyoid bone 呈蹄铁形(图3-21)。中部为**舌骨体**。两外侧部伸向后外方称**大角**。体与大角结合处向上伸出一对**小角**。

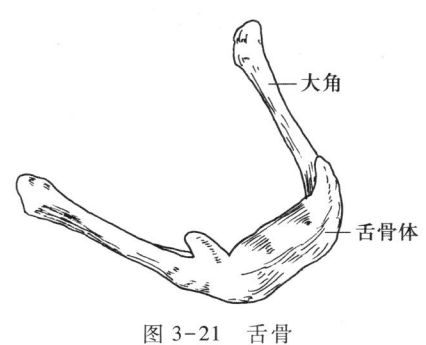

图3-21 舌骨

3. **颞骨** temporal bone 以外耳门为中心分三部分(图3-22)。前方为**鳞部**,下后方为**鼓部**,伸向内前方为**岩部**,岩部后下部的突起称**乳突**。

(三)颅的整体观

1. **颅的顶面(颅盖)** 成年人颅盖有"工"字形的3条缝,各骨间借缝紧密连结。**冠状缝** coronal suture 位于额骨与顶骨之间,**矢状缝** sagittal suture 位于左右顶骨之间,**人字缝** lambdoid suture 位于顶骨与枕骨之间。

2. **颅的侧面观(图3-23)** 中部的圆形孔称**外耳门**,向内通骨性外耳道;外耳门后方向下有**乳突**;外耳门前方的弓形骨梁称**颧弓**,其上内方浅而大的窝称**颞窝**,颞窝的内侧壁由额、顶、颞、蝶

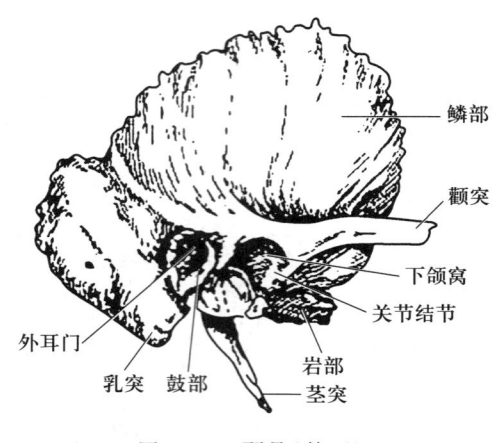

图 3-22 颞骨(外面)

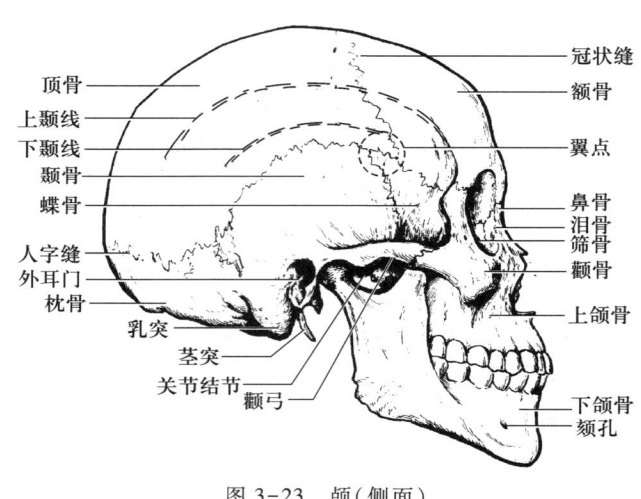

图 3-23 颅(侧面)

四骨构成,4 骨交汇处构成"H"形的缝,该区域称**翼点**。

3. 颅的前面观 主要结构有骨性鼻腔和眶(图 3-24)。

(1) **骨性鼻腔** bony nasal cavity:位于面颅中央,由筛骨垂直板和犁骨构成的鼻中隔将鼻腔分为左、右两部分。两腔前方共同开于**梨状孔**;后方开口成对,称**鼻后孔**;骨性鼻腔上壁是筛板;下壁是骨腭;外侧壁(图 3-25)主要由上颌骨和筛骨构成,其自上而下有**上鼻甲**、**中鼻甲**和**下鼻甲** 3 个突起,各鼻甲下方又有相应的鼻道,分别称**上鼻道**、**中鼻道**和**下鼻道**。上鼻甲与蝶骨体之间的窄小间隙称**蝶筛隐窝**。

鼻旁窦 paranasal sinuses 是指位于鼻腔周围的颅骨内,并与鼻腔相通的含气骨腔的总称(图 3-25,图 3-26)。鼻旁窦共有 4 对,即**上颌窦** maxillary sinus、**额窦** frontal sinus、**蝶窦** sphenoidal sinus 和**筛窦** ethmoidal sinuses,分别位于同名骨内。额窦开口于中鼻道;上颌窦最大,

第三章　运动系统

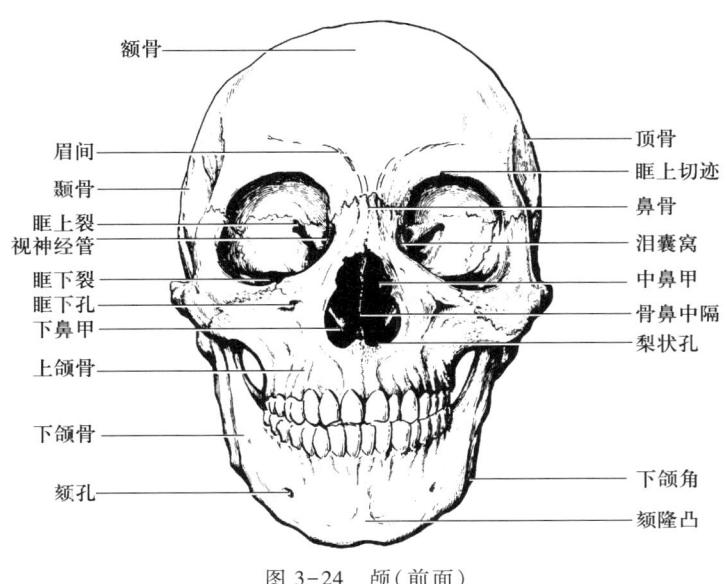

图3-24　颅（前面）

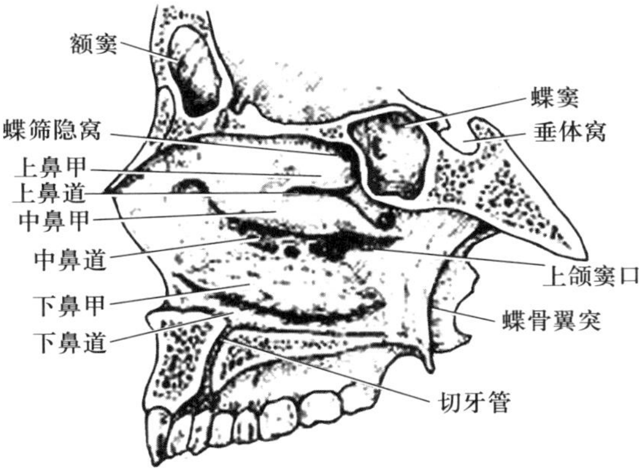

图3-25　骨性鼻腔的外侧壁

开口于中鼻道，其窦口位置高于窦底，故不容易引流，是慢性鼻窦炎的好发部位；筛窦按其所在部位可分为前、中、后3群，前、中群开口于中鼻道，后群开口于上鼻道；蝶窦开口于蝶筛隐窝。

（2）眶 orbit：呈锥体形，尖向后内方，容纳眼球及其附属结构，经**视神经管**通入颅腔；底朝前外（见图3-24）。眶的内侧壁前下部有**泪囊窝**，向下经鼻泪管通鼻腔。眶的外侧壁与上、下壁交界处的后部，分别有**眶上裂**和**眶下裂**，眶上裂向后通颅中窝，眶上裂和眶下裂均有血管和神经通过。

4. 颅底内面（图3-27）　颅底内面从前向后呈高到低的阶梯状，分为颅前窝、颅中窝和颅后窝，窝中有许多重要的孔、裂、沟，通行血管和神经。

（1）**颅前窝** anterior cranial fossa：位置最浅，由额骨、筛骨和位于它们后方的蝶骨构成。中央

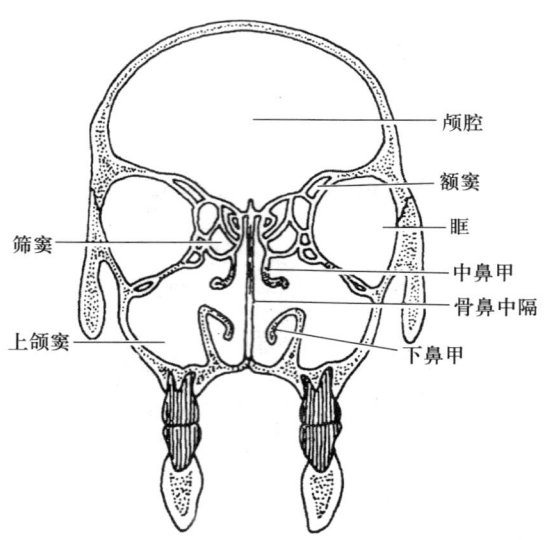

图 3-26 颅的冠状切面

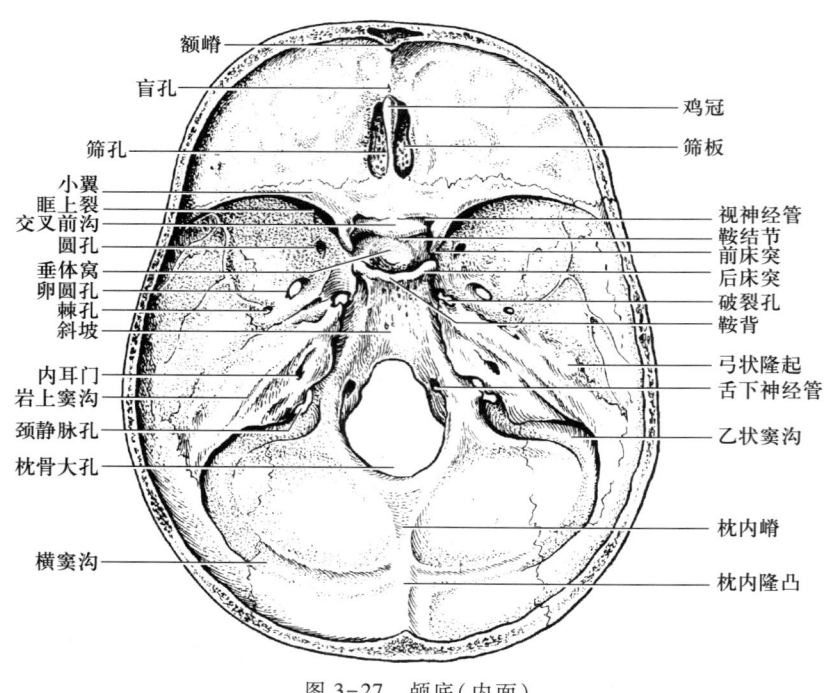

图 3-27 颅底(内面)

为筛骨的**筛板**,向下通鼻腔,板上有许多**筛孔**通鼻腔,颅前窝骨折时,可有血液甚至脑脊液从鼻腔流出。

(2) **颅中窝** middle cranial fossa:由蝶骨和颞骨等构成,中央由**蝶骨体**构成,蝶骨体上面凹陷为**垂体窝**,容纳垂体。垂体窝的前外侧有视神经管,管的外侧有眶上裂,两者均通眶。蝶骨体两侧由前向后有**圆孔、卵圆孔**和**棘孔**。

(3) **颅后窝** posterior cranial fossa:由枕骨和颞骨构成。中央有**枕骨大孔**,孔的前外缘上方有**舌下神经管**内口,为舌下神经出颅部位;枕骨大孔的后上方两侧各有一条**横窦沟**,此沟的外侧向前下内行为**乙状窦沟**,其末端终于**颈静脉孔**。颞骨岩部后面的中央有一较大孔,称**内耳门**,通入内耳道。

5. 颅底外面(图3-28)　颅底外面的前部有上颌骨的牙槽和硬腭的骨板,骨板后缘的上方有被犁骨分开的两个**鼻后孔**。后部的中央有**枕骨大孔**,孔的前外侧有椭圆形的**枕髁**。枕骨大孔的后上方有**枕外隆凸**,是重要的骨性标志。枕髁的前外侧上方有**舌下神经管外口**,外侧是**颈静脉孔**,孔的前方有位于颞骨岩部下面的**颈动脉管外口**。颈静脉孔的外侧有一细长的突起称茎突,茎突后外侧的圆形突起称**乳突**,也是重要的骨性标志。茎突与乳突之间有**茎乳孔**。

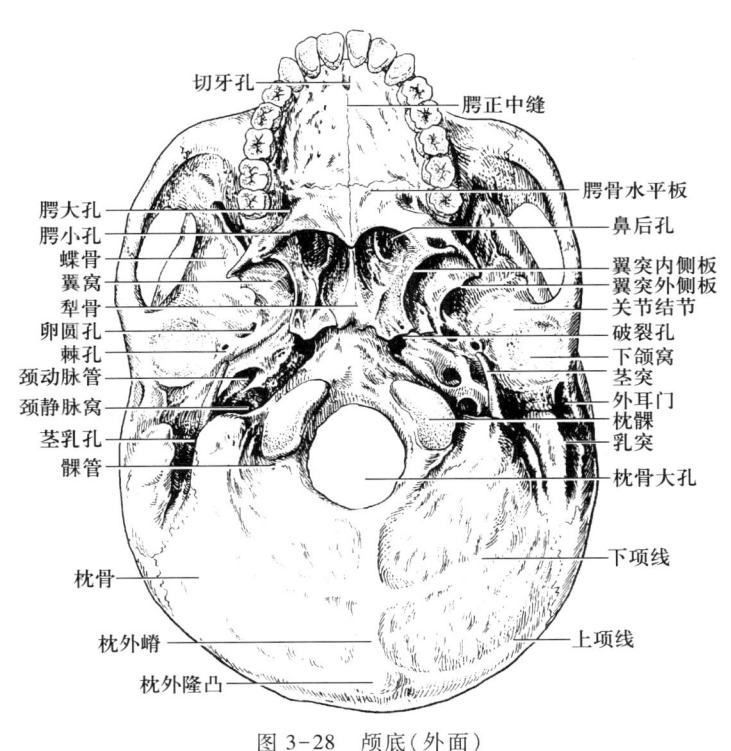

图3-28　颅底(外面)

(四) 颅骨的连结

颅骨之间多为缝、软骨或骨性连结,连接牢固。唯一的关节为颞下颌关节。

颞下颌关节 temporomandibular joint:由下颌骨的髁突与颞骨的下颌窝和关节结节组成(图3-29)。关节囊松弛,囊内有关节盘,将关节腔分隔成上、下两部。关节囊的前方较薄弱,在极度张口时,易发生颞下颌关节向前脱位。两侧颞下颌关节同时运动可使下颌骨上提(闭口)下降(张口),前移、后退和侧方运动。

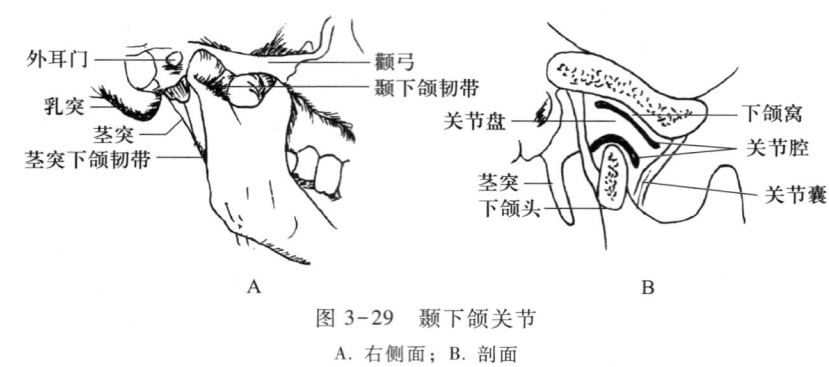

图 3-29　颞下颌关节
A. 右侧面；B. 剖面

（五）新生儿颅的特征

新生儿颅骨的高度与身高之比相对较大，约为身高的 1/4，而成年人约为 1/7。面颅相对较小，脑颅相对较大。新生儿颅的特征：① 由于脑及感觉器官发育较快，而牙齿尚未萌出，咀嚼功能尚未发达，故脑颅大于面颅，其比例约为 8∶1。② 颅顶各骨尚未完全发育，颅盖骨之间有明显的间隙，被结缔组织膜所封闭，称为**颅囟** cranial fontanelles（图 3-30）。主要的颅囟有**前囟** anterior fontanelle 和**后囟** posterior fontanelle。

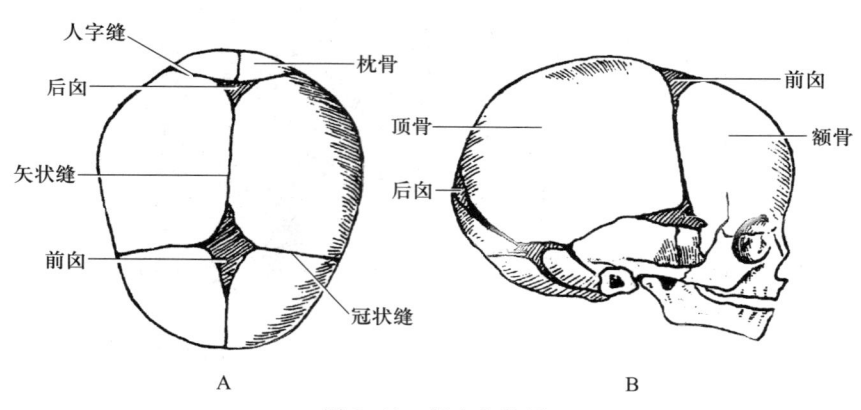

图 3-30　新生儿的颅
A. 上面；B. 侧面

（六）颅骨的主要骨性标志

颅骨的主要骨性标志有颧弓、乳突、枕外隆凸、下颌支、下颌角、下颌骨下缘、外耳门、舌骨。

知识链接

颅囟的应用解剖学要点

颅囟闭合的时间可作为了解婴儿发育状况的标志。囟闭合延迟可能与营养不良有关。前囟正常时平坦，触之柔软，可见其随脉搏而搏动。如颅内压增高，则膨隆（急性脑膜炎、脑积水等）；颅内压低时下陷（严重脱水等）。因此，在新生儿观察和触摸前囟的状态为判断颅内压高低的重要指标。患佝偻病或脑积水时，前、后囟均延迟闭合。

四、四肢骨及其连结

由于人类身体直立和劳动，四肢的功能发生分化，其形态结构也随之发生变化。上肢从支撑中解放出来成为劳动器官，故骨的形体较小而骨连结灵活；下肢则支持和移动身体，故骨粗壮坚实而骨连结稳固。上、下肢骨的数目和排列方式基本相同。

（一）上肢骨及其连结

1. 上肢骨　一侧32块，包括锁骨1块、肩胛骨1块、肱骨1块、尺骨1块、桡骨1块和手骨27块，两侧共64块。

（1）**锁骨** clavicle：横于胸廓前上部两侧，呈"～"形，分一体两端（图3-31）。体有2个弯曲，内侧2/3凸向前，外侧1/3凸向后。内侧端粗大称**胸骨端**，外侧端扁平称**肩峰端**。锁骨的外、中1/3交界处较细，易发生骨折。

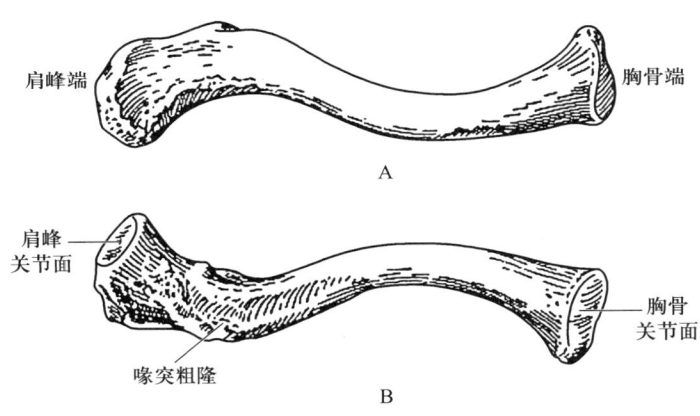

图3-31　锁骨（右侧）
A. 上面；B. 下面

（2）**肩胛骨** scapula：位于胸廓后外上方，介于第2～7肋之间，可分为两面、三缘和三角（图3-32）。前面为一浅窝称**肩胛下窝**。后面上方有一向外上突的骨嵴称**肩胛冈**，其外侧端扁平游离称**肩峰**，是肩部的最高点。内侧缘对向脊柱，外侧缘对向腋窝，上缘外侧部有一弯向前外方的指状突起称**喙突**。上角和下角位于内侧缘的上端和下端，分别平对第2肋和第7肋，均易于摸到，常作为背部计数肋或肋间隙的标志，外侧角肥厚，有朝向外的关节面称**关节盂**。

（3）**肱骨** humerus：位于臂部，为典型长骨，分一体两端（图3-33）。上端朝向后上内侧的半球形称**肱骨头**，肱骨头的外侧有一较大的隆起，称**大结节**；前下方有一小的隆起，称**小结节**；上端

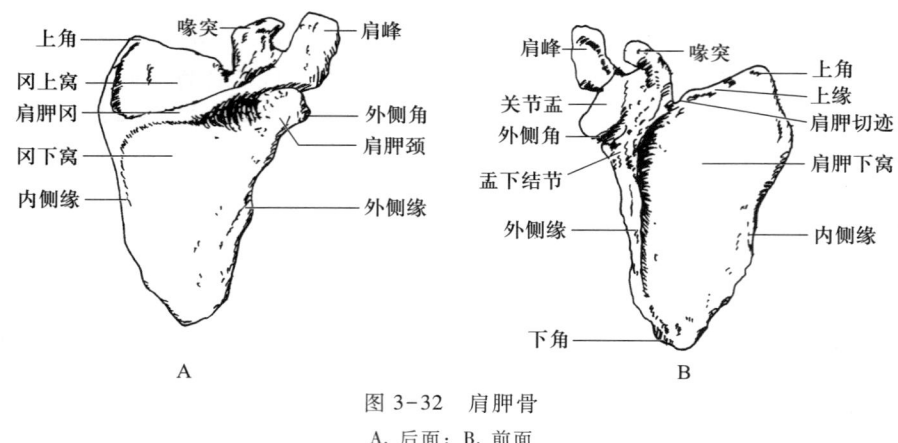

图 3-32 肩胛骨
A. 后面；B. 前面

与肱骨体相交处稍细，称**外科颈**，此处因易发生骨折而得名。肱骨体中部外侧有 V 形粗糙面，称**三角肌粗隆**，体的后面有自内上斜向外下的螺旋状浅沟，称**桡神经沟**。下端外侧部为半球形的关节面，称**肱骨小头**；内侧部形如滑车的关节面，称**肱骨滑车**。滑车后上方的深窝，称**鹰嘴窝**；下端两侧各有一突起，分别称**内上髁**和**外上髁**。

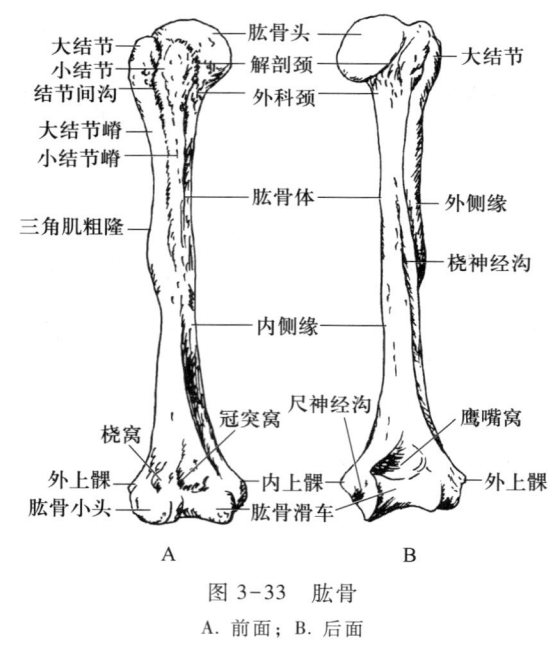

图 3-33 肱骨
A. 前面；B. 后面

（4）**尺骨** ulna：位于前臂内侧，分一体两端（图 3-34）。上端前面有一半月形关节面，称**滑车切迹**，与肱骨滑车相关节，此切迹的后上方的突起称**鹰嘴**，前下方的突起称**冠突**，冠突外侧的关节面称**桡切迹**。体外侧缘锐利，称**骨间缘**。尺骨下端为**尺骨头**，其后内侧向下突起，称**茎突**，是重要的体表标志。

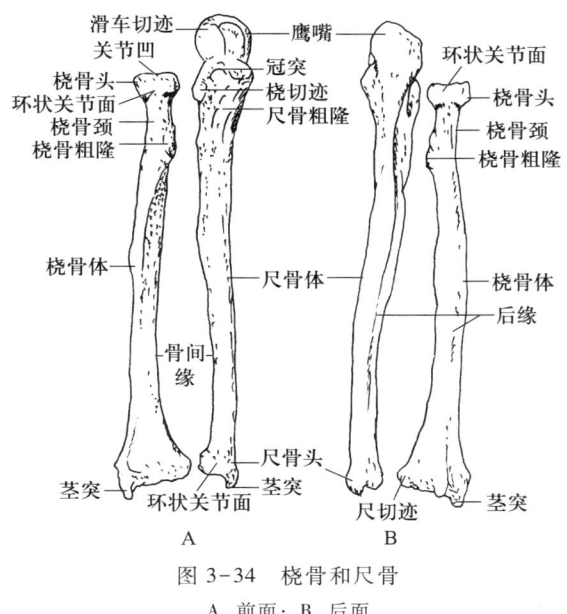

图 3-34 桡骨和尺骨
A. 前面；B. 后面

(5) **桡骨** radius：位于前臂外侧，分一体两端（见图 3-34）。上端小，有圆盘状的**桡骨头**，头下方向前内侧的粗糙突起为**桡骨粗隆**。体呈棱柱状，内侧缘薄锐，称**骨间缘**。下端大，外侧有向下突出的**茎突**，在体表可被摸到。

(6) **手骨** bones of hand：包括腕骨、掌骨和指骨（图 3-35）。

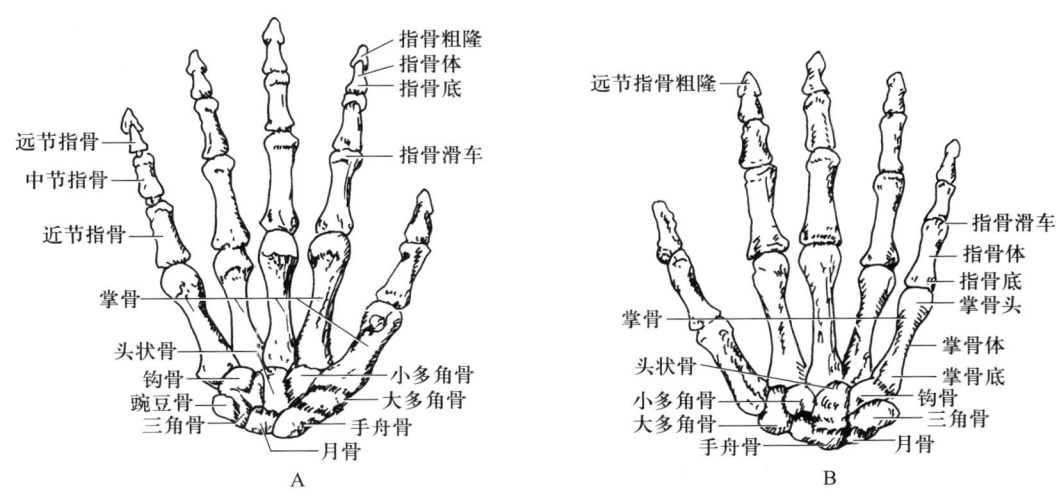

图 3-35 手骨
A. 掌侧面；B. 背侧面

腕骨 carpal bones：每侧 8 块，排成两列。由桡侧向尺侧，近侧依次为**手舟骨、月骨、三角骨**和

豌豆骨；远侧依次为**大多角骨**、**小多角骨**、**头状骨**和**钩骨**。

掌骨 metacarpal bones：每侧 5 块，从桡侧向尺侧依次排列为第 1~5 掌骨。

指骨 phalanges of fingers：每侧 14 块，除拇指为 2 块外，其余均为 3 块，由近侧向远侧，分别称为**近节指骨**、**中节指骨**和**远节指骨**。

2. 上肢骨的连结

（1）胸锁关节与肩锁关节：**胸锁关节** sternoclavicular joint 由胸骨与锁骨构成，是上肢骨与躯干骨的唯一关节，使上肢骨与躯干骨连在一起。**肩锁关节** acromioclavicular joint 由肩胛骨与锁骨构成，属微动关节。

（2）**肩关节** shoulder joint：由肩胛骨的关节盂与肱骨的肱骨头构成，是典型的球窝关节（图 3-36）。

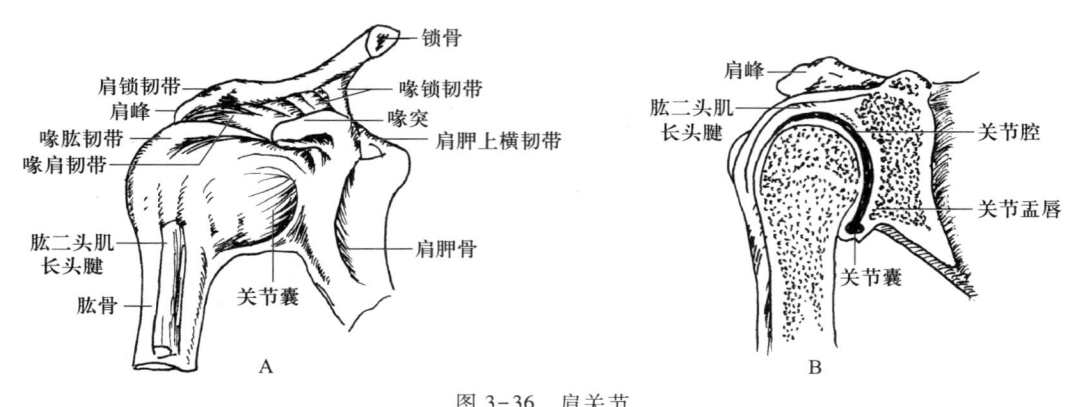

图 3-36 肩关节
A. 前面；B. 冠状切面

肩关节的形态结构特点是肱骨头大，关节盂小，关节盂周缘有纤维软骨构成的盂唇加深关节窝，关节囊薄而松弛，囊的上方附于关节盂周缘，下方附着于肱骨解剖颈，囊的上、前、后方有肌肉加强，下壁薄弱，肩关节脱位时，肱骨头常从此脱出。

肩关节是人体运动幅度最大、最灵活的关节，可做屈、伸、内收、外展、旋内、旋外和环转运动。

（3）**肘关节** elbow joint：由肱骨下端与尺骨、桡骨上端构成。包括 3 个关节：**肱尺关节** humeroulnar joint，由肱骨滑车与滑车切迹构成；**肱桡关节** humeroradial joint，由肱骨小头与桡骨头构成；**桡尺近侧关节** proximal radioulnar joint，由桡骨头与尺骨桡切迹构成（图 3-37）。

肘关节的形态结构特点：三个关节包在一个关节囊内；关节囊内有**桡骨环状韧带**环绕桡骨头，防止桡骨头脱出；幼儿时桡骨头发育尚未完全，环状韧带松弛，故突然用力向前牵拉幼儿手或前臂时，易发生桡骨头半脱位；关节囊两侧部有桡侧副韧带和尺侧副韧带加强，前后部薄而松弛，尤其是后部，故临床常见桡骨和尺骨向后脱位。

肘关节的运动以肱尺关节为主，主要做屈、伸运动。桡尺近侧关节与桡尺远侧关节联合可使前臂旋前和旋后。伸肘时，肱骨内、外上髁与尺骨鹰嘴三点连成一条直线；屈肘时，三点连成一等腰三角形。在肘关节脱位时这种关系可改变。

（4）前臂骨的连结：桡骨与尺骨之间，上端借桡尺近侧关节、下端借**桡尺远侧关节** distal ra-

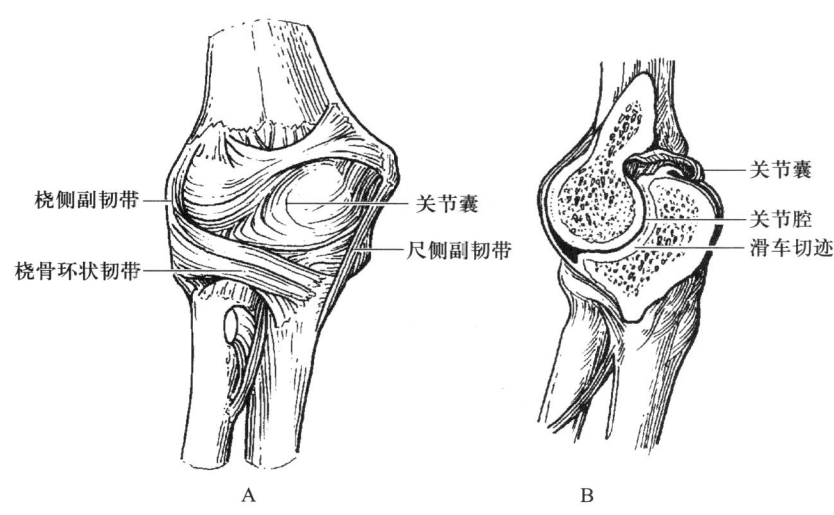

图 3-37 肘关节
A. 前面；B. 矢状切面

dioulnar joint、骨体之间借**前臂骨间膜** interosseous membrane of forearm 相连（图 3-38），可做前臂骨的旋前和旋后运动。

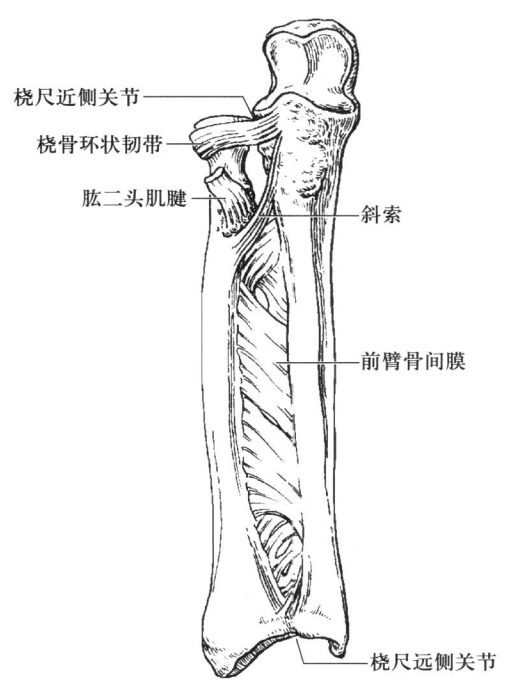

图 3-38 前臂骨的连结

（5）手关节：包括桡腕关节、腕骨间关节、腕掌关节、掌指关节和指间关节（图 3-39）。

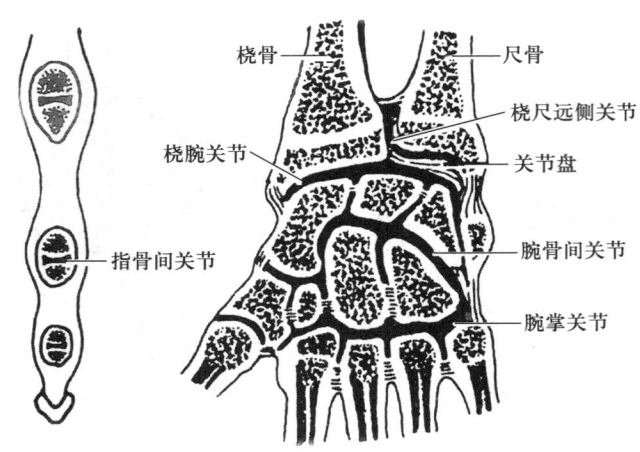

图 3-39 手关节(右侧、冠状切面)

桡腕关节 radiocarpal joint 又称**腕关节** wrist joint,由桡骨下端的关节面、尺骨头下方的关节盘与手舟骨、月骨、三角骨共同构成。关节囊松弛,周围有韧带加强。可做屈、伸、内收、外展和环转运动。

(二) 下肢骨及其连结

1. 下肢骨 一侧 31 块,包括髋骨 1 块,股骨 1 块,髌骨 1 块,胫骨 1 块,腓骨 1 块和足骨 26 块,两侧共 62 块。

(1) **髋骨** hip bone:位于盆部,为不规则骨,由髂骨、坐骨和耻骨三骨骨化融合而成(图 3-40)。3 块骨幼年时借软骨相连,到 15 岁后融合为 1 块髋骨。三骨融合处的外侧面有一大而深的窝,称**髋臼**。

髂骨 ilium:位于髋骨的后上部,分为体和翼两部。**髂骨体**构成髋臼的上部,对承受上半身体重起重要作用。翼的上缘厚钝,称为**髂嵴**,两侧髂嵴最高点的连线平对第 4 腰椎棘突,为腰椎穿刺的定位标志;髂嵴前、后端的突起分别称为**髂前上棘**和**髂后上棘**;髂前上棘后方 5~7 cm 处髂嵴外缘向外突起,称为**髂结节**;髂骨翼内面的浅窝称**髂窝**,窝的下界为一弧形的骨嵴称**弓状线**,窝的后下方有粗糙的**耳状面**。

坐骨 ischium:位于髋骨的后下部,分为体和支两部。**坐骨体**构成髋臼的后下部,其下部的粗糙面称**坐骨结节**,是重要的骨性标志。坐骨体的后缘为三角形突起,称**坐骨棘**,其上方的骨缘凹陷称**坐骨大切迹**,下方的骨缘凹陷称**坐骨小切迹**。坐骨结节向前内上方延为**坐骨支**。

耻骨 pubis:位于髋骨的前下部,分为体、上支和下支三部。**耻骨体**构成髋臼的前下方,其上面与髂骨体融合处形成的突起称**髂耻隆起**。耻骨体向前下方延为**耻骨上支**,再转向后下为**耻骨下支**,与坐骨支相接。两支移行处的内侧粗糙面称**耻骨联合面**。耻骨上支的上缘较锐利,称**耻骨梳**,其前端有一突起称**耻骨结节**。耻骨和坐骨围成的大孔称**闭孔**。

(2) **股骨** femur:位于大腿内,是人体最粗最长的长骨,分为一体两端(图 3-41)。上端朝向内上方,呈球形状,称**股骨头**,头的中央稍下部有小凹,为**股骨头凹**,头的外下面较缩细部称**股骨颈**。颈与体交界处的外上方较大的突起称**大转子**,内下方较小的突起称**小转子**。股骨体呈稍凸

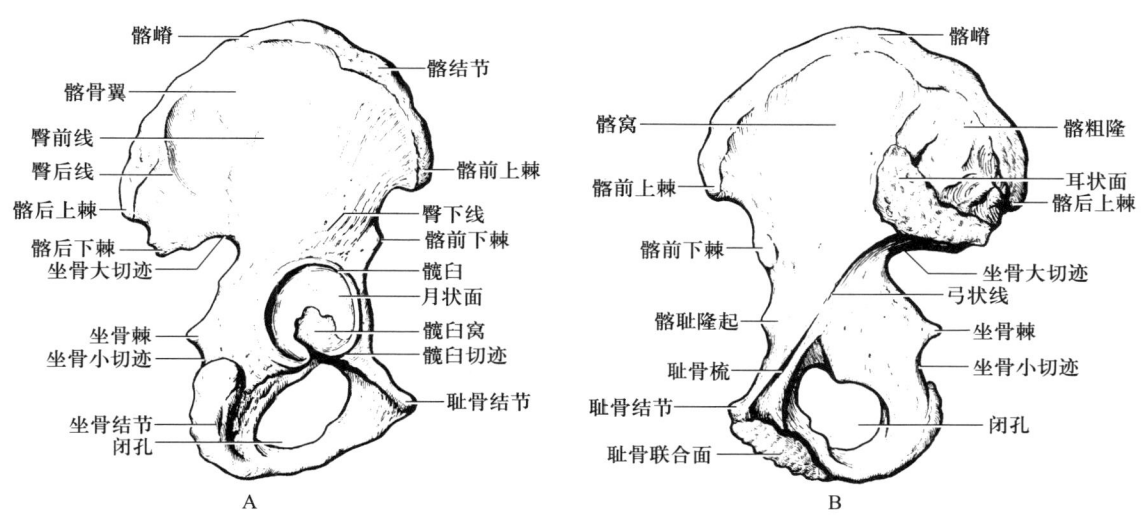

图 3-40 髋骨
A. 外侧面；B. 内侧面

向前的圆柱形，其后面上部的粗糙突起称**臀肌粗隆**，为臀大肌的附着点。下端向两侧膨大，分别称**内侧髁**和**外侧髁**，两髁之间的深窝称**髁间窝**，两髁侧面上的突起分别称**内上髁**和**外上髁**。

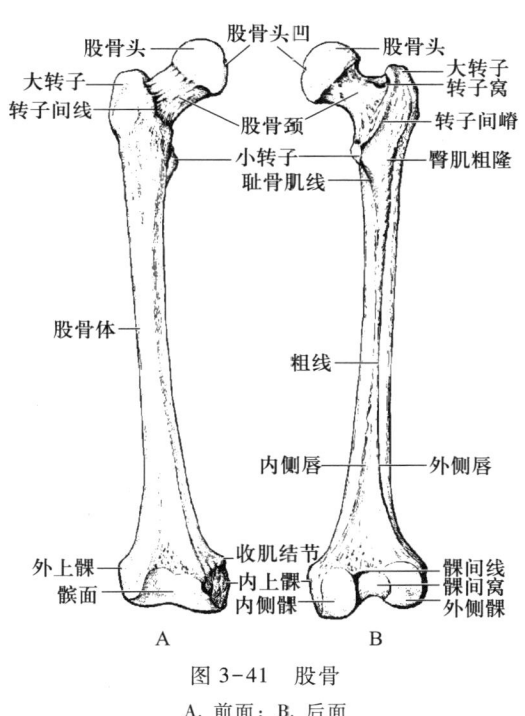

图 3-41 股骨
A. 前面；B. 后面

（3）**髌骨** patella：是全身最大的籽骨，位于膝关节前方，略呈底向上、尖向下的三角形（图3-42）。髌骨在体表可被摸到。

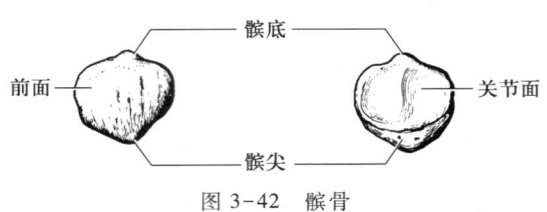

图3-42 髌骨

（4）**胫骨** tibia：位于小腿内侧，分为一体两端（图3-43）。上端向两侧突起，分别为**内侧髁**和**外侧髁**，两髁之间有向上的突起，称**髁间隆起**。体前缘锐利，上部呈三角形的粗糙面称**胫骨粗隆**。下端的内侧向下突起，称**内踝**，在体表可被摸到。下方为凹的关节面，与距骨相关节。

（5）**腓骨** fibula：位于小腿外侧，分为一体两端（图3-43）。上端略膨大，称**腓骨头**。下端呈扁三角形，称**外踝**，在体表可被摸到。其内侧面为外踝的关节面，与距骨相关节。

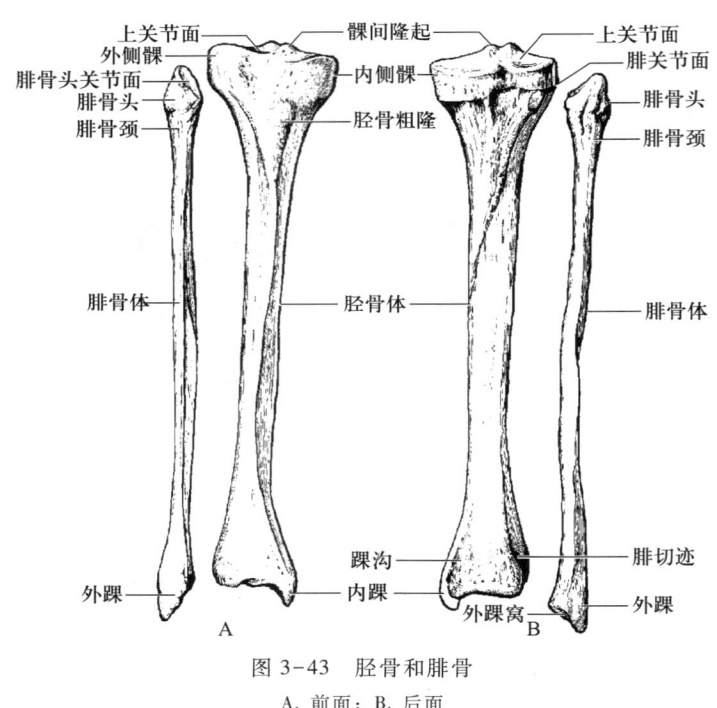

图3-43 胫骨和腓骨
A. 前面；B. 后面

（6）**足骨**：包括跗骨、跖骨和趾骨（图3-44）。

跗骨 tarsal bones：每侧7块，排成3列。后列有上方的**距骨**和下方的**跟骨**；中列偏足内侧有**足舟骨**；前列由内向外，依次为**内侧楔骨**、**中间楔骨**、**外侧楔骨**和骰骨。**跖骨** metatarsal bones：每侧5块，由内向外依次为第1~5跖骨。**趾骨** phalanges of toes：每侧14块，其命名原则与指骨相同。

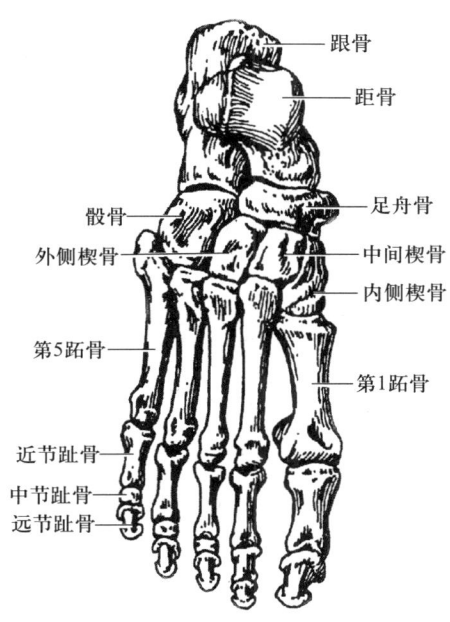

图 3-44　足骨（右侧、上面）

2. 下肢骨的连结

（1）**骶髂关节** sacroiliac joint：由髋骨的耳状面与骶骨的耳状面构成，关节面凹凸不平，彼此结合十分紧密（图3-45）。下肢骨通过骶髂关节与躯干骨相连，人体的重量亦经此关节由脊柱传至下肢，骶髂关节具有相当大的稳定性，以适应支持体重的功能。该关节的关节囊厚而紧张，并有韧带加强，运动性很小。

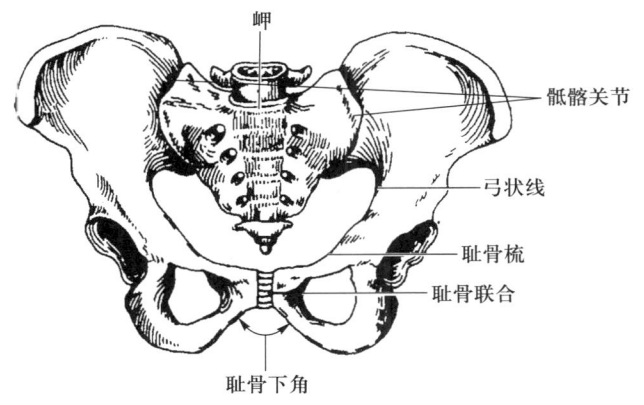

图 3-45　骨盆（前上观）

在骶髂关节的后方有两条强大的韧带：骶结节韧带和骶棘韧带（图3-46）。**骶结节韧带**连于骶骨、尾骨侧缘与坐骨结节之间；**骶棘韧带**连于骶骨、尾骨侧缘与坐骨棘之间；这两条韧带与坐骨大切迹围成**坐骨大孔**，与坐骨小切迹围成**坐骨小孔**。

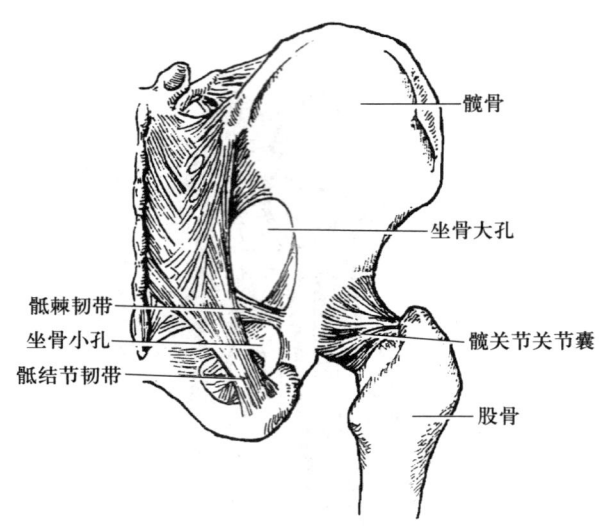

图 3-46 骨盆的连结（右侧、后面）

（2）**耻骨联合** pubic symphysis：由两侧耻骨联合面借纤维连接而成（见图 3-45）。其上、下方分别有耻骨上韧带和耻骨间韧带加强。此联合在女性分娩时可稍分离以助分娩。

（3）**骨盆** pelvis：由骶骨、尾骨和左右髋骨及其间的连结构成（见图 3-45）。骨盆被骶骨的岬、弓状线、耻骨梳、耻骨结节和耻骨联合上缘所围成的**界线**分为上方的大骨盆和下方的小骨盆。大骨盆较宽，为腹腔的一部分。小骨盆为临床所说的骨盆，有上、下两口，骨盆上口为界线，骨盆下口由尾骨尖、骶结节韧带、坐骨结节、坐骨支、耻骨下支与耻骨联合下缘围成。小骨盆内腔称**骨盆腔**。在耻骨联合下方左、右耻骨下支所形成的夹角称**耻骨下角**。骨盆的主要功能是支持体重和保护盆腔脏器。在女性，骨盆还是胎儿娩出的产道。女性骨盆外形宽短，骨盆上口近似圆形，较宽大，骨盆下口和耻骨下角较大。

成人骨盆形态存在着明显性别差异，这与女性的妊娠分娩有关。主要差别见表 3-1。

表 3-1 成人骨盆形态的性别差异

形态	男性	女性
小骨盆上口	呈心形	较大、近似圆形
小骨盆下口	狭小	宽大
耻骨下角	70°～75°	80°～100°
骨盆腔	高窄、漏斗形	短宽、桶形

（4）**髋关节** hip joint：由髋骨的髋臼与股骨的股骨头构成（图 3-47）。
髋关节的形态结构特点是髋臼深，股骨头相对小，几乎全部被包入髋臼内；关节囊厚而紧张，周围有韧带加强；关节囊内有**股骨头韧带**，内含营养股骨头的血管。关节囊后下壁较薄弱，故临

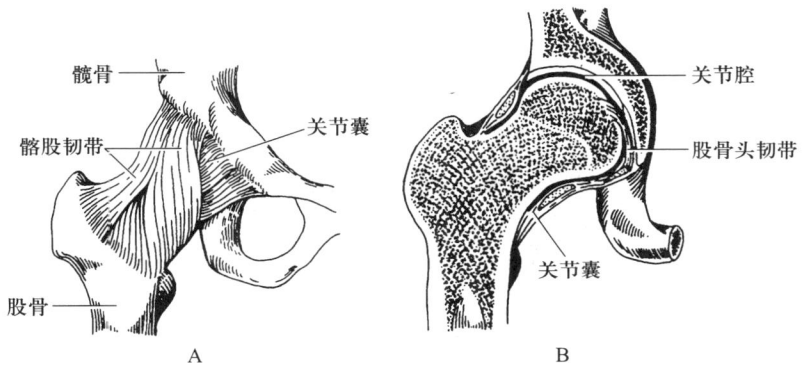

图 3-47 髋关节
A. 右侧、前面；B. 右侧、冠状切面

床髋关节易发生后下脱位。

髋关节可做屈、伸、内收、外展、旋内、旋外和环转运动，其运动幅度较肩关节小，但稳固性好，适于负重行走。

（5）**膝关节** knee joint：由股骨和胫骨的内、外侧髁及髌骨构成（图 3-48~图 3-51）。

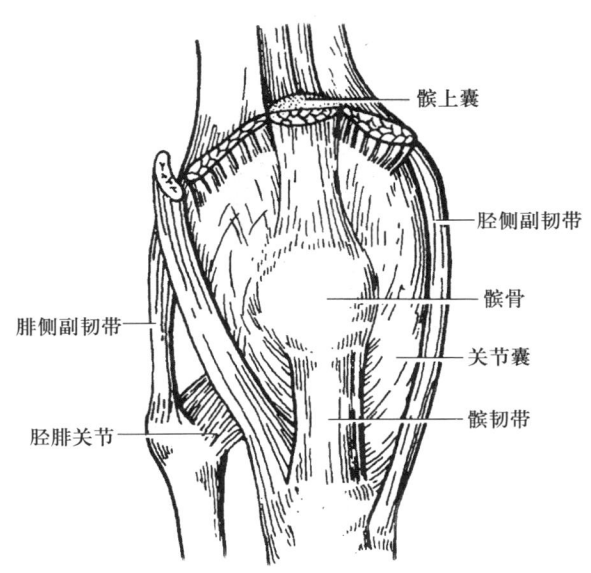

图 3-48 膝关节（右侧、前面）

膝关节的形态结构特点：是人体最大、最复杂的关节；关节囊松弛，附于各关节面周缘，前面有**髌韧带**加强，其中前壁的**髌韧带**最强大；囊内有前后两条**膝交叉韧带**，可防止胫骨前后移位；股、胫两骨的关节面之间还垫有 2 块**半月板**，使两骨关节面更为适应，增强关节的稳固性和灵活性。

膝关节可做屈、伸运动；半屈位时，还可做小幅度的旋内、旋外运动。

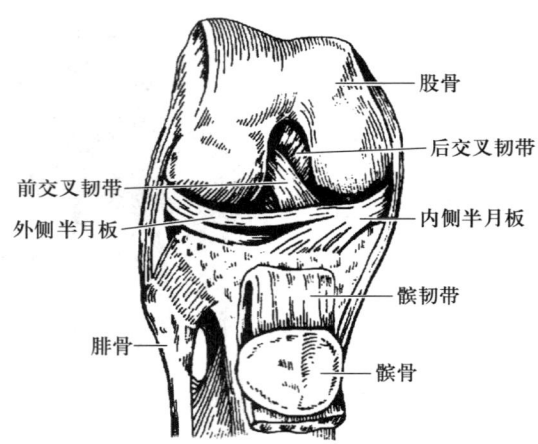

图 3-49　膝关节的内部结构（右侧、前面）

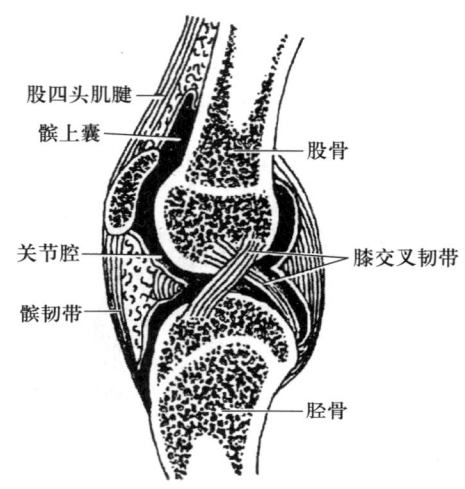

图 3-50　膝关节（矢状切面）

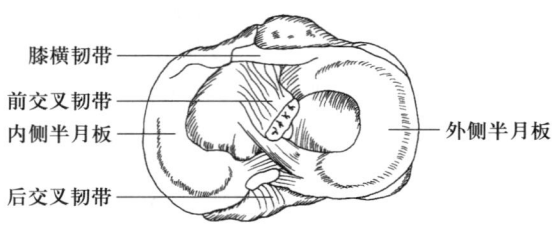

图 3-51　膝关节半月板（上面）

（6）小腿骨的连结：上端借胫腓关节相连，两骨干之间借小腿骨间膜相连（图 3-52），两骨下端借韧带相连。胫、腓骨之间活动度小。

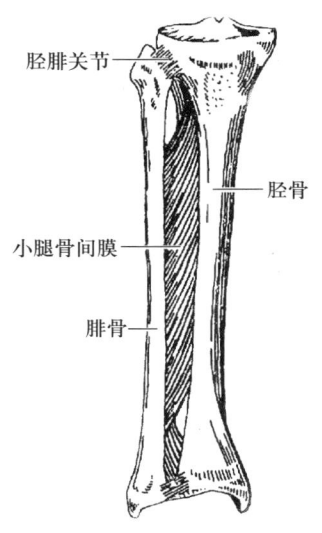

图 3-52　小腿骨的连结（右侧）

（7）足关节：包括距小腿关节、跗骨间关节、跗跖关节、跖骨间关节、跖趾关节和趾骨间关节（图 3-53）。

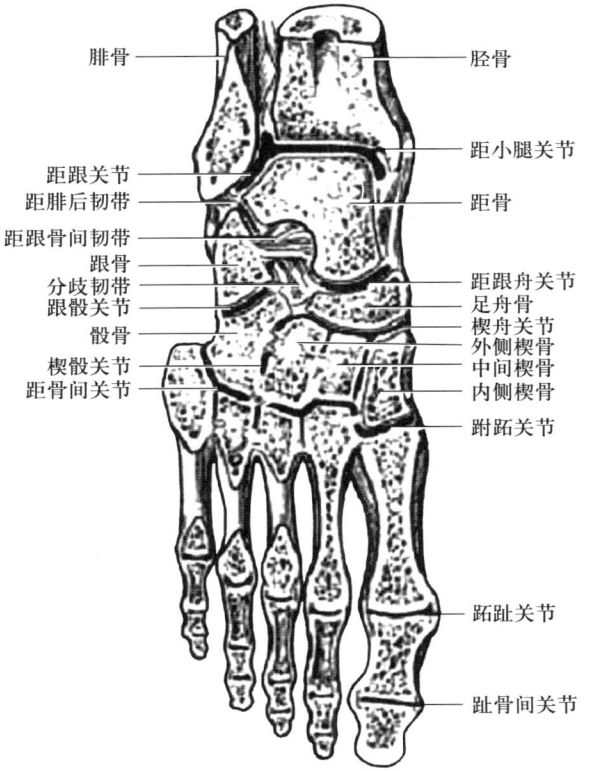

图 3-53　足关节

距小腿关节 talocrural joint 又称踝关节 ankle joint，由胫骨、腓骨下端与距骨构成。关节囊前、后壁薄而松弛，两侧有韧带加强。可做背屈（伸）和跖屈（屈）运动；与跗骨关节协同作用时，还可使足内翻和外翻。

（8）**足弓** arches of foot：为足骨借助关节与韧带在纵、横两方向形成凸向上方的弓形（图3-54）。站立时足以跟骨、第1跖骨、第5跖骨三点着地，如同弹性"三脚架"，使身体稳立于地面。足弓具有弹性，可缓冲运动时产生的震荡，还可保护足底的血管和神经。

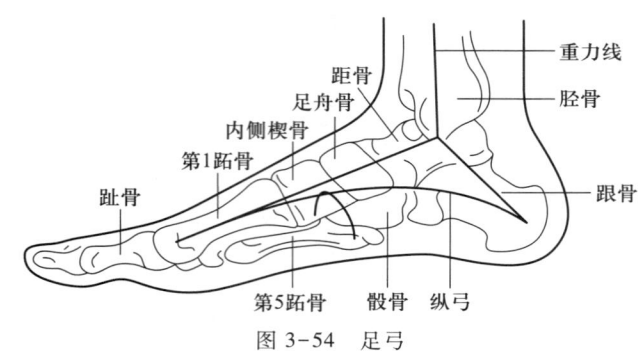

图3-54　足弓

足弓的维持主要靠足底的韧带及肌腱的牵引。如果这些软组织发育不良、萎缩松弛或损伤，均可造成足弓低平或消失，形成"扁平足"。

（三）四肢骨的主要骨性标志

四肢骨的主要骨性标志有：锁骨、肩胛上角、肩胛下角、肩峰、肱骨大结节、肱骨内上髁、肱骨外上髁、尺骨鹰嘴、尺骨茎突、桡骨茎突、髂嵴、髂前上棘、髂结节、髂后上棘、坐骨结节、耻骨结节、股骨大转子、股骨内上髁、股骨外上髁、髌骨、胫骨粗隆、内踝、外踝。

第二节　肌

一、概述

肌 muscle 根据构造不同可分为平滑肌、心肌和骨骼肌，运动系统的肌均为骨骼肌，其数量众多，在体内分布广泛，全身约有600余块，占体重的40%左右。肌都有一定的位置、形态、结构和血管、神经，其大多附着于骨和关节的周围，收缩和舒张产生运动。

（一）肌的分类与构造

1. **肌的分类**　根据肌的位置，肌可分为头颈肌、躯干肌和四肢肌。根据肌的作用，肌可分为屈肌、伸肌、内收肌、外展肌、旋内肌和旋外肌。根据肌的形态，肌可分为长肌、短肌、扁肌和轮匝肌（图3-55）。

长肌多分布于四肢，呈长带状或长梭形，收缩时长度缩短显著，能产生大幅度的运动。

短肌多见于躯干深层，肌短小，收缩幅度小。

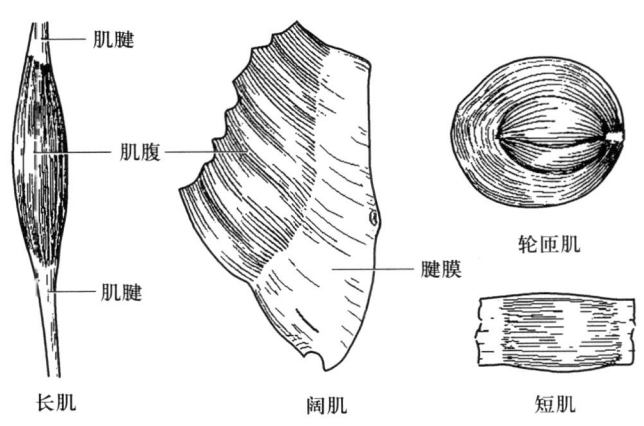

图 3-55 肌的形态

扁肌多分布于躯干浅层,呈扁薄宽阔的片状,除运动功能外,还有保护和支持体内器官的作用。

轮匝肌位于孔、裂的周围,呈环形,收缩时可关闭孔裂。

2. 肌的构造　肌由肌腹和肌腱两部分构成。**肌腹** muscle belly 位于肌的中部,由骨骼肌纤维构成,色红柔软,具有收缩和舒张功能;**肌腱** tendon 位于肌的两端,由致密结缔组织构成,色白坚韧,无收缩功能,能抵抗强大的张力,起力的传递功能。肌腹借助肌腱连于骨上。长肌的肌腱多呈条索状,而扁肌的肌腱扁宽,呈膜片状,又称为**腱膜** aponeurosis。

(二) 肌的起止和作用

肌的两端借助肌腱附于 2 块或 2 块以上的骨表面,其间跨越一个或多个关节(图 3-56)。肌收缩时,两骨距离靠近,产生运动。肌在固定骨上的附着点称为起点;移动骨上的附着点称为止点。

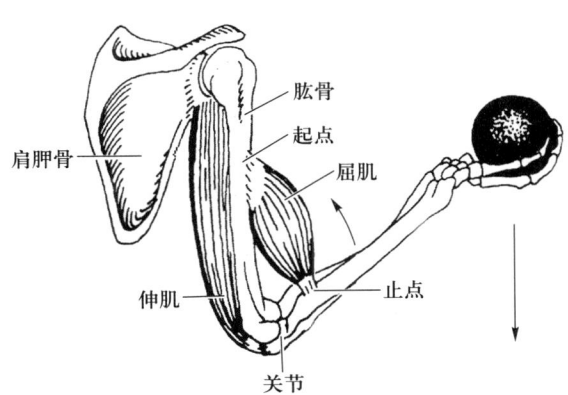

图 3-56 肌的附着和动作

肌的主要作用是收缩,肌工作的方式有两种:一种是动力工作,如行走;另一种是静力作用,以维持身体的平衡、维持某种姿势,如站立、蹲下等。

(三)肌的配布原则

肌的配布与关节运动密切相关,其规律是:在一个运动轴相对的两侧有两个作用相反的肌或肌群,这两个互相对抗的肌或肌群称为拮抗肌,例如肘关节前方的屈肌群和后方的伸肌群。在运动轴的同一侧作用相同的肌称为协同肌,如肘关节前面的各屈肌。

(四)肌的辅助结构

肌的辅助结构包括筋膜、滑膜囊和腱鞘,具有保护和协助肌运动的作用。

1. **筋膜** fascia 遍布全身,分为浅筋膜和深筋膜(图3-57)。

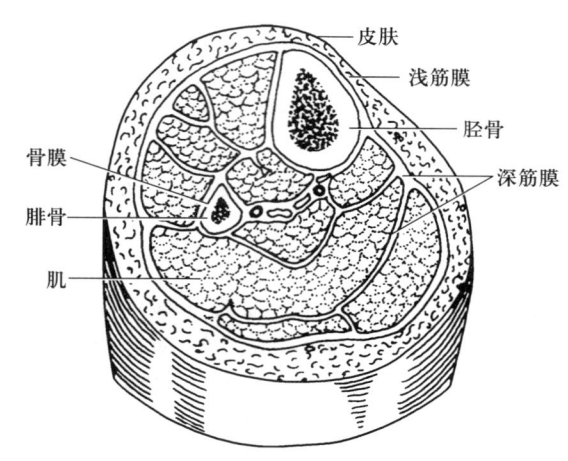

图3-57 小腿横切面(主要示筋膜)

(1) **浅筋膜** superficial fascia:位于皮下,又称**皮下筋膜**,由疏松结缔组织构成,内含丰富的脂肪及血管和神经,包裹全身。浅筋膜具有维持体温和保护深部组织的作用。

(2) **深筋膜** deep fascia:又称**固有筋膜**,由致密结缔组织构成。位于浅筋膜深面,包裹肌、肌群、血管和神经等,遍布全身且互相连续。深筋膜在四肢插入肌群之间并附于骨上,形成**肌间隔**。深筋膜包绕肌群形成**筋膜鞘**。深筋膜包绕血管和神经形成**血管神经鞘**。深筋膜有保护和约束肌的作用,还有利于肌或肌群的独立运动。

2. **滑膜囊** synovial bursa 为密闭的结缔组织小囊,内含滑液。位于肌腱与骨面之间,可减少两者在运动时的摩擦。

3. **腱鞘** tendinous sheath(图3-58) 为包裹在长肌腱外面的鞘状结构,多位于手、足等运动较大的部位。腱鞘可分为纤维层和滑膜层两部分,**纤维层**在外部由致密结缔组织构成,固定于骨面;**滑膜层**由滑膜构成,又分为内、外两层,外层贴于纤维层内面,内层包裹于腱表面,两层相互移行为密闭的滑膜腔,内含少量滑液。腱鞘对肌腱起固定和减少运动时肌腱与骨面之间摩擦的作用。

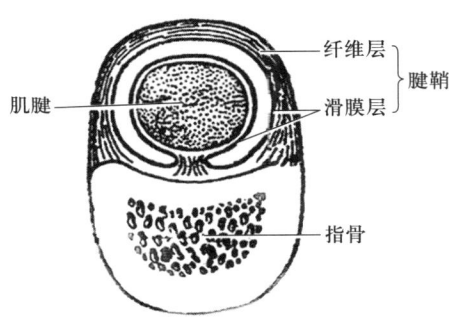

图 3-58 腱鞘示意图

二、头颈肌

(一) 头肌

头肌分为面肌和咀嚼肌(图 3-59)。

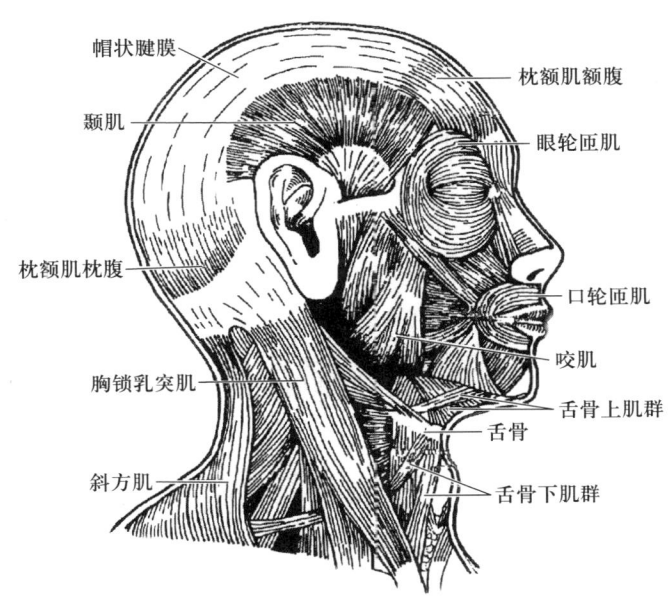

图 3-59 头颈肌

1. **面肌** facial muscles　位于面部和颅顶,多数起于颅骨,止于头面部皮肤,收缩时可改变口裂、睑裂和面部皮肤外形,出现不同面部表情,故又称为**表情肌**。主要有枕额肌、眼轮匝肌和口轮匝肌。

(1) **枕额肌** occipitofrontal muscle:有两个肌腹,**额腹**和**枕腹**,分别位于额部和枕部皮下,两肌腹间借**帽状腱膜**连为一体。枕额肌收缩时,额腹能提眉及使额部的皮肤出现皱纹,枕腹可向后牵拉帽状腱膜。

（2）**眼轮匝肌** orbicularis oculi：呈环形，位于睑裂周围，收缩时能使睑裂闭合。

（3）**口轮匝肌** orbicularis oris：呈环形，位于口裂周围，收缩时能使口裂闭合。

2. **咀嚼肌** masticatory muscles 分布于颞下颌关节的周围，运动颞下颌关节。主要有咬肌和颞肌。

（1）**咬肌** masseter：位于下颌支外面，呈长方形，收缩时能上提下颌骨。

（2）**颞肌** temporalis：位于颞窝内，呈扇形，收缩时能上提下颌骨。

（二）颈肌

颈肌位于颈部，分浅、中、深三群。

1. **浅层** 位于颈部浅层，主要有颈阔肌和胸锁乳突肌。

（1）**颈阔肌** platysma：位于颈前部两侧的浅筋膜内，为一薄而宽阔的皮肌（图3-60），收缩时能拉口角向下和紧张颈部皮肤。

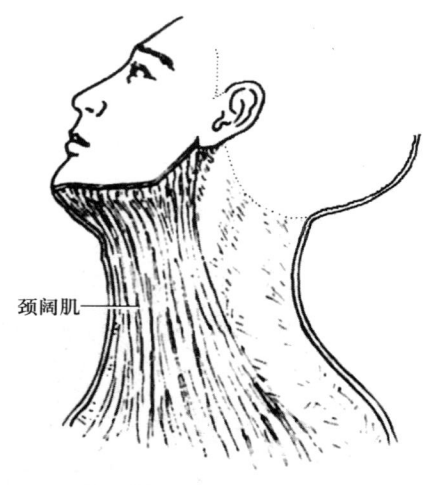

图3-60 颈阔肌

（2）**胸锁乳突肌** sternocleidomastoid：位于颈两侧部的浅层。起于胸骨柄与锁骨内侧端，肌束斜行向后上方，止于颞骨的乳突。一侧肌束收缩使头向同侧倾斜，脸转向对侧；两肌束同时收缩使头后仰。

2. **中层** 介于下颌骨和胸骨之间，以舌骨为界分为舌骨上、下肌群。

（1）**舌骨上肌群**：位于舌骨与下颌骨之间的为舌骨上肌群，参与口腔底的构成（图3-61），收缩时可下降下颌骨，并可上提舌骨，助吞咽。

（2）**舌骨下肌群**：位于舌骨与胸骨之间的为舌骨下肌群，收缩时可下降舌骨和喉，也可使喉上提以助吞咽。

（3）**深层**：为位于颈椎前面的数块肌，收缩时可使颈部前屈和侧屈。

三、躯干肌

躯干肌包括背肌、胸肌、膈、腹肌和会阴肌。

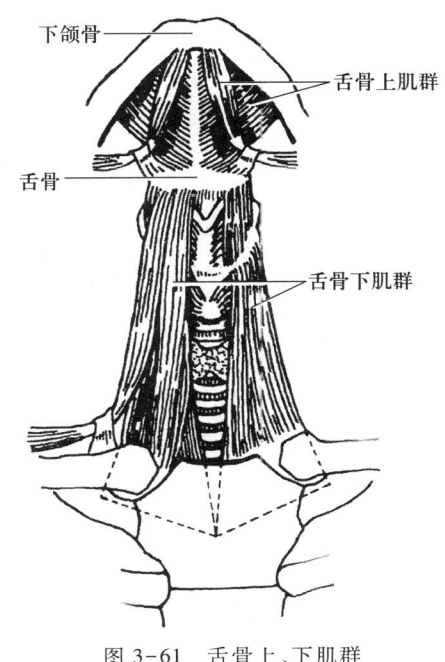

图 3-61　舌骨上、下肌群

(一) 背肌

背肌位于项部及背部,分浅、深两群(图 3-62)。主要有斜方肌、背阔肌和竖脊肌。

1. **斜方肌** trapezius　位于项部与背上部浅层,单侧呈三角形,两侧合为斜方形。起于枕外隆凸、项韧带与全部胸椎棘突,肌束行向外方,止于锁骨外侧段、肩峰和肩胛冈。上部肌束收缩可上提肩胛骨;下部肌束收缩可下降肩胛骨;全部肌束收缩可使肩胛骨向脊柱靠拢;两侧肌同时收缩可使头后仰。斜方肌瘫痪时临床表现为"塌肩"。

2. **背阔肌** latissimus dorsi　位于背下部和胸外侧浅层。起于下 6 个胸椎棘突、全部腰椎棘突和髂嵴后部,肌束行向上外方聚合,止于肱骨小结节的下方。收缩时使臂内收、旋内和后伸,上肢上举并固定时可上提躯干,作引体向上。

3. **竖脊肌** erector spinae　位于背部深层、脊柱两侧,是背肌中最长、最强大的肌。一侧肌收缩可使脊柱侧屈;两侧同时收缩可使脊柱后伸并仰头;该肌是维持人体直立的重要肌。

胸腰筋膜 thoracolumbar fascia　为包裹竖脊肌周围的筋膜,形成该肌的鞘,其在腰部的筋膜显著增厚。由于腰部的活动度较大,在剧烈运动中,胸腰筋膜常易扭伤,为腰背劳损病因之一。

(二) 胸肌

胸肌参与胸壁的构成,包括胸大肌、胸小肌、前锯肌和肋间肌等(图 3-63)。

1. **胸大肌** pectoralis major　位于胸壁前上部的浅层,呈扇形,较宽厚。起于锁骨内侧段、胸骨和第 1~6 肋软骨,肌束行向上外聚合,止于肱骨大结节下方。使肩关节内收、旋内和前屈;上肢固定,可上提躯干;也可提肋助吸气。

2. **胸小肌** pectoralis minor　位于胸大肌深面,呈三角形。

3. **前锯肌** serratus anterior　位于胸壁外侧部。起于第 1~8 肋骨的外面,肌束行向后内经肩

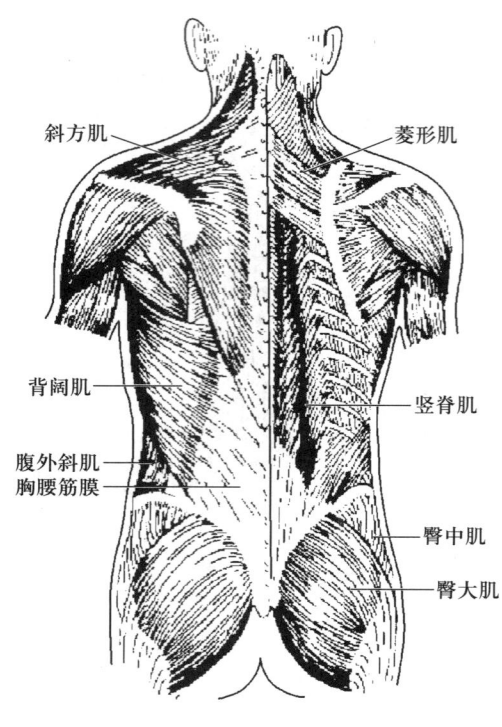

图 3-62 背肌

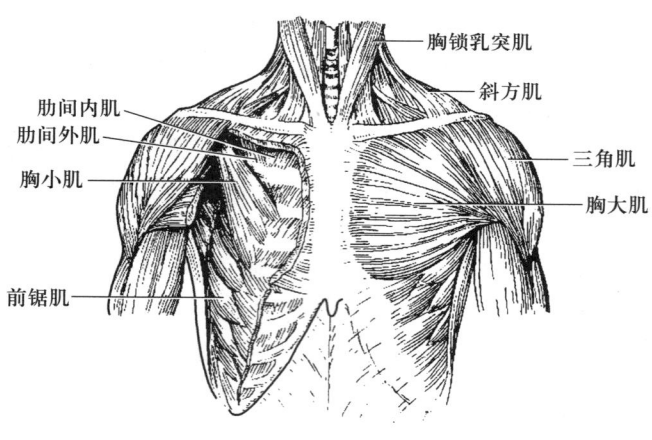

图 3-63 胸肌

胛骨前方,止于肩胛骨的内侧缘和下角。上部肌束收缩向前牵引肩胛骨紧贴胸廓;下部肌束收缩使肩胛骨下角旋外,助举臂。

4. **肋间肌** 位于肋间隙内,包括肋间外肌和肋间内肌。**肋间外肌** intercostales externi 位于肋间隙的浅层,肌束起于上位肋骨的下缘,斜行向前下,止于下位肋骨的上缘,收缩时可提肋助吸气。**肋间内肌** intercostales interni 位于肋间外肌的深面,肌束起于下位肋骨的上缘,斜行向前上,止于上位肋骨下缘,收缩时可降肋助呼气。

5. 胸壁的层次结构　胸壁由浅入深依次是皮肤、浅筋膜、深筋膜、肌层、肋或肋间隙、胸内筋膜及壁胸膜。

(1) 皮肤:胸壁前外侧部的皮肤较薄,背部则较厚。

(2) 浅筋膜:由疏松结缔组织和脂肪组织构成,内含浅血管、浅淋巴管、皮神经和乳腺。

(3) 深筋膜:覆盖胸肌表面,并分层包裹各肌。

(4) 肌层:胸壁前、外部有胸肌和部分腹肌;胸壁侧部有前锯肌;背部肌较多,较大的为背阔肌和斜方肌。

(5) 肋或肋间隙:肋间隙内有肋间肌、血管、神经和结缔组织等结构。

(6) 胸内筋膜:衬于胸壁内面,为一层致密结缔组织膜。

(7) 壁胸膜:由浆膜构成,被于胸内筋膜的深面。

(三) 膈

膈 diaphragm 为穹隆形的扁薄阔肌,位于胸、腹腔之间,构成胸腔的底和腹腔的顶(图 3-64)。膈的周围为肌性部,由肌束构成,附于胸廓下口;中央为腱性部,称**中心腱**。膈上有三个裂孔:**主动脉裂孔**、**食管裂孔**和**腔静脉孔**,分别有主动脉和胸导管、食管、下腔静脉通过。主动脉裂孔位于脊柱前方,约平第 12 胸椎水平;在其左前方为食管裂孔,约在第 10 胸椎水平;食管裂孔的右前方为腔静脉孔,约在第 8 胸椎水平。

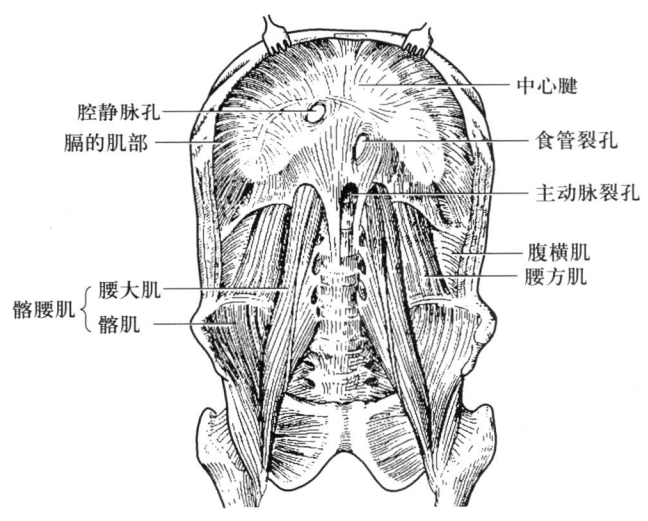

图 3-64　膈和腹后壁肌

膈收缩时穹隆下降助吸气,松弛时穹隆上升助呼气,与腹肌同时收缩可增加腹压。

(四) 腹肌

腹肌位于胸廓下部与骨盆上缘之间,分为前外侧群和后群(图 3-65)。

1. 腹肌前外侧群　位于腹部中线两旁及侧面。

(1) **腹直肌** rectus abdominis:位于腹前正中线两侧的腹直肌鞘内,为一对长带状肌。腹直肌

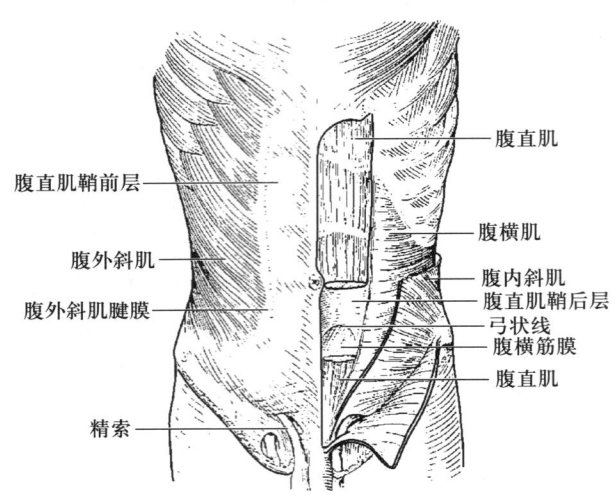

图 3-65 腹前外侧壁肌

全长被 3~4 个横行**腱划**分隔成多个肌腹,腱划与腹直肌鞘前层结合紧密,不能分离。

（2）**腹外斜肌** obliquus externus abdominis:位于腹前外侧壁的最浅层,为一宽阔的扁肌。肌束斜行向前下,至腹直肌外侧移行为腱膜,参与组成腹直肌鞘前层,终止于白线。腱膜的下缘卷曲增厚,连于髂前上棘与耻骨结节之间,形成**腹股沟韧带** inguinal ligament。

（3）**腹内斜肌** obliquus internus abdominis:位于腹外斜肌的深面。肌束斜行向内上并移行为腱膜,腱膜在腹直肌外侧分为前、后两层,包裹腹直肌,终止于白线。

（4）**腹横肌** transversus abdominis:位于腹内斜肌的深面。肌束横行向内移行为腱膜,腱膜的上部经腹直肌后面,下部经腹直肌前面,终止于白线。

腹内斜肌和腹横肌腱的下部会合处,弓形跨过精索（或子宫圆韧带）,形成**腹股沟镰**,又称**联合腱**,止于耻骨梳的内侧端。在男性腹内斜肌和腹横肌的下部有少量肌束随精索降入阴囊,形成**提睾肌**,有上提睾丸的作用。

腹肌外侧群的位置、层次、肌纤维方向、形成结构及作用见表 3-2。

表 3-2 腹肌外侧群的位置、层次、肌纤维方向、形成结构及其作用

名称	位置	层次	肌纤维方向	形成结构	作用
腹外斜肌	腹前外侧部	浅层	外上斜向前下	形成腹股沟韧带、腔隙韧带、腹股沟管皮下环和腹直肌鞘前层	保护腹腔脏器,维持腹内压,收缩时增加腹压;使脊柱前屈、侧屈与旋转;降肋,助呼气
腹内斜肌	腹前外侧部	腹外斜肌深面	外下斜向前上	腹股沟镰（联合腱）、提睾肌、腹直肌鞘前、后层	
腹横肌	腹前外侧部	腹内斜肌深面	横行	腹股沟镰（联合腱）、提睾肌、腹直肌鞘前（弓状线以上）、后层	

2. 腹肌后群　位于腹后壁,有腰大肌(后述)和腰方肌。

腰方肌 quadratus lumborum:呈长方形,位于腹后壁,脊柱两侧。

腹肌的作用:参与构成腹壁,保护和支持腹腔器官;收缩时可降肋助呼气;可使脊柱做前屈、侧屈和旋转运动;与膈共同收缩时,可增加腹压,协助排便、排尿、分娩和呕吐。

3. 腹前外侧壁的局部结构

(1) **腹直肌鞘** sheath of rectus abdominis(图 3-66):是包裹腹直肌的纤维性鞘状结构,由位于腹前外侧壁三层扁肌的腱膜构成。分前、后两层,前层完整,由腹外斜肌腱膜和腹内斜肌腱膜的前层组成;后层由腹内斜肌腱膜的后层和腹横肌腱膜组成;腹直肌鞘后层不完整,在脐下 4~5 cm 处以下转至腹直肌的前方,下缘游离呈弧形,称**弓状线(半环线)**。弓状线以下腹直肌的后面直接相贴于腹横筋膜。

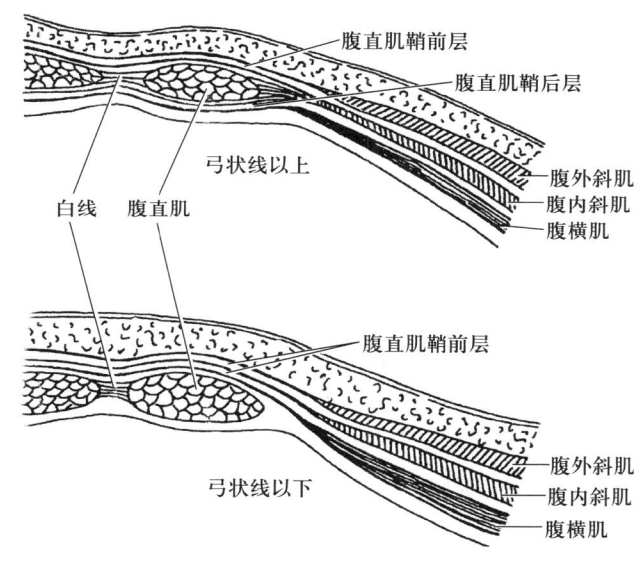

图 3-66　腹前外侧壁的横切面

(2) **白线** linea aiba:位于腹前壁正中线上,为两侧腹直肌鞘纤维交织而成的一条腱膜带。白线结构坚韧而少血管,常为腹部手术入路。白线中部有一圆形的腱环称**脐环**,为腹壁的薄弱点,是脐疝的好发部位。

(3) **腹股沟管** inguinal canal:位于腹股沟韧带内侧半上方,长 4~5 cm,为腹前外壁下部肌与腱膜之间的一潜在裂隙,内有男性的精索或女性的子宫圆韧带通过。腹股沟管有两口:内口称腹股沟管**深环(腹环)**,位于腹股沟韧带中点上方约 1.5 cm 处,由腹横筋膜形成;外口称腹股沟管**浅环(皮下环)**,位于耻骨结节外上方,为腹外斜肌腱膜形成的三角形裂孔。腹股沟管是腹壁下部的薄弱区,好发腹股沟斜疝。

腹横筋膜为贴在腹横肌内面的一层广阔深筋膜。

(4) **腹股沟三角** inguinal triangle:又称**海氏三角** Hesselbach triangle,位于腹前壁下部的深面,是腹直肌外侧的三角区。由腹直肌外侧缘(内侧界)、腹股沟韧带(下外侧界)和腹壁下动脉(上外侧界)围成。腹股沟三角也是腹壁的薄弱区,好发腹股沟直疝。

> **知识链接**
>
> **腹股沟疝**
>
> 腹股沟管和腹股沟三角都是腹壁下部的薄弱区。在病理情况下,腹腔内容物若经腹股沟管深环进入腹股沟管,则可经皮下突出,下降入阴囊,构成腹股沟斜疝;若腹腔内容物不经腹环,而从腹股沟三角膨出,则成为腹股沟直疝。

4. 腹前外侧壁的层次与常用手术切口关系(图 3-67)

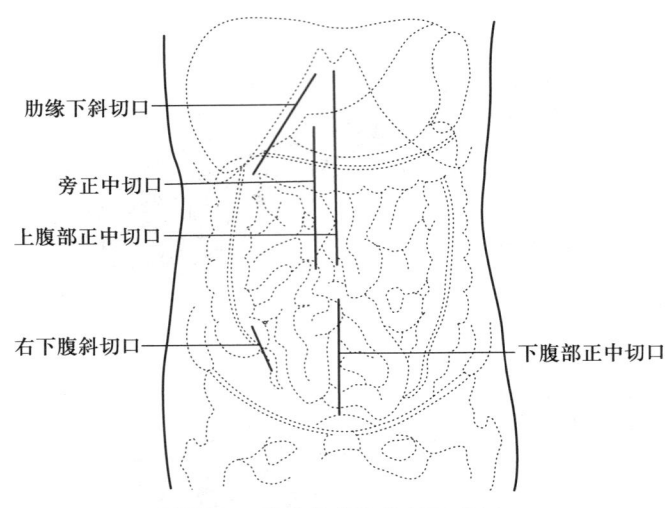

图 3-67 腹前外侧壁常用手术切口

(1)正中切口:为沿腹前壁正中线的纵行切口。其腹壁层次由浅入深依次为:皮肤、浅筋膜、白线、腹横筋膜、腹膜下筋膜及壁腹膜。脐下正中切口为妇产科和泌尿科手术时常用的切口,剖腹产考虑产妇术后美观现多采用下腹部横切口。

(2)旁正中切口:为沿前正中线旁开约 2 cm 的纵行切口。其腹壁层次由浅入深依次为:皮肤、浅筋膜、腹直肌鞘前层、腹直肌、腹直肌鞘后层、腹横筋膜、腹膜下筋膜及壁腹膜。

(3)肋缘下斜切口:为沿肋弓缘下约 2 cm 斜向外下方的切口。其腹壁层次由浅入深依次为:皮肤、浅筋膜、腹直肌鞘前层、腹直肌、腹直肌鞘后层、腹横筋膜、腹膜下筋膜和壁腹膜。

(4)右下腹斜切口:又称**麦克伯尼切口**,通常为脐与右髂前上棘连线的中、外 1/3 交点处,且与该连线垂直的切口。其腹壁层次由浅入深依次为:皮肤、浅筋膜、腹外斜肌腱膜、腹内斜肌、腹横肌、腹横筋膜、腹膜下筋膜和壁腹膜。此切口为阑尾手术时常用的切口。

(五)会阴肌

会阴肌指封闭小骨盆下口诸肌,主要有肛提肌、会阴深横肌和尿道括约肌(图 3-68)。

肛提肌 levator ani 封闭小骨盆下口的大部分,两侧肛提肌及其上、下面的筋膜共同形成**盆膈** pelvic diaphragm,有直肠通过。**会阴深横肌**和**尿道括约肌**封闭盆膈前下部缺口,二者与其上、下

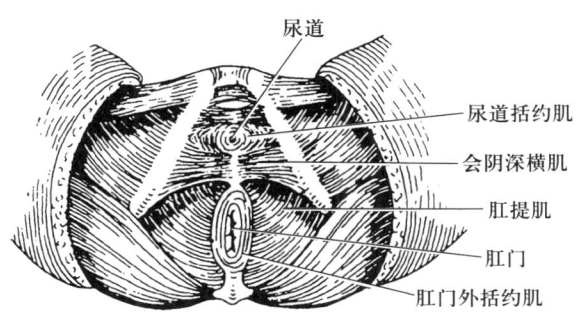

图 3-68 会阴肌

面的筋膜共同形成**尿生殖膈** urogenital diaphragm,男性有尿道通过,女性有尿道和阴道通过。会阴肌及其结构构成盆底,有支持和承托盆腔脏器的作用。

四、四肢肌

(一) 上肢肌

上肢肌以长肌为主,其外形较细小,块数较多,与其功能相适应。上肢肌按部位分肩肌、臂肌、前臂肌和手肌。

1. 肩肌 位于肩关节周围,能运动肩关节及增强其稳固性,主要有三角肌和肩胛下肌(图 3-69,图 3-70)。

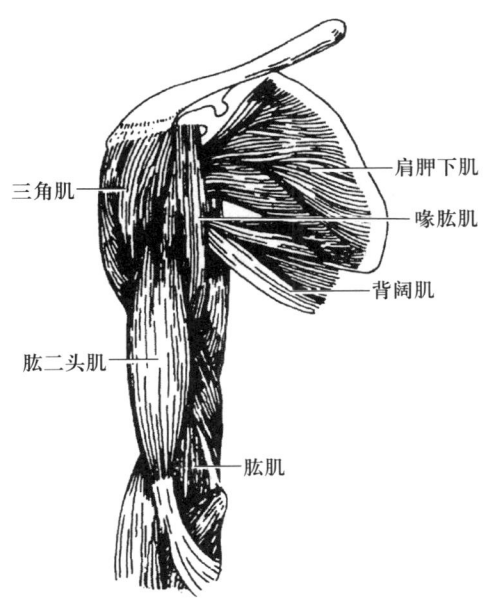

图 3-69 肩肌和臂肌前群

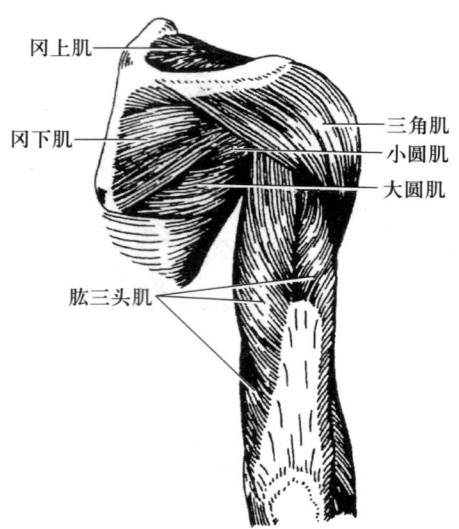

图 3-70 肩肌和臂肌后群

（1）**三角肌** deltoid：位于肩部，呈三角形。起于锁骨外侧端、肩峰和肩胛冈，肌束从前、后和外侧三面包裹肩关节，行向外下方聚合，止于肱骨的三角肌粗隆。三角肌与肱骨大结节使肩部形成圆隆外形。收缩时外展肩关节，前部肌束使肩关节屈、旋内，后部肌束使肩关节伸和旋外。

> **知识链接**
>
> **三角肌注射术**
>
> 　　三角肌虽然宽阔，但其厚度有限，邻近肩关节，且前后部深面有大血管、神经走行，故只适用于因各种原因无法做臀肌注射、股外侧肌注射的病人，而且只限于小剂量、少次数的肌内注射。
> 　　（1）部位选择：上臂外侧，肩峰下 2~3 横指处。
> 　　（2）穿经结构：注射针依次穿过皮肤、浅筋膜、深筋膜至三角肌内。

（2）**肩胛下肌** subscapularis：位于肩胛骨前面。收缩时使肩关节内收和旋内。

2. **臂肌** 位于肱骨周围，主要运动肘关节。分前、后两群。

（1）前群：为屈肌，主要有肱二头肌和肱肌。

1）**肱二头肌** biceps brachii：呈长梭形，位于臂前部的浅层。有两个头，长头起于肩胛骨的关节盂上方，短头起于肩胛骨的喙突，二头合为一肌腹，向下行经肘关节前方，以扁腱止于桡骨粗隆。收缩时主要使肘关节前屈，同时还可屈肩关节和使前臂旋后。

2）**肱肌** brachialis：位于肱二头肌下半部的深面和肘关节的前面，作用是屈肘关节。

（2）后群：为伸肌，主要为**肱三头肌** triceps brachii。肱三头肌位于臂后部。有三个头，长头起自肩胛骨盂下结节，外侧头和内侧头分别起自肱骨后面桡神经沟的外上方和内下方的骨面。

收缩时使肘关节后伸,长头还可使臂后伸和内收。

3. 前臂肌　位于桡骨、尺骨周围,分前、后两群。

(1)前群:共9块,分深浅两层(图3-71)。浅层共6块、分别为肱桡肌、旋前圆肌、桡侧腕屈肌,掌长肌、指浅屈肌和尺侧腕屈肌;深层共3块,分别为拇长屈肌、指深屈肌和旋前方肌。大多数肌的肌腹位于前臂前面的近侧部,以细长的肌腱止于腕骨、掌骨或指骨的掌面。前群肌的作用主要为屈桡腕关节、掌指关节、指间关节及前臂旋前。

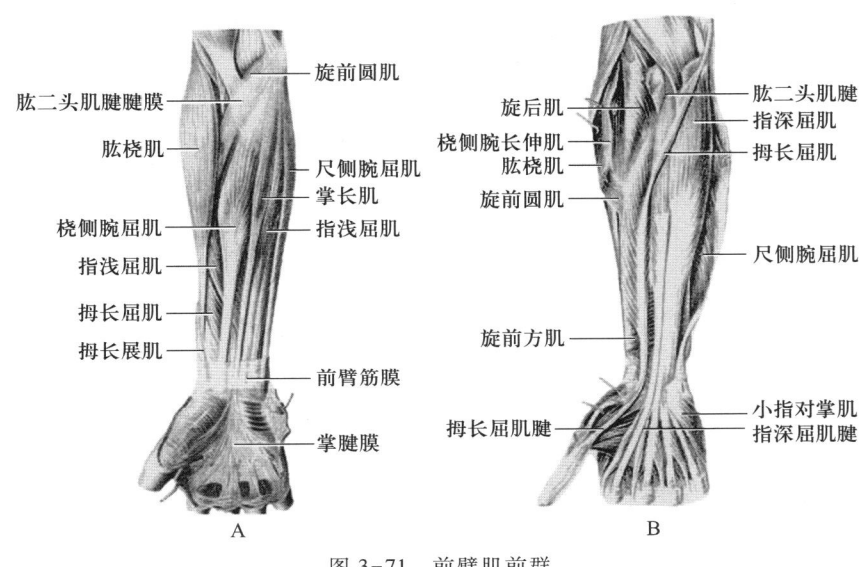

图3-71　前臂肌前群
A. 浅层；B. 深层

(2)后群:共10块,也分深、浅两层(图3-72)。浅层分别为桡侧腕长伸肌、桡侧腕短伸肌、指伸肌、小指伸肌和尺侧腕伸肌;深层分别为旋后肌、拇长展肌、拇短伸肌、拇长伸肌和示指伸肌。大多数肌的肌腹位于前臂后面的近侧部,以细长的肌腱止于腕骨、掌骨或指骨的背面。后群肌的作用主要为伸桡腕关节、掌指关节、指间关节及前臂旋后。

前臂尺侧的腕屈肌与腕伸肌共同作用时,可使腕内收;桡侧的腕屈肌和腕伸肌共同作用,可使腕外展。

4. 手肌　主要位于手的掌面,分外侧、中间和内侧三群。

(1)外侧群:位于手掌面的外侧部,共同形成拇指侧的丰满肌性隆起,称**鱼际**。收缩时可使拇指内收、外展、屈和对掌。

(2)中间群:位于掌心和掌骨之间。收缩时可屈掌指关节和伸指间关节;还可使第2、4、5指内收(即向中指靠拢)和外展(即手指张开)。

(3)内侧群:位于手掌面的内侧部,共同形成小指侧的肌性隆起,称**小鱼际**。主要作用为屈小指和小指外展。

5. 上肢的局部结构

(1)**腋窝** axillary fossa:为臂上部与胸外侧壁之间的锥形腔隙,窝内有淋巴结、淋巴管和脂

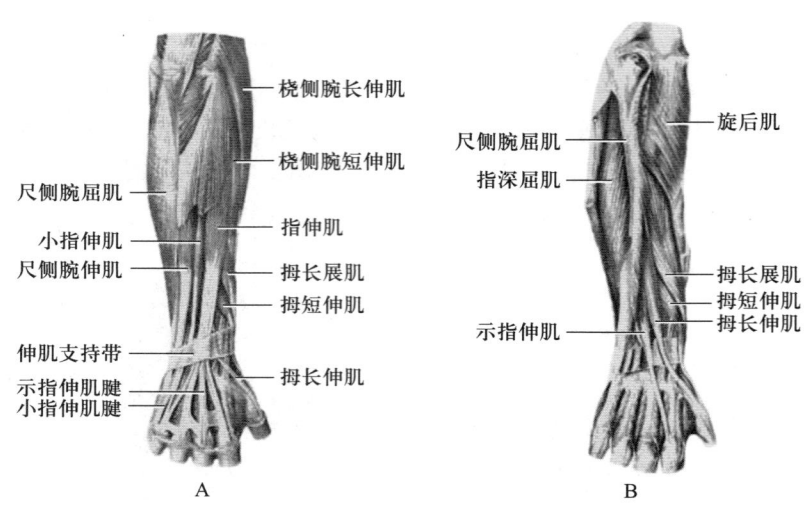

图 3-72　前臂肌后群
A. 浅层；B. 深层

肪，并有神经、血管通过。

（2）**肘窝** cubital fossa：为肘关节前方尖向远侧的三角形浅窝，窝内有血管、神经和肱二头肌肌腱等结构。

上肢主要肌的起止与作用见表 3-3。

表 3-3　上肢主要肌的起止与作用

肌肉名称	起点	止点	作用
三角肌	锁骨外侧段、肩峰和肩胛冈	肱骨三角肌粗隆	外展肩关节，前部肌束使肩关节屈和旋内，后部肌束使肩关节伸和旋外
肱二头肌	长头起自肩胛骨盂上结节，短头起自肩胛骨喙突	桡骨粗隆	屈肘、屈肩，当前臂在旋前位时，使前臂旋后
肱三头肌	长头起自肩胛骨盂下结节，外侧头和内侧头分别起自肱骨后面桡神经沟的外上方和内下方的骨面	尺骨鹰嘴	伸肘，长头使肩关节后伸和内收

（二）下肢肌

下肢肌按部位分为髋肌、大腿肌、小腿肌和足肌四部分。

1. **髋肌**　位于骨盆内、外面，跨越髋关节，运动髋关节，分前、后两群。

（1）前群：主要为髂腰肌（图 3-73）。

髂腰肌 iliopsoas 位于脊柱腰段外侧和髋关节前面，由**腰大肌** psoas major 和**髂肌** iliacus 两部分组成。腰大肌起于腰椎体侧面，髂肌起于髂窝，两肌会合后经腹股沟韧带深面行向下，止于股骨小转子。收缩时使髋关节前屈和旋外，下肢固定时可使躯干前屈。

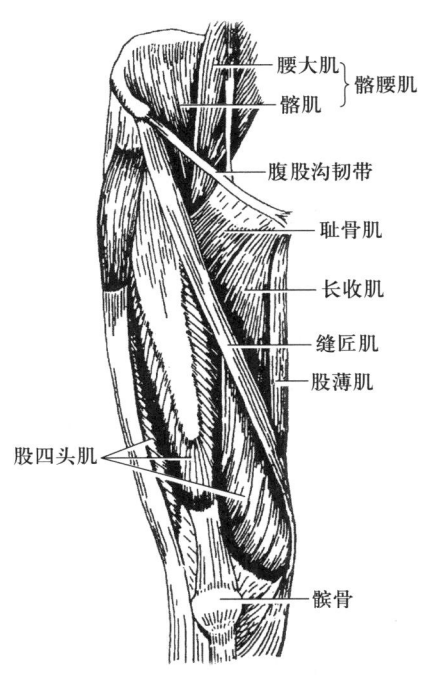

图 3-73　髋肌和大腿肌前群

（2）后群：多位于臀部，主要有臀大肌、臀中肌、臀小肌和梨状肌。

1) **臀大肌** gluteus maximus：位于臀部浅层，略呈方形，形成臀部隆起（图 3-74）。起于髂骨和骶骨的背面，肌束斜行向外下，止于股骨上部的后面。收缩时髋关节伸及旋外，下肢固定，可伸直躯干。

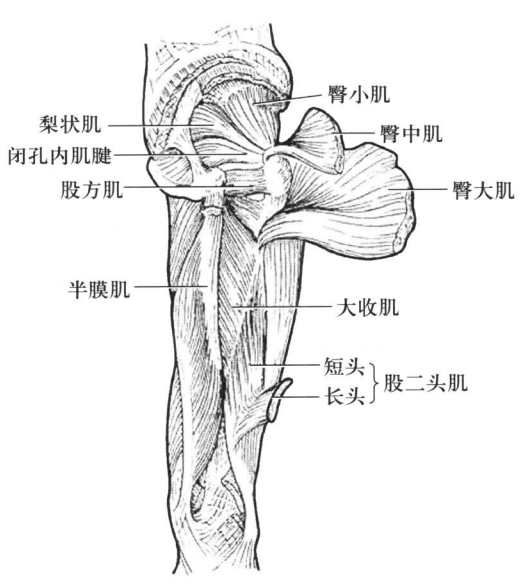

图 3-74　髋肌和大腿肌后群

> **知识链接**
>
> **常用肌注部位**
>
> 在骶骨尖处引一水平线,再以髂后上棘与脊柱之间的中点作一垂直线与水平线相交,将臀部分为四区。臀部外上 1/4 区为临床常用于肌内注射的部位,此处肌质肥厚,且血管和神经少。但不应偏下偏内,以免损伤坐骨神经。

2) **臀中肌** gluteus medius 和 **臀小肌** gluteus minimus:臀中肌位于臀部外上方,臀大肌的深面,其深面是臀小肌(图 3-75,图 3-76)。二肌均可使髋关节外展和旋内。

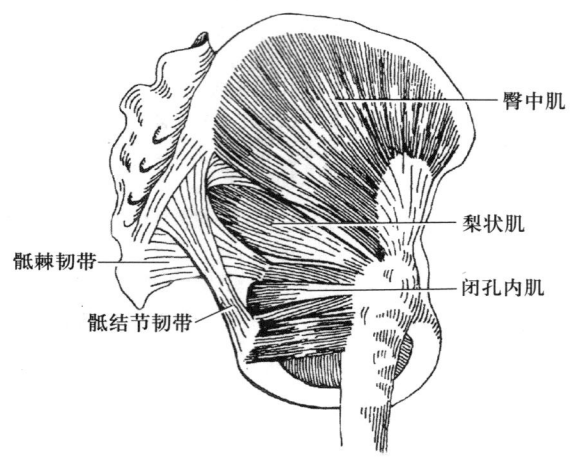

图 3-75　髋肌后群(中层)

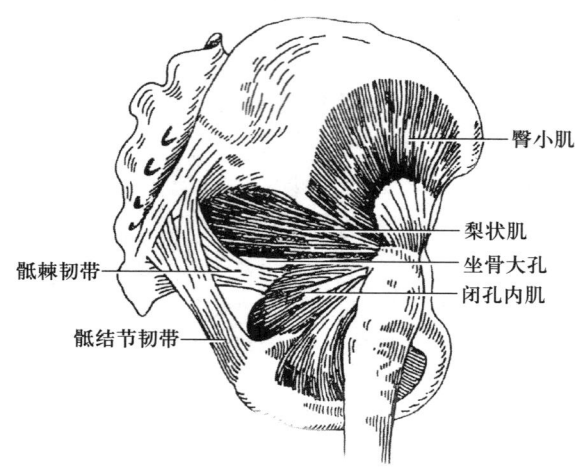

图 3-76　髋肌后群(深层)

3) **梨状肌** piriformis：位于臀中肌内下方,臀大肌深面。收缩时使髋关节外展和旋外。梨状肌的下缘有坐骨神经穿行出骨盆。

2. 大腿肌　位于股骨周围,分前群、内侧群、后群三群。

(1) 前群：位于大腿前面,有股四头肌和缝匠肌。

1) **股四头肌** quadriceps femoris：为大腿前面最强大的肌,有四个头,分别称股直肌、股内侧肌、股外侧肌、股中间肌。股直肌起于髂前下棘,股内侧肌、股外侧肌和股中间肌均起于股骨,四头会合并移行为腱,包绕髌骨的前面和两侧,向下延续为髌韧带,止于胫骨粗隆。股四头肌是膝关节强有力的伸肌,股直肌还可屈髋。

2) **缝匠肌** sartorius：呈扁带状。起于髂前上棘,肌束斜行向下内,止于胫骨上端内侧面。收缩时屈髋和屈膝,并使已屈的膝关节旋内。

(2) 内侧群：位于大腿内侧面,共 5 块,即**耻骨肌**、**长收肌**、**股薄肌**、**短收肌**和**大收肌**。收缩时主要使髋关节内收和旋外。

(3) 后群：位于大腿后面,包括位于外侧的股二头肌,位于内侧的**半腱肌**和位于半腱肌深面的**半膜肌**。收缩时屈膝关节和伸髋关节。

3. 小腿肌　位于腓骨和胫骨周围,分前群、外侧群、后群三群。

(1) 前群：位于小腿的前面,共 3 块,从内向外为**胫骨前肌**、**姆长伸肌**、**趾长伸肌**(图 3-77)。三肌均可伸距小腿关节(足背屈),其中胫骨前肌还可使足内翻,姆长伸肌和趾长伸肌还分别可伸姆趾和第 2~5 趾。

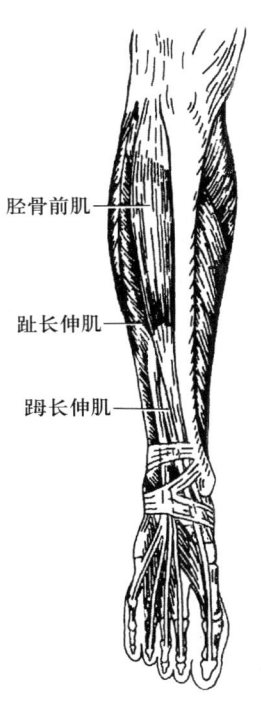

图 3-77　小腿肌前群

(2) 外侧群：位于腓骨外侧,共 2 块,为浅层的**腓骨长肌**和深层的**腓骨短肌**(图 3-78)。有屈距小腿关节(足跖屈)和足外翻的作用。

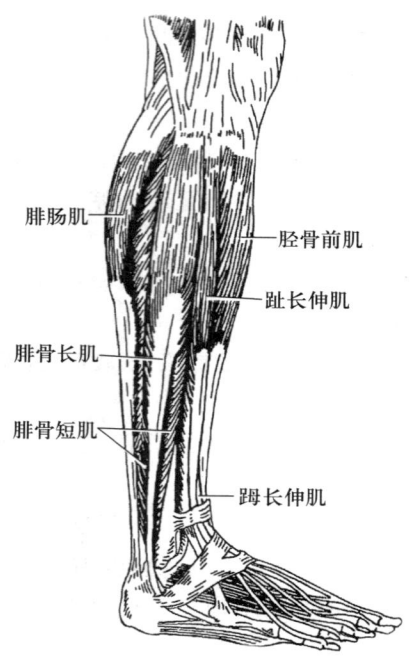

图 3-78 小腿肌外侧群

（3）后群：位于小腿的后面，分浅、深两层（图 3-79 和图 3-80）。

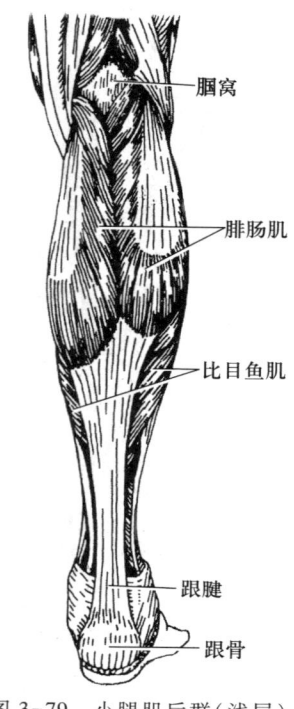

图 3-79 小腿肌后群（浅层）

第三章 运动系统

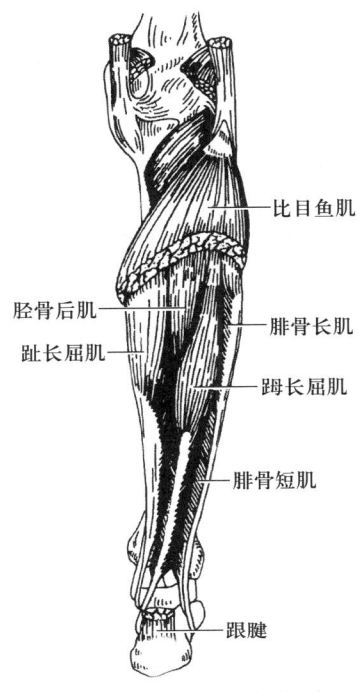

图 3-80 小腿肌后群(深层)

1) 浅层:为**小腿三头肌** triceps surae,由浅表的**腓肠肌** gastrocnemius 和深面的**比目鱼肌** soleus 构成,肌腹形成小腿后方的膨隆外形,俗称"小腿肚"。腓肠肌以二头起于股骨的内侧髁、外侧髁,比目鱼肌起于腓骨、胫骨的后面,三头合成粗大的**跟腱** tendo calcaneus,止于跟骨。收缩时足跖屈、提足跟和屈膝;还可固定踝关节,防止身体前倾,维持身体直立。

2) 深层:位于小腿三头肌深面,共3块,从内向外为**趾长屈肌**、**胫骨后肌**、**姆长屈肌**。三肌均可使足跖屈,其中胫骨后肌还可使足内翻,趾长屈肌和姆长屈肌还可屈趾。

4. 足肌 位于足部,分足背肌和足底肌。有运动足趾和支持足弓的作用。

5. 下肢的局部结构

(1) **股三角** femoral triangle:位于大腿前面的上部,呈倒置三角形。股三角内由内向外主要有股管、股静脉、股动脉和股神经。

(2) **腘窝** popliteal fossa:位于膝关节后方,呈菱形凹窝,内有腘血管、胫神经等。

下肢主要肌的起止与作用见表3-4。

表3-4 下肢主要肌的起止与作用

肌肉名称	起点	止点	作用
髂腰肌	腰大肌起自腰椎体侧面和横突,髂肌起自髂窝	股骨小转子	使髋关节前屈和旋外,下肢固定时,可使躯干前屈
臀大肌	髂骨翼外面和骶骨背面	臀肌粗隆及髂胫束	髋关节伸及旋外,下肢固定时,可伸直躯干

肌肉名称	起点	止点	作用
缝匠肌	髂前上棘	胫骨上端内侧面	屈髋和屈膝,并使已屈的膝关节旋内
股四头肌	股直肌起自髂前下棘,股内侧肌和股外侧肌分别起自股骨粗线内、外侧唇,股中间肌起自股骨体前面	向下形成一腱包绕髌骨,续为髌韧带,止于胫骨粗隆	是膝关节强有力的伸肌,股直肌还可屈髋
股二头肌	长头起自坐骨结节,短头起自股骨粗线	腓骨头	屈膝、伸髋,小腿旋外
小腿三头肌	腓肠肌起自股骨内、外侧髁的后面,比目鱼肌起自腓骨后面的上部	以跟腱止于跟骨	屈踝和屈膝,在站立时固定踝关节和膝关节

五、全身主要的肌性标志

全身主要的肌性标志有:咬肌、胸锁乳突肌、竖脊肌、胸大肌、腹直肌、腹股沟韧带、三角肌、肱二头肌、臀大肌、股四头肌、髌韧带、腓肠肌和跟腱。

知识链接

解剖学易错读的字

臀 tún　肱 gōng　髂 qià　腭 è　砧 zhēn　髌 bìn　髋 kuān　桡 ráo　岩 yán　跖 zhí
颧 quán　殷 tóu　臼 jiù　骺 hóu　颌 hé　廓 kuò　囟 xìn　茎 jīng　颏 kē　膝 xī
踝 huái　纤 xiān　颊 jiá　角 jiǎo　匝 zā

课后练习

一、名词解释

1. 骨骼
2. 骨髓
3. 关节
4. 椎间孔
5. 椎间盘
6. 骶角
7. 脊柱
8. 胸骨角
9. 胸廓
10. 肋弓
11. 胸骨下角
12. 翼点
13. 颅囟
14. 人字缝
15. 髂结节
16. 内踝
17. 骨盆
18. 界线
19. 耻骨下角
20. 肌腹
21. 腱膜
22. 腱鞘
23. 腹股沟韧带
24. 腹股沟管
25. 腹直肌鞘
26. 白线
27. 尿生殖膈
28. 鱼际
29. 跟腱
30. 股三角

二、简答题

1. 试述关节的基本构造和辅助结构。
2. 颈椎、胸椎、腰椎各有何主要形态特点?
3. 在活体上,能摸到躯干骨的哪些重要的骨性标志?
4. 简述颅骨的组成和各骨的名称。
5. 试述颞下颌关节的构成、形态特点和运动。
6. 肩关节和髋关节的形态结构有何特点?其功能有何异同?
7. 试述膝关节的结构特点及功能。
8. 试述骨盆的构成、分部和性别差异。
9. 试述膈的形态、位置、裂孔及通过结构。
10. 试述腹前外侧壁肌的名称和作用。
11. 参与呼吸的肌有哪些?各有什么作用?

三、选择题

第三章选择题

(王　青　朱长龙　薛雯娇)

第四章 消化系统

【学习目标】
掌握：消化系统的组成；消化管的一般结构；口腔的境界；咽的分部与交通；食管的三个狭窄；胃的位置、形态与分部；阑尾；直肠与肛管；腹腔、腹膜与腹膜腔；腹膜的陷凹。
理解：胸部的标志线与腹部的分区；口腔内器官；咽的形态与位置；食管的位置与分部；胃壁的微细结构特点；十二指肠；小肠壁的微细结构特点；盲肠与结肠；肝的形态、位置与微细结构；胆囊与输胆管道；胰的位置与形态。
了解：口腔腺；食管壁的微细结构特点；空肠与回肠；胰的微细结构；腹膜与脏器的关系；腹膜形成的韧带、系膜与网膜。

第一节 概 述

一、消化系统的组成

消化系统 alimentary system 由消化管和消化腺组成（图 4-1），其主要功能是消化食物，吸收营养物质，排出食物残渣。此外，口腔、咽等还与呼吸、发音和语言等活动有关。

1. **消化管** alimentary canal 是从口腔至肛门一条粗细不等而弯曲的长管道，长约 9 m。包括口腔、咽、食管、胃、小肠（分为十二指肠、空肠与回肠）和大肠（分为盲肠、阑尾、结肠、直肠与肛管）。临床通常把口腔至十二指肠的这段消化管称**上消化道**，把空肠至肛门的这一段消化管称**下消化道**。

2. **消化腺** alimentary gland 是分泌消化液的腺体。可分为大消化腺和小消化腺两种。大消化腺位于消化管管壁外，是独立存在的器官，包括大唾液腺、肝和胰；小消化腺是位于整个消化管管壁内的无数小的腺体，如唇腺、颊腺、舌腺、食管腺、胃腺和肠腺等。两者均开口于消化管。

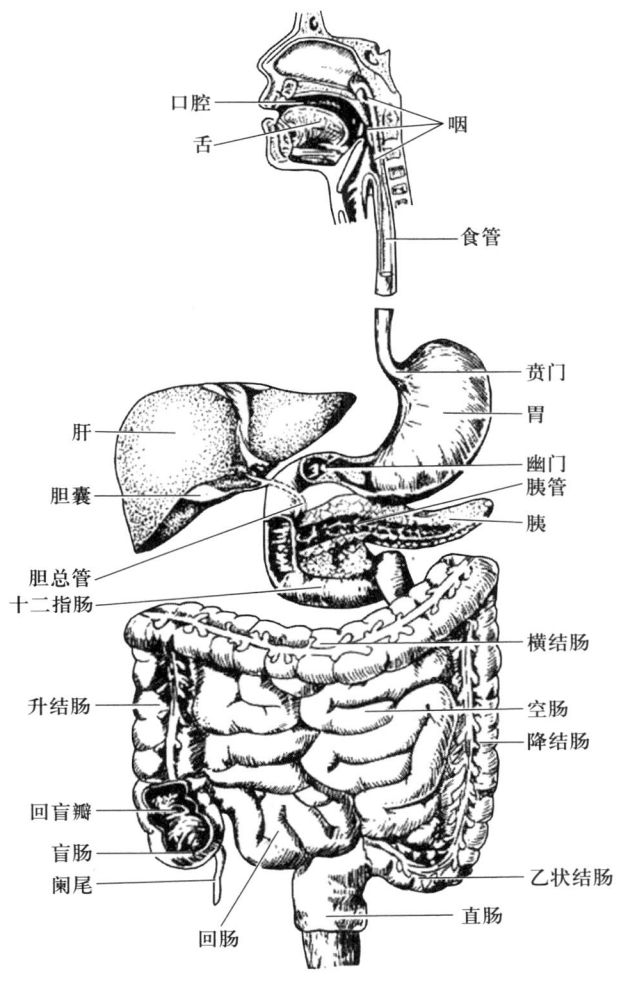

图 4-1 消化系统示意图

二、胸腹部的体表标志线与腹部分区

消化系统的器官大部分位于胸腔和腹腔内,其位置一般较为恒定。为了从体表确定内脏器官的正常位置和体表投影,通常在胸、腹部体表作若干标志线,并将腹部分为若干区(图 4-2),以描述内脏的位置,对临床诊断和病理检查都有重要价值。

(一)胸部体表标志线

1. 前正中线　沿人体前面正中所做的垂线。
2. 胸骨线　沿胸骨外侧缘最宽处所做的垂线。
3. 锁骨中线　通过锁骨中点的垂线。
4. 腋前线　沿腋前襞向下所做的垂线。

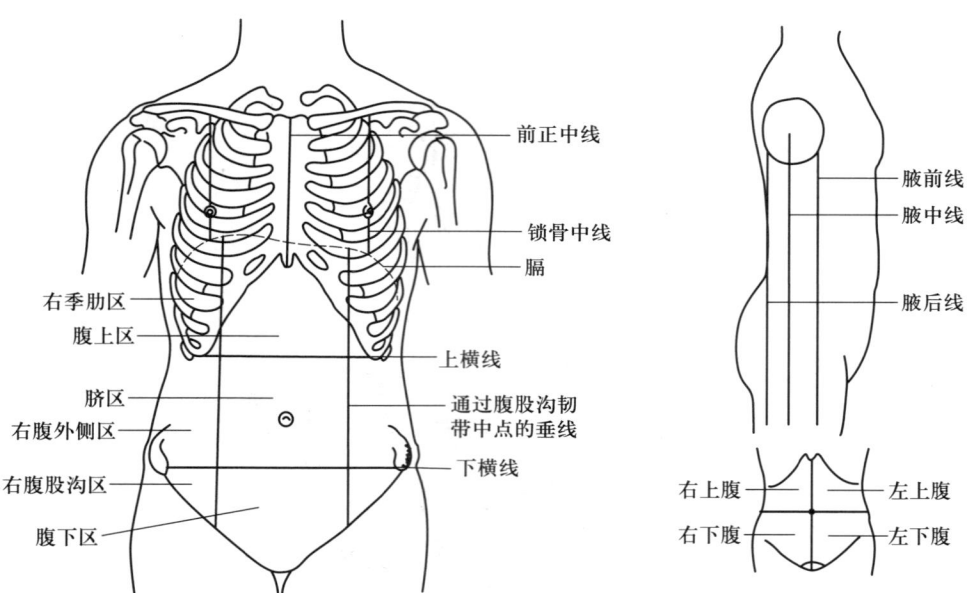

图 4-2 胸腹部的标志线与腹部分区

5. 腋后线 沿腋后襞向下所做的垂线。
6. 腋中线 沿腋窝中点向下所做的垂线。
7. 肩胛线 经过肩胛骨下角的垂线。
8. 后正中线 沿身体后面正中线所做的垂线。

(二) 腹部分区

为了描述腹腔内各器官的位置及毗邻关系,可用两条垂直线和两条水平线将腹部分为九个区。上横线:在腹部前面所做的通过两侧肋弓最低点的连线;下横线:通过两侧髂结节的连线;纵线:通过左、右腹股沟韧带中点的垂线。将腹上部分为右季肋区、腹上区、左季肋区;腹中部分为右腹外侧区、脐区、左腹外侧区;腹下部分为右腹股沟区、腹下区、左腹股沟区。

临床工作中,通常又以通过脐的横线和垂线将腹部分为右上腹、左上腹、右下腹和左下腹4个区。

第二节 消 化 管

一、消化管的一般结构

除口腔外,消化管各段消化管管壁一般分为4层结构,由内向外依次为黏膜、黏膜下层、肌层和外膜(图4-3)。

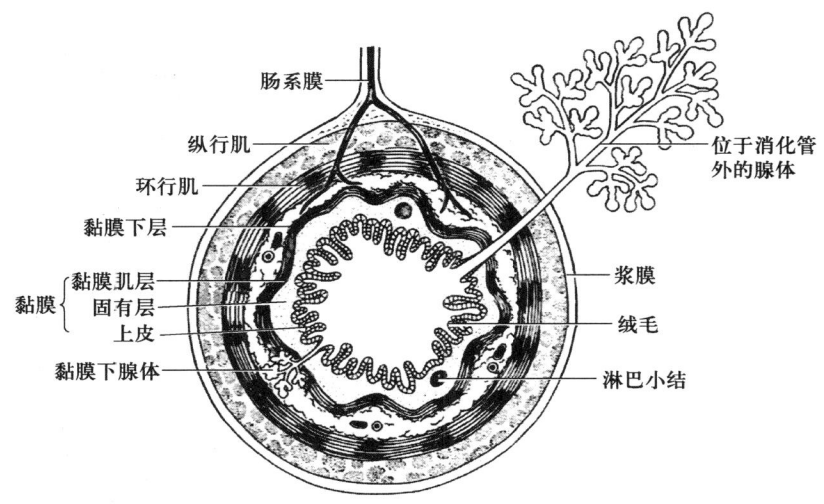

图 4-3　消化管管壁微细结构模式图

(一)黏膜

黏膜 mucosa 为消化管壁的最内层。由内向外依次分为上皮、固有层和黏膜肌层 3 层。

1. 上皮　上皮衬于消化管腔内面。口腔、食管和肛管下部为复层扁平上皮,具有保护功能。其余部分为单层柱状上皮,具有保护、消化与吸收等功能。

2. 固有层　由结缔组织组成,内含腺体、血管、神经、淋巴管等。

3. 黏膜肌层　由 1~2 层很薄的平滑肌组成。

(二)黏膜下层

黏膜下层 submucosa 是富含较大的血管、淋巴管、数量不等的淋巴组织和神经丛的疏松结缔组织。在消化管的某些部位,黏膜和黏膜下层共同向管腔内突出,形成环行、半环行和纵行的各种皱襞,扩大了黏膜的表面积。在食管和十二指肠的黏膜下层内分别含食管腺和十二指肠腺。

(三)肌层

肌层 muscularis　较厚,一般分内环行和外纵行两层,两层间有少量结缔组织和肌间神经丛。除口腔、咽、食管上段和肛门外括约肌为骨骼肌外,其余为平滑肌。

(四)外膜

外膜 atventitia 为消化管的最外层。由薄层结缔组织构成的称为**纤维膜** fibrosa,如食管和大肠末端。由表面的间皮和深面的薄层结缔组织构成的称为**浆膜** serosa,如胃、大部分小肠和大肠。

二、口腔

口腔 oral cavity(图 4-4)是消化管的起始部,由上、下牙弓分为**口腔前庭** oral vestibule 和**固有口腔** oral cavity proper 两部分。当上、下牙咬合时,口腔前庭和固有口腔借第 3 磨牙后方间隙相通。故牙关紧闭的病人,可经此处插管注入药物或营养物质。

（一）口腔的境界

1. **口腔前壁** 为**唇** lips，分上唇和下唇。上、下唇间的裂隙称口裂，口裂两端称口角。上唇的表面正中有一浅沟，称人中。昏迷病人进行急救时，可在此进行针刺。

2. **口腔侧壁** 口腔的侧壁为**颊** cheek，颊与上唇两侧之间各有一条浅沟，称鼻唇沟，是颊与上唇的分界线。面瘫病人瘫痪侧的鼻唇沟变浅或消失。

3. **口腔上壁** 上壁为口腔顶，称为**腭** palate。腭分为硬腭和软腭。硬腭位于前2/3，以骨为基础，表面覆以黏膜。软腭位于后1/3，以肌和腱为基础，表面覆以黏膜。软腭后部向下倾斜游离，其中央有一乳头状突起，称**腭垂** uvula或悬雍垂。自游离缘向两侧各形成一对弓状黏膜皱襞，前方一对连于舌根，称**腭舌弓** palatoglossal arch；后方一对连于咽侧壁，称**腭咽弓** palapharyngeal arch。腭垂、两侧腭舌弓及舌根共同围成**咽峡** isthmus of fauces，是口腔与咽的交界处。

4. **口腔下壁** 即口腔底，由黏膜、肌和皮肤构成（图4-5）。

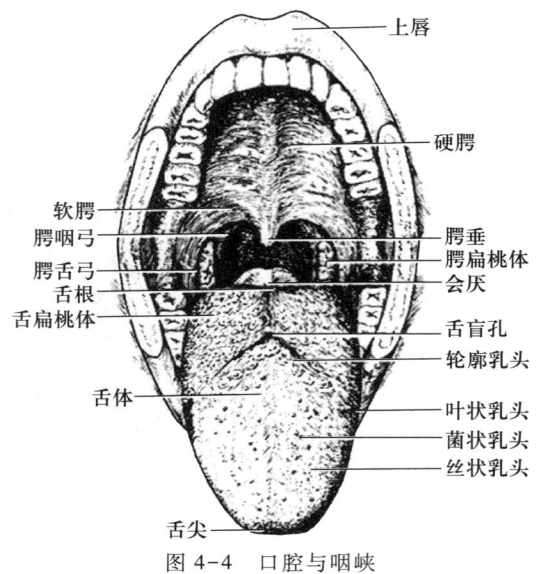

图4-4 口腔与咽峡

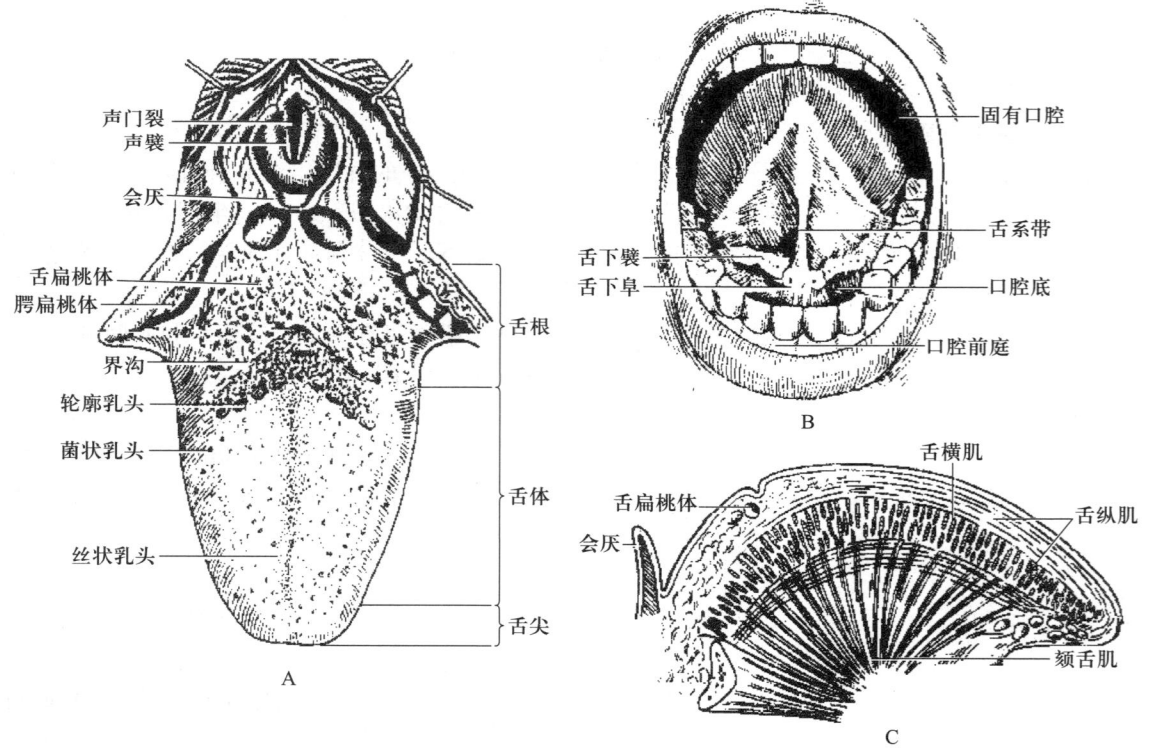

图4-5 舌和口腔底
A. 舌上面；B. 口腔底和舌下面；C. 舌纵切面

口腔向前借口裂与外界相通,向后通过咽峡与咽相通。

(二)口腔内器官

1. **舌** tongue(图4-5) 位于口腔底,舌以骨骼肌为基础,表面覆以黏膜。舌是可以在口腔中随意运动的器官,具有搅拌食物、协助咀嚼,感受味觉和发音等功能。

(1)舌的形态:舌有上、下两面。舌上面称舌背,被一"V"形的界沟将舌分为前2/3的**舌体** body of tongue 和后1/3的**舌根** root of tongue。舌体前端称**舌尖** apex of tongue。

(2)舌的结构

1)舌黏膜:舌体背面的黏膜有许多小突起,称**舌乳头** papillae of tongue。舌乳头按其形态主要分为丝状乳头、菌状乳头和轮廓乳头。① 丝状乳头,数量最多,呈白色丝绒状,遍及舌体背面,具有一般感觉的功能。② 菌状乳头,数量较少,鲜红色圆点状,以舌尖和舌侧缘较多。③ 轮廓乳头,最大,有7~11个,位于界沟前方,轮廓乳头中央隆突,周围有环形沟。菌状乳头和轮廓乳头内均含味蕾,司味觉。在舌根背面的黏膜内,有许多由淋巴组织构成的大小不等的突起,称**舌扁桃体** lingual tonsil。

舌下面黏膜形成一纵行的黏膜皱襞连于口腔底,称**舌系带** frenulum of tongue。在舌系带根部两侧各有一圆形的小黏膜隆起,称**舌下阜** sublingual caruncle,是下颌下腺导管和舌下腺大导管的共同开口处。舌下阜两侧形成的带状黏膜皱襞,称**舌下襞** sublingual fold,里面有舌下腺。

2)舌肌:分舌内肌和舌外肌,均为骨骼肌。舌内肌的起止点均在舌内,有纵肌、舌横肌和垂直肌三种,收缩时可改变舌的外形。舌外肌起于舌外,止于舌内。其中,最重要的是颏舌肌,起于下颌体后面,止于舌正中线两侧。左、右颏舌肌同时收缩,舌伸向前下方。一侧颏舌肌收缩时,使舌尖伸向对侧。一侧颏舌肌瘫痪,伸舌时,舌尖歪向患侧。

知识链接

舌　象

中医讲究"望、闻、问、切"。"望"就是看,其中看舌头是很重要的内容。望舌,主要观察的是舌质和舌苔。正常人的舌象,是"淡红舌、薄白苔",也就是舌体柔软,活动自如,颜色淡红,舌面铺有薄薄的、颗粒均匀、干湿适中的白苔。根据中医学理论,舌通过经络直接或间接地与心、肝、脾、肾等许多脏腑相联系,所以脏腑病变可从舌象变化中反映出来。

---

2. **牙** teeth,dentes 牙是人体最坚硬的器官,嵌于上、下颌骨的牙槽内,分别排列成上牙弓和下牙弓。牙有咀嚼食物、协助发音等功能。

(1)牙的形态:每颗牙按其形态可分为牙冠、牙颈和牙根三部分(图4-6)。**牙冠** crown of teeth 是露于牙龈外面的部分;**牙根** root of teeth 是嵌入牙槽内的部分;牙冠和牙根之间稍细部分称**牙颈** neck of teeth。牙的内部有与其外形相似的空腔称**牙腔** dental cavity 或髓腔,容纳牙髓。

(2)牙的构造:牙由牙质、牙釉质、牙骨质和牙髓组成。**牙质** dentine 构成牙的主体;牙冠的表面覆盖着牙釉质 enamel,牙釉质是牙最坚硬的部分;**牙骨质** cement 覆盖于牙根和牙颈的表面;**牙髓** dental pulp 填充于牙腔内,由结缔组织、血管和神经等组成。

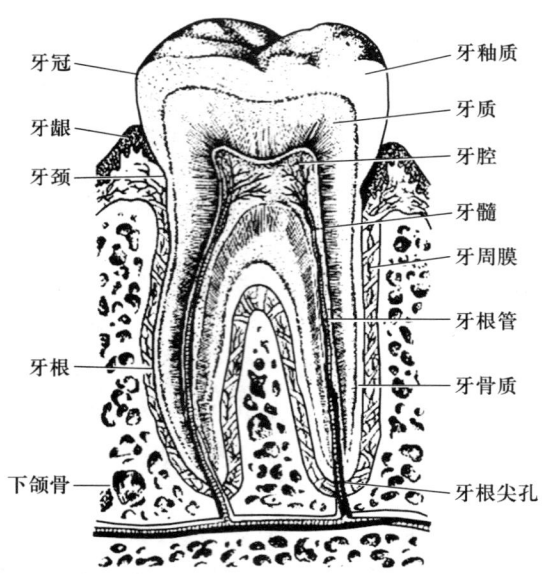

图 4-6 牙的形态与构造模式图

（3）牙的名称、分类与排列：人的一生中先后有两副牙，第一副称为乳牙，第二副称为恒牙（图 4-7）。**乳牙** deciduous teeth 共 20 颗，一般在出生后 6 个月开始萌出，3 岁左右出齐。6~7 岁

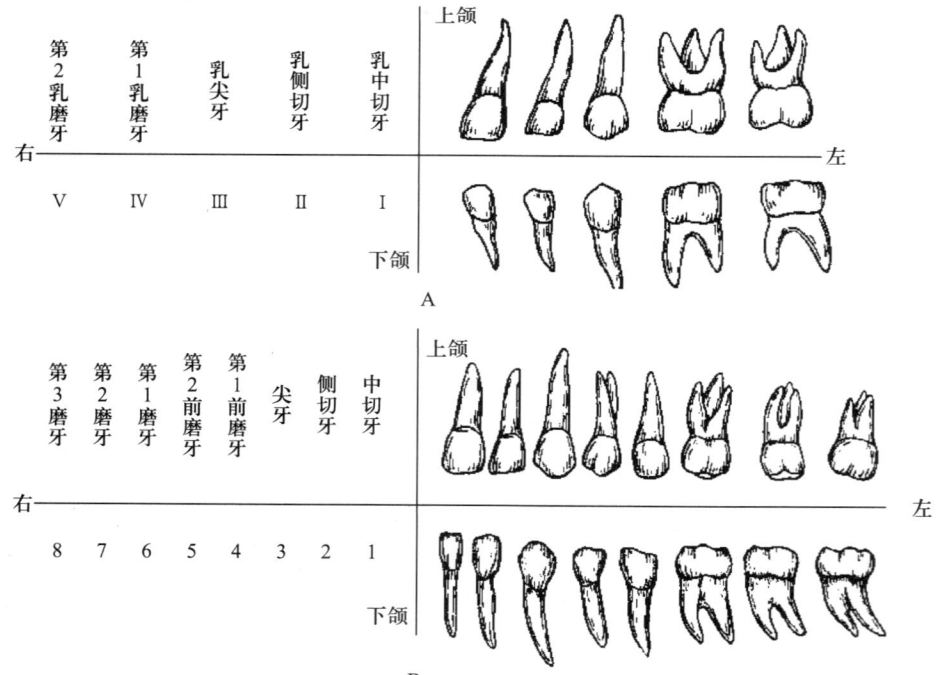

图 4-7 牙的名称、分类和排列
A. 乳牙；B. 恒牙

恒牙 permanent teeth 开始萌出,至 13 岁左右,除第 3 磨牙外,其余均萌出并替换全部乳牙。第 3 磨牙长出较晚,又称迟牙,一般在 18~30 岁才萌出,有的甚至终生不出。因此恒牙为 28~32 颗均属于正常。临床上,为了记录方便,常以被检查者的方位为准,以"十"字划分为 4 个区,并以罗马数字 I~V 表示乳牙,以阿拉伯数字 1~8 表示恒牙。

> **知识链接**
>
> **临床牙式记录举例**
>
> $\underline{5|}$ 右上颌第 2 前磨牙; $|\overline{6}$ 左下颌第 1 磨牙; $\underline{III|}$ 左上颌乳尖牙; $|\overline{IV}$ 右下颌第 1 乳磨牙。

(4) 牙周组织:包括牙槽骨、牙周膜和牙龈三部分(见图 4-6),对牙起保护、固定和支持的作用。**牙槽骨** alveolar bone 即构成牙槽的骨质;**牙周膜** periodontal membrane 是连于牙根与牙槽骨间的致密结缔组织,使牙根牢固地固定于牙槽内;**牙龈** gingiva 是被覆于牙槽弓与牙龈表面的口腔黏膜。

(三) 大唾液腺

唾液腺又称涎腺,其分泌的唾液具有清洁口腔和初步消化食物等功能。口腔内大唾液腺有 3 对,即腮腺、下颌下腺和舌下腺(图 4-8)。

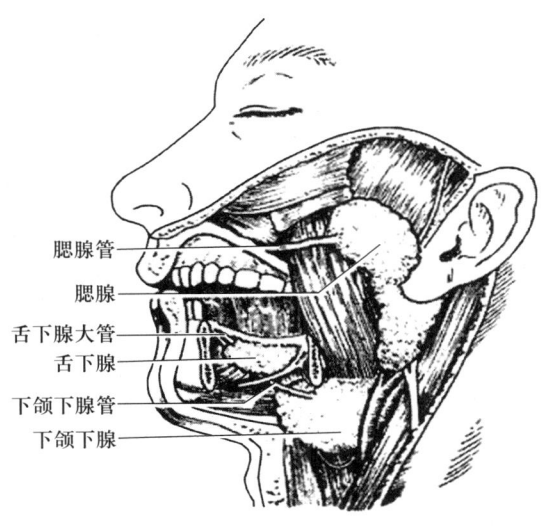

图 4-8 大唾液腺

1. **腮腺** parotid gland 为最大的一对唾液腺,位于耳郭前下方,呈不规则三角形,上达颧弓,下至下颌角附近。其导管从腮腺前缘穿出,经过咬肌前面,穿颊肌开口于上颌第 2 磨牙相对的颊黏膜。

2. **下颌下腺** submandibular gland 位于下颌骨体内面,导管开口于舌下阜。

3. **舌下腺** sublingual gland 是最小的一对,位于舌下襞深面,有大、小两种导管。大导管开口于舌下阜;小导管开口于舌下襞。

知识链接

口腔护理

临床上许多疾病需要进行口腔的护理,如禁食、高热、昏迷、鼻饲、术后和口腔疾患等。护理口腔需要观察口腔的解剖结构,如口唇和口腔黏膜的色泽、牙的数目、咽峡和扁桃体的颜色、舌苔的薄厚和颜色等。对于腮腺炎、下颌下腺炎和舌下腺炎病人,还应注意观察颊黏膜腮腺导管开口处和舌下阜及舌下襞是否发红或有无脓性分泌物。清洗口腔时,应避免损伤口腔黏膜和牙龈。

三、咽

(一)咽的位置与形态

咽 pharynx 是消化管上端膨大的部分,是消化和呼吸的共同通道。呈上宽下窄、前后略扁的漏斗形肌性管道,位于颈椎前方。咽上起自颅底,下至第 6 颈椎体下缘的高度,连于食管,全长约 12 cm。咽的前壁不完整,分别与鼻腔、口腔和喉腔相通(图 4-9)。

(二)咽的分部与交通

以软腭后缘和会厌上缘平面为界,将咽分为鼻咽、口咽和喉咽三部。

1. **鼻咽** nasopharynx 位于鼻腔后方,向前经鼻后孔通向鼻腔。两侧壁平对下鼻甲后方约 1 cm 处有咽鼓管咽口,空气由此经咽鼓管进入中耳鼓室。咽鼓管咽口的前、上、后方有一明显的半环状隆起,称咽鼓管圆枕,它是寻找咽鼓管咽口的标志。咽鼓管圆枕后上方与咽后壁之间有一纵行的深窝,称咽隐窝。此处是鼻咽癌的好发部位。鼻咽部后壁上部黏膜下淋巴组织聚集,称**咽扁桃体** pharyngeal tonsil,

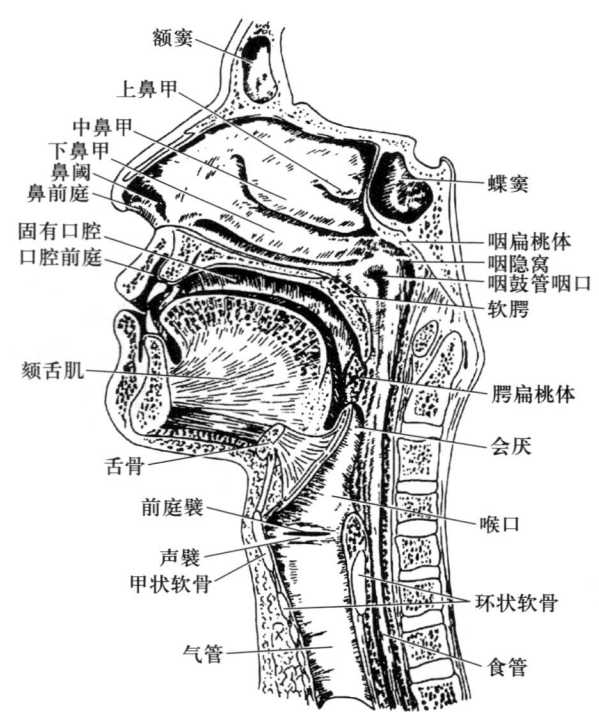

图 4-9 鼻腔、口腔、咽腔与喉的正中矢状切面

又称腺样体,幼儿时期咽扁桃体较发达,6~7岁开始萎缩,10岁以后完全退化。

2. **口咽** oropharynx 位于口腔后方,向前经咽峡通口腔。两侧壁在腭舌弓与腭咽弓之间有一陷凹,称扁桃体窝,容纳**腭扁桃体** palatine tonsil。腭扁桃体是淋巴器官,有防御功能。

咽扁桃体、腭扁桃体和舌扁桃体共同形成咽淋巴环,是消化道和呼吸道起始端的重要防御结构。

3. **喉咽** laryngopharynx 是咽的最下部,位于喉的后方,会厌上缘与第6颈椎体下缘平面之间,向前经喉口与喉腔相通,向下续于食管。在喉口两侧各有一深凹,称梨状隐窝,是异物容易滞留的部位。

四、食管

(一) 食管的位置与分部

食管 esophagus 是输送食物的肌性管道,前后略扁,是消化管各部分中最细的部分(图4-10),全长约25 cm。按其行程将食管分为颈、胸和腹三部分。上端于第6颈椎体下缘平面,下端在第11胸椎体平面。颈部从第6颈椎体下缘至胸骨颈静脉切迹平面,长约5 cm;胸部从胸骨颈静脉切迹平面至膈的食管裂孔之间,长18~20 cm;腹部是从膈的食管裂孔至胃的贲门之间,长1~2 cm。

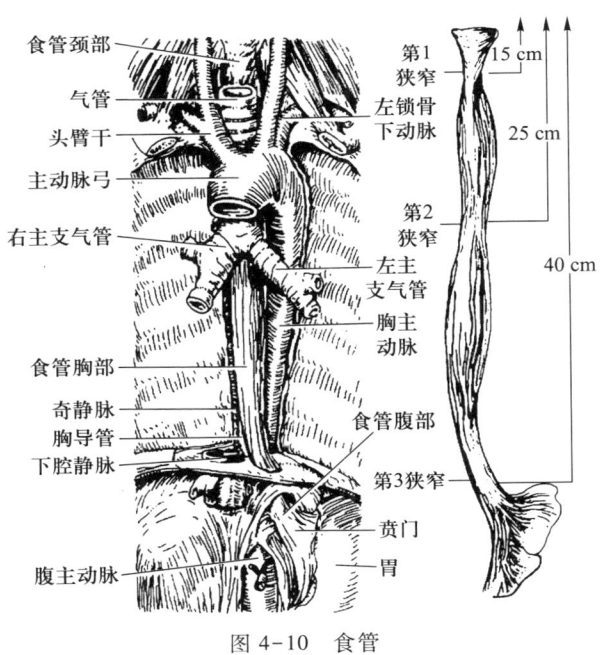

图4-10 食管

(二) 食管的狭窄

食管全长有三处生理性狭窄。

1. 第1狭窄 食管起始处,距中切牙约15 cm。
2. 第2狭窄 食管与左主支气管交叉处,距中切牙约25 cm。

3. 第3狭窄 食管穿膈处,距中切牙约40 cm。

这些狭窄是异物容易滞留和食管癌的好发部位,在插胃管时要注意这些狭窄。

(三)食管壁的微细结构特点

1. 黏膜 食管黏膜上皮为未角化的复层扁皮上皮,具有保护作用。
2. 黏膜下层 含血管、神经、淋巴管和食管腺。食管腺为黏液性腺和混合性腺,导管穿黏膜层开口于食管腔,其分泌物具有湿润食团和润滑管壁的作用。
3. 肌层 为内环和外纵2层,上1/3段为骨骼肌,下1/3段为平滑肌,中1/3段由两种肌细胞混合组成。
4. 外膜 为纤维膜。

五、胃

胃 stomach 是消化管最膨大的部分(图4-11),上续于食管,下和小肠相接。胃主要功能是容纳和初步消化食物,还有内分泌功能。

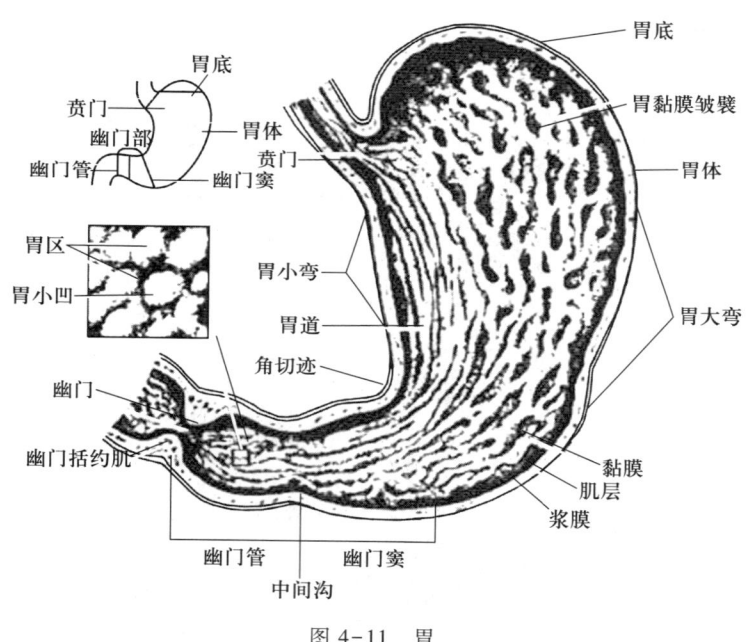

图4-11 胃

(一)胃的位置、形态与分部

胃中等充盈程度时,大部分位于左季肋区,小部分位于腹上区(图4-12)。

胃有前、后两壁,上、下两缘,出、入两口。上缘为胃小弯,其最低点称角切迹;下缘为胃大弯。入口为贲门,出口为幽门。

胃分为四部:① 贲门部,即贲门附近的部分。② 胃底,指贲门平面以上,向左上方膨出的部分。③ 胃体,指胃底与角切迹之间的部分。④ 幽门部,指角切迹至幽门之间的部分。幽门部靠

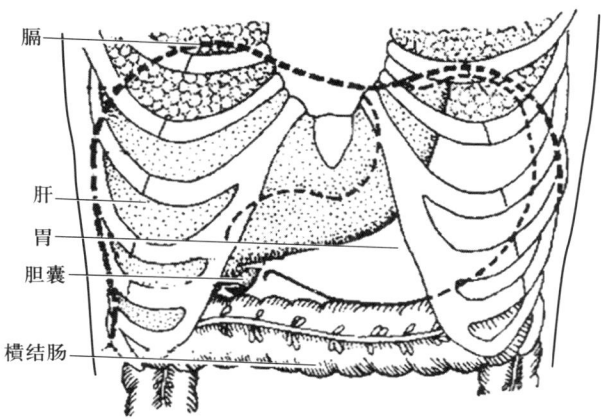

图 4-12 胃和肝的位置

近角切迹且较膨大的部分为幽门窦,靠近幽门且较缩细的部分为幽门管。

(二) 胃壁的微细结构特点

胃壁的微细结构特点主要表现在黏膜层和肌层(图 4-13)。

1. 黏膜层 胃空虚或半充盈时,黏膜形成许多皱襞,在胃充盈时这些皱襞可变低或消失。胃黏膜表面可见许多针尖状的小孔,称胃小凹。

(1) 上皮:为单层柱状上皮,可以分泌黏液。黏液与上皮细胞的紧密连接共同构成胃黏膜屏障,具有抗酸、抗碱和抗机械摩擦的作用,可防止胃酸和胃蛋白酶对胃黏膜的消化侵蚀。

(2) 固有层:为结缔组织,内含大量的胃腺。按腺体分布的部位和结构不同,分为胃底腺、贲门腺和幽门腺 3 种。

胃底腺 fundic gland:位于胃底和胃体,为分支管状腺,可分为颈、体、底部,颈部与胃小凹的底部相通连,开口于胃小凹(图 4-14)。组成胃底腺的细胞主要有 3 种: ① 主细胞,又称胃酶细胞,数量最多,大多分布在胃腺的底部和体部。主细胞位于基底部,柱状,细胞核圆形,胞质嗜碱性。主细胞分泌胃蛋白酶原。胃蛋白酶原经盐酸激活后转化为有活性的胃蛋白酶,初步分解食物中的蛋白质。婴儿胃的主细胞还分泌凝乳酶,可凝固乳汁,利于乳汁分解吸收。② 壁细胞,又称泌酸细胞,主要分布于胃腺的体部和颈部。壁细胞体较大,细胞呈圆形或锥体形,核圆形、居于细胞中央,胞质嗜酸性。壁细胞主要分泌盐酸,盐酸能将胃蛋白酶原激活成有活性的胃蛋白酶,盐酸还有杀菌作用。此外,人类的壁细胞还分泌一种糖

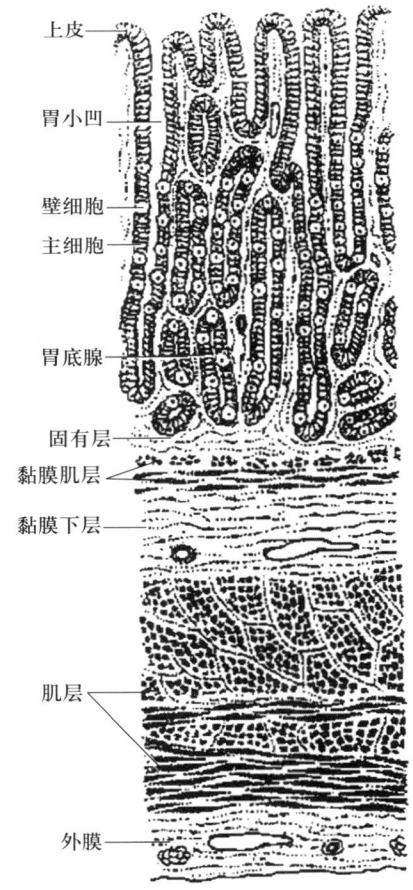

图 4-13 胃壁的微细结构

蛋白,称为内因子,它与食物中的维生素 B_{12} 结合成复合物,使维生素 B_{12} 免受蛋白水解酶破坏,并促进回肠对维生素 B_{12} 的吸收。若内因子缺乏,维生素 B_{12} 吸收障碍,红细胞生成减少,则可导致恶性贫血。③ 颈黏液细胞,位于胃腺的颈部,细胞呈柱状或烧瓶状,分泌的黏液参与构成胃黏膜屏障。

贲门腺和幽门腺分别位于贲门部和幽门部的固有层内,分泌黏液、溶菌酶等。

2. 肌层　较厚,分为内斜行、中环行和外纵行 3 层平滑肌。环行肌在幽门处明显增厚,形成幽门括约肌,后者表面被覆的胃黏膜突向管腔,称幽门瓣。此瓣具有延缓胃内容物排空和防止肠内容物向胃内反流的作用。

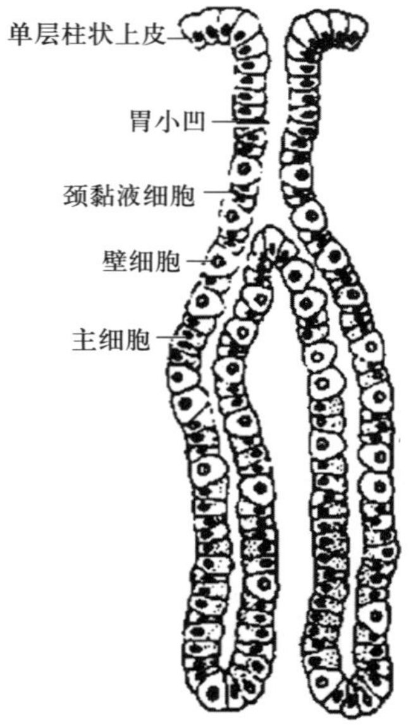

六、小肠

小肠 small intestine 是消化管最长的一段,成年人全长 5~7 m,是消化食物和吸收营养物质的主要部位。小肠上接胃,下连盲肠,分为十二指肠、空肠与回肠 3 部分。

(一) 十二指肠

十二指肠 duodenum 为小肠的起始部分,呈"C"字形(图 4-15),包绕胰头,全长 25 cm。十二指肠可分为上部、降部、水平部和升部 4 部。

图 4-14　胃的表面上皮与胃底腺

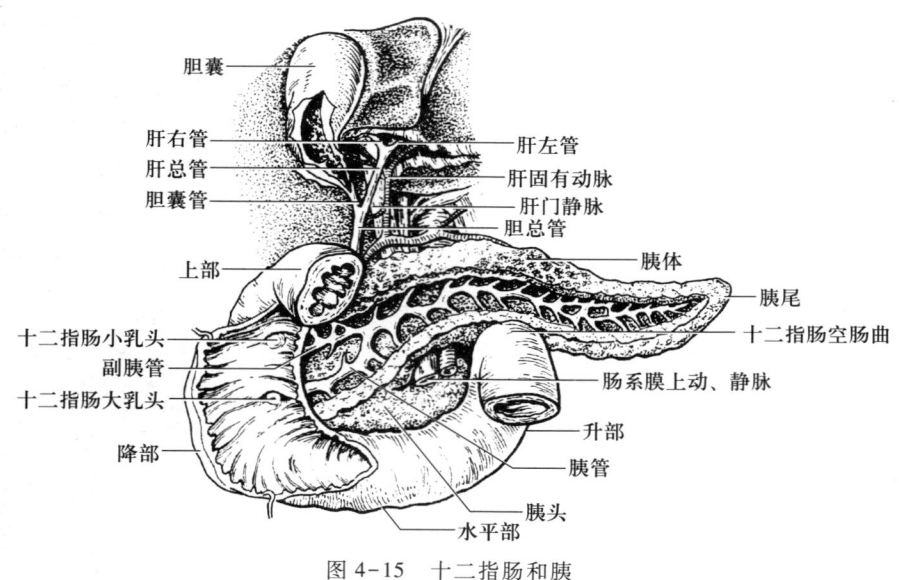

图 4-15　十二指肠和胰

1. **上部** superior part 长约 5 cm,上于第 1 腰椎右侧起自幽门,水平向右后,至肝门下方胆囊颈附近急转向后下,移行为降部。上部与幽门相接处的一段肠壁较薄,管腔大,黏膜较平滑,无环行皱襞,称十二指肠球,是十二指肠溃疡及穿孔的好发部位。

2. **降部** descending part 起于十二指肠上部,沿第 1~3 腰椎右侧垂直下降,至第 3 腰椎体下缘水平急转向左,续接水平部。降部后内侧壁有一纵行的黏膜皱襞,其下端有一圆形隆起,称十二指肠大乳头,是胆总管和胰管的共同开口。

3. **水平部** horizontal part 起自十二指肠降部,横行向左至第 3 腰椎体下缘,向左侧移行为升部。

4. **升部** ascending part 最短,起自水平部的末端,斜向左上至第 2 腰椎左侧,急转向前下,移行为空肠。转折处的弯曲称十二指肠空肠曲。此曲被**十二指肠悬韧带**(又称 Treitz 韧带)悬吊于腹后壁,可作为手术中确定空肠起端的标志。

(二) 空肠与回肠

空肠 jejunum 与**回肠** ileum 全长为身长的 3.5~4 倍,迂回蟠曲在腹腔中,两者互相延续,无明显的分界。一般将空肠和回肠全长的近侧 2/5 段称空肠,远侧 3/5 段称回肠。空肠主要位于腹腔左上部,管径较大,管壁较厚,血管丰富,活体颜色较红。回肠位于腹腔右下部,管径较小,管壁较薄,血管较少,活体颜色较淡。

(三) 小肠壁的微细结构特点

小肠壁的微细结构特点主要表现在黏膜层。小肠的黏膜和黏膜下层共同向肠腔突起,形成许多肉眼可见的环行皱襞。黏膜上皮和固有层结缔组织向肠腔伸出许多指状突起,称**肠绒毛** intestinal villus(图 4-16)。肠绒毛表面上皮细胞游离面有由细胞膜和细胞质突出形成的微绒毛。微绒毛聚集在一起形成光镜下所见的纹状缘。

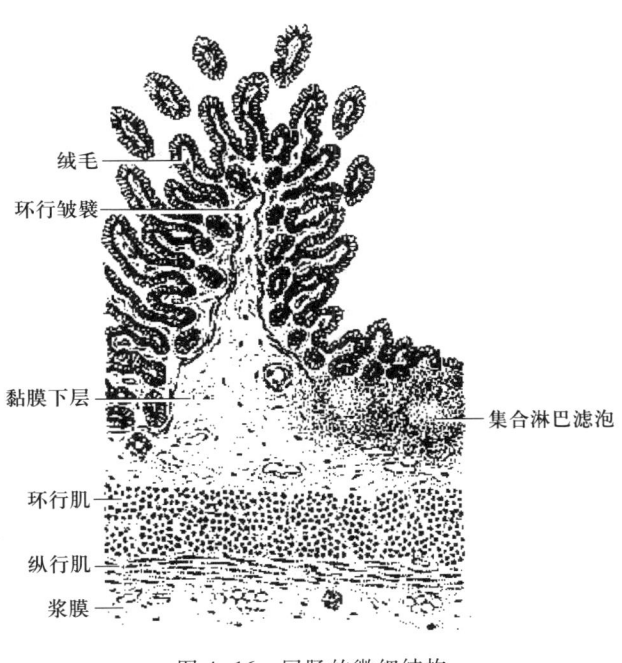

图 4-16 回肠的微细结构

环行皱襞、肠绒毛和微绒毛这三级突起使小肠的吸收面积增大了600倍,有利于小肠对营养物质的吸收。

小肠绒毛的上皮下陷到固有层内形成单管状腺,称**小肠腺** small intestinal gland(图4-17),其开口于小肠两绒毛根部之间。

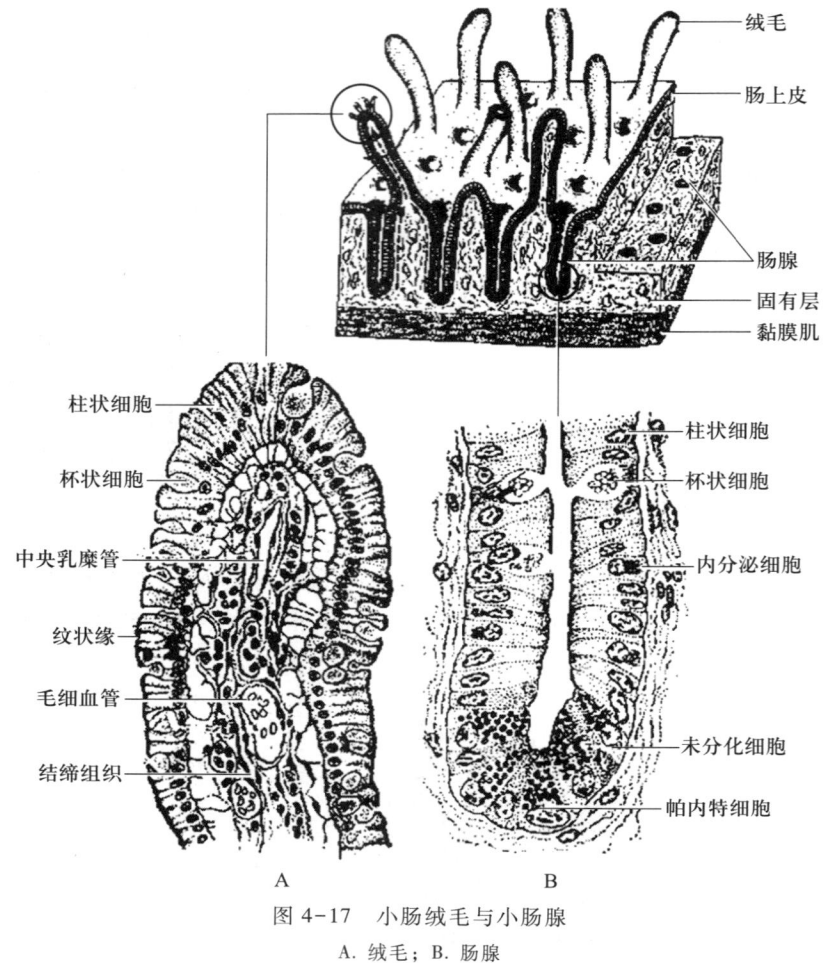

图4-17 小肠绒毛与小肠腺
A. 绒毛;B. 肠腺

小肠绒毛上皮主要由柱状细胞、杯状细胞和内分泌细胞组成。① 柱状细胞:又称吸收细胞,数量最多。细胞呈高柱状,核椭圆形、位于细胞基底部,细胞游离面有微绒毛形成的纹状缘。② 杯状细胞:散在分布于柱状细胞之间,可分泌黏液,有润滑和保护作用。③ 内分泌细胞(见胃肠道的内分泌细胞)。

构成小肠腺的细胞除了有柱状细胞、杯状细胞、内分泌细胞外,还有帕内特细胞和未分化细胞。帕内特细胞成群位于肠腺底部,呈锥体形,能分泌溶菌酶,具有一定的杀菌作用。

小肠的固有层由结缔组织构成,位于小肠腺之间,构成绒毛的中轴,内含丰富的毛细血管、淋巴管及散在的平滑肌等。每根绒毛中央有1~2条以盲端起始的毛细淋巴管,称**中央乳糜管** central lacteal。中央乳糜管通透性大,是运送脂肪的主要通道。

在小肠黏膜的固有层和黏膜下层内,有许多淋巴滤泡,在空肠为**孤立淋巴滤泡** solitary lymphatic follicles,在回肠为**集合淋巴滤泡** aggregated lymphatic follicles。肠伤寒病变主要侵犯回肠的集合淋巴滤泡,严重时导致肠穿孔或肠出血。

十二指肠的黏膜下层有大量的**十二指肠腺**,为复管泡状黏液腺,其导管穿过黏膜肌层与小肠腺底部相通。十二指肠腺分泌碱性的黏液,使十二指肠黏膜免受胃酸的侵蚀。

知识链接

胃 溃 疡

胃溃疡多发生于胃小弯,尤其是角切迹处,也可见于胃窦或高位胃体,胃大弯和胃底甚少见。十二指肠溃疡主要见于球部,约5%见于球部以下部位,称球后溃疡。若在球部的前后壁或胃的大、小弯侧同时有溃疡,则称为对吻溃疡。胃和十二指肠均有溃疡者称复合性溃疡。

约5%的胃溃疡可癌变。严重的溃疡可致胃十二指肠穿孔。

七、大肠

大肠 large intestine 全长约 1.5 m,略呈方框形,围绕在空肠和回肠的周围。大肠分为盲肠、阑尾、结肠、直肠与肛管。大肠的主要功能是吸收水分、维生素、无机盐和分泌黏液,并将食物残渣形成粪便排出体外。

大肠在外形上与小肠有明显不同,盲肠和结肠在形态上有 3 个特征性结构(图 4-18):① **结肠带** colic bands,共有 3 条,与肠的纵轴平行,是肠壁的纵行平滑肌增厚而形成的带状结构。② **结肠袋** haustra of colon,是肠壁向外膨出而形成的环形囊袋状结构。③ **肠脂垂** epiploicae appendices,是结肠带附近大小不等的脂肪突起。这 3 个特征可作为腹部手术中识别结肠和盲肠的标志。

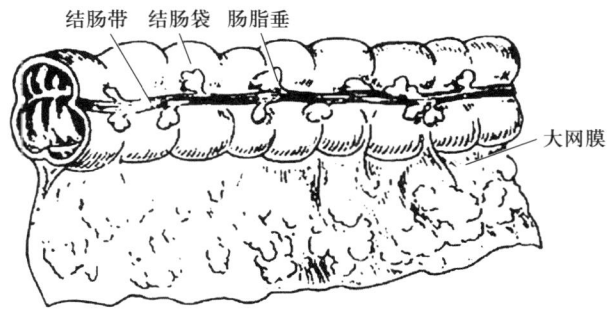

图 4-18 结肠的特征性结构

(一)盲肠

盲肠 caecum 为大肠的起始部(图 4-19),长 6~8 cm,一般位于右髂窝,下端是膨大的盲端,左接回肠,向上延续为升结肠。回肠末端开口于盲肠,称**回盲口** ileocecal orifice。回盲口上、下有两片半月形的黏膜皱襞,称**回盲瓣** ileocecal valve。此瓣的作用是防止小肠内容物过快地进入大肠,以便食物在小肠内充分消化吸收,并可防止大肠的内容物逆流入小肠。在回盲口下方约2 cm 处,有阑尾的开口。

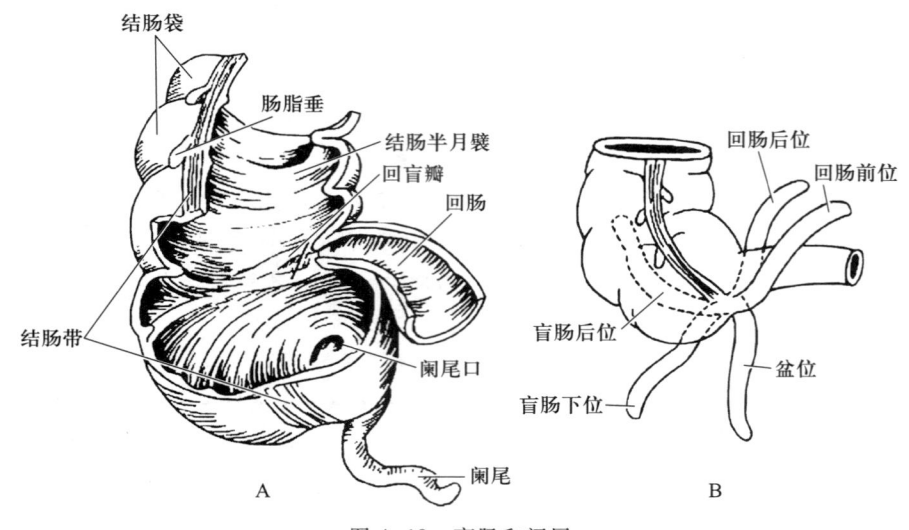

图 4-19　盲肠和阑尾
A. 阑尾开口部位；B. 阑尾位置的变化

(二) 阑尾

阑尾 vermiform appendix 为一蚓状盲管,长短不一。一般长 6~8 cm,根部开口于盲肠后内侧壁。阑尾末端位置变化较大(见图 4-19),但根部位置较固定,恰在三条结肠带于盲肠的汇合处。故临床手术中,沿着结肠带追踪是寻找阑尾的可靠方法。

阑尾根部的体表投影:脐与右髂前上棘连线的中、外 1/3 交点处,称**麦克伯尼**(McBurney)**点**。急性阑尾炎时此处有明显压痛。

知识链接

阑　尾　炎

阑尾炎是一种常见病。阑尾近端与盲肠相通,末端为盲端。阑尾黏膜下层有丰富的淋巴组织,并常呈增生,使阑尾腔狭窄或梗阻;阑尾腔内常有粪便、结石、寄生虫等存留,这些因素都可造成阑尾腔内容物引流不畅,尤其因阑尾动脉为终末动脉,供血较差,一旦因某种原因造成血液循环障碍,就易引起阑尾缺血坏死。阑尾炎分急性和慢性两种。急性阑尾炎上腹部脐周隐痛,逐渐加重,数小时或十余小时后转移到右下腹,伴发热、恶心、呕吐等全身症状,右下腹麦克伯尼点压痛、反跳痛。慢性阑尾炎右下腹经常性隐痛,常因剧烈运动、行走而加重。

（三）结肠

结肠 colon 起于盲肠，终于直肠，呈一向下开放的方框形，围绕在空肠、回肠周围（图4-20）。结肠可分为升结肠、横结肠、降结肠和乙状结肠4部分。

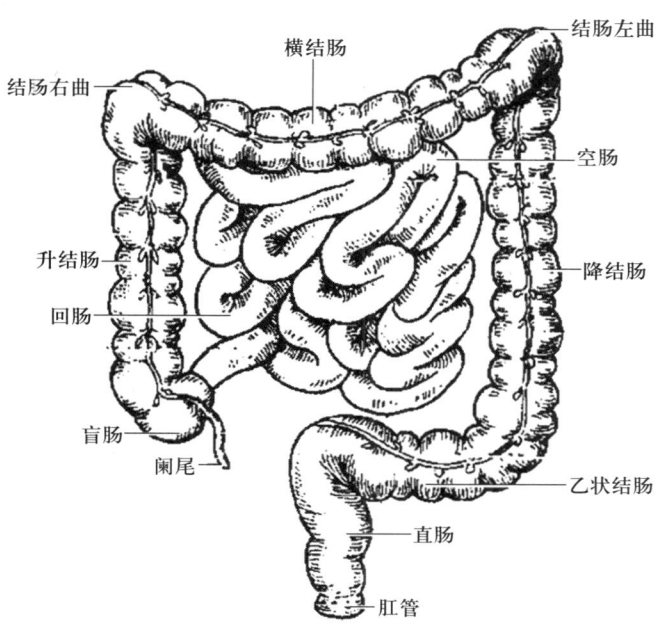

图4-20 小肠和大肠

1. **升结肠** ascending colon 为盲肠的向上延续，沿右侧腹后壁上升至肝右叶下方，向左下弯曲，移行为横结肠，其弯曲部称结肠右曲或肝曲。

2. **横结肠** transverse colon 起于结肠右曲，向左横行，中部略呈弓形向下垂，至脾的下方，以锐角弯曲向下，移行为降结肠，其弯曲部称结肠左曲或脾曲。

3. **降结肠** descending colon 起于结肠左曲，沿左侧腹后壁下行至左髂嵴处，移行为乙状结肠。

4. **乙状结肠** sigmoid colon 全长呈"乙"字形，于左髂嵴处接降结肠，沿左髂窝入盆腔，向下至第3骶椎平面移行为直肠。乙状结肠是溃疡、憩室和肿瘤的好发部位。

（四）直肠

直肠 rectum 位于盆腔，长10～14 cm，其上端在第3骶椎处接乙状结肠，向下穿过盆膈移行为肛管（图4-21）。直肠并不直，在正中矢状面上有两个弯曲，上部的骶曲位于骶、尾骨前面，与骶骨的弯曲一致凸向后；下部的会阴曲绕过尾骨尖端，凸向前。直肠下段膨大，是**直肠壶腹** ampulla of rectum。壶腹内面的黏膜和平滑肌突入形成的2～3个半月形皱襞称**直肠横襞**（Houston瓣），其中最大且位置较恒定的一个皱襞在壶腹上份，距肛门7 cm左右。临床上进行灌肠插管时应顺应着直肠的弯曲，以免损伤直肠横襞。

（五）肛管

肛管 anal canal 是盆膈以下大肠最末的一段，长约4 cm，上接直肠，下端开口于**肛门** anus

(图4-22)。肛管上部的黏膜形成6~10条纵行皱襞,称肛柱,肛柱下端的半月形皱襞称肛瓣。肛瓣与相邻肛柱下端共同围成开口向上的袋状小陷窝,称肛窦,窦底有肛腺的开口,粪屑常存积于此,易诱发感染引起肛窦炎。各肛柱下端和肛瓣边缘共同连接成一锯齿状的环行线,称**齿状线**(肛皮线),是皮肤和黏膜的分界标志。齿状线下方约1 cm处,由于肛门内括约肌的紧缩,形成一略微突起的环状带,称肛梳或痔环。肛梳下缘有一不太明显的浅沟,活体上呈浅蓝色,称白线。白线相当于是肛门内、外括约肌的分界处。肛管黏膜下和皮下有丰富的静脉丛,在病理情况下静脉淤血曲张,称**痔**。发生在齿状线以上的痔称内痔,以下者称外痔,跨越齿状线上、下的称混合痔。

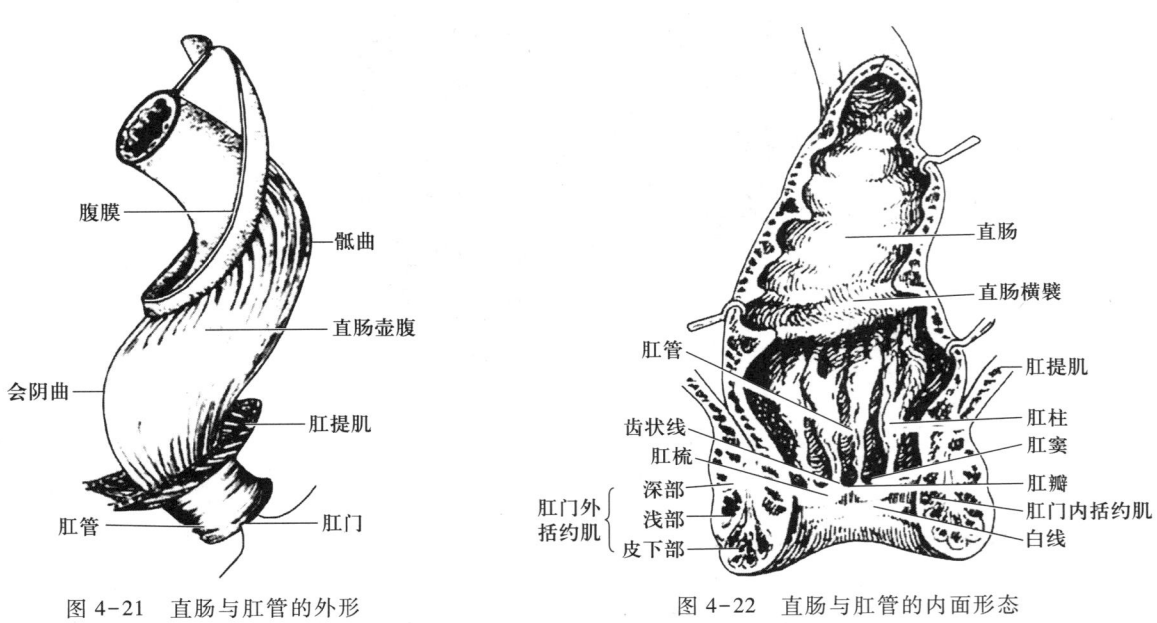

图4-21 直肠与肛管的外形　　　　　图4-22 直肠与肛管的内面形态

肛门周围有内、外括约肌环绕。肛门内括约肌由环行平滑肌增厚而成,主要是协助排便的功能,无括约肛门的作用。肛门外括约肌为骨骼肌,围绕在内括约肌周围,可随意括约肛门,控制排便。手术如果损伤肛门外括约肌,可造成大便失禁。

第三节　消　化　腺

一、肝

肝 liver 是人体最大的腺体,也是最大的消化腺。肝血供丰富,呈红褐色,质脆软,受暴力打击易破裂出血。肝主要有分泌胆汁、参与代谢、贮存糖原、解毒和吞噬防御等功能,胚胎时期的肝还有造血功能。

(一) 肝的形态与位置

1. **肝的形态** 肝呈不规则的楔形,分前、后两缘,上、下两面(图4-23、图4-24),左、右两叶。前缘锐薄,后缘钝圆。肝上面隆突,与膈相贴,称膈面。在肝的膈面,有一矢状位的镰状韧带将其分为左、右两叶,肝右叶大而厚,肝左叶小而薄。肝下面与许多脏器相邻,称脏面。脏面有近似"H"形的两条纵沟和一条横沟。左纵沟的前部有肝圆韧带,它是胎儿时期脐静脉闭锁后的遗迹;后部容纳静脉韧带,是胎儿时期静脉导管闭锁后的遗迹。右纵沟的前部有胆囊窝,容纳胆囊;右纵沟后部是腔静脉窝,容纳下腔静脉。横沟即**肝门** porta hepatis,有肝固有动脉、肝门静脉、左肝管、右肝管、淋巴管和神经等结构出入。这些结构被结缔组织包裹,称肝蒂。肝的脏面被上述3条沟分为四叶,即肝右叶、肝左叶、肝方叶和肝尾叶。

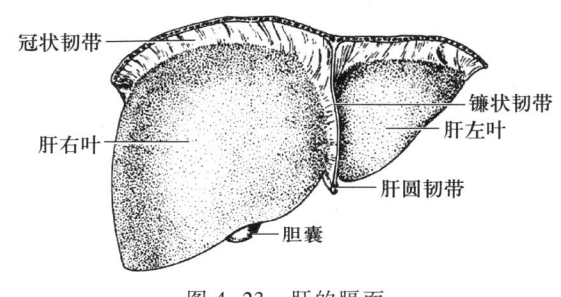

图 4-23 肝的膈面

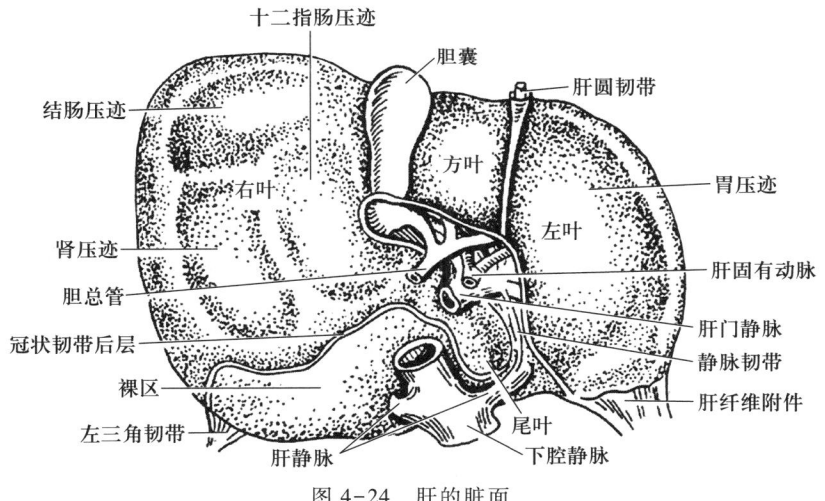

图 4-24 肝的脏面

2. **肝的位置** 肝大部分位于右季肋区和腹上区,小部分位于左季肋区(见图4-12)。其前面大部分被肋弓遮盖,只在腹上区左、右肋弓之间与腹前壁相接触。腹上区或右季肋区遇暴力打击或肋骨骨折时,可导致肝破裂。肝上界基本与膈穹一致,右侧最高点在右锁骨中线与第5肋相交处;左侧在左锁骨中线与第5肋间隙相交处。肝下界在右侧与右肋弓一致;但是肝下界在腹上区剑突下3 cm处可触及。3岁以下的健康幼儿,肝的体积相对较大,前缘常低于右肋弓下1~2 cm。

7岁以上儿童已不能触及,若能触及,应考虑病理性肝大。

(二)肝的微细结构

肝的被膜是一层致密结缔组织。被膜的结缔组织从肝门处随肝管、血管、神经等进入肝的实质,将肝实质分隔成50万~100万个肝小叶。

1. **肝小叶** hepatic lobule　为不规则的多面棱柱体,是肝的结构和功能的基本单位。肝小叶由中央静脉、肝板和肝血窦等组成(图4-25)。

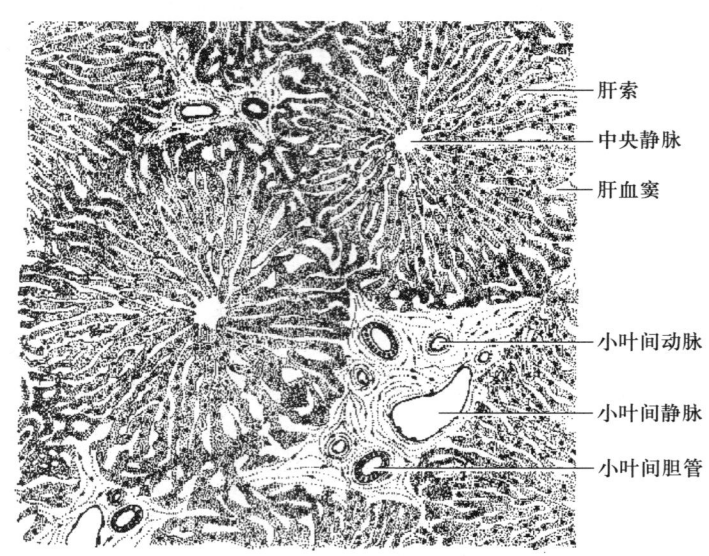

图4-25　肝的微细结构

(1) **中央静脉** central vein:位于肝小叶中央,管壁薄而不完整,有肝血窦的开口。

(2) **肝板** hepatic plate:是肝细胞以中央静脉为中心,呈放射状排列而成的板状结构,在切片上呈条索状排列,又称**肝索** hepatic cord。

1) **肝细胞** hepatocyte:呈多边形,体积较大。核大而圆,居于细胞中央。电镜下胞质中含有线粒体、粗面内质网、滑面内质网、高尔基复合体、溶酶体等各种细胞器,还有糖原、脂滴、色素等内含物。

2) **胆小管** bile canaliculus:是相邻肝细胞间还有肝细胞质膜局部凹陷形成的微细管道。胆小管以盲端起始,在肝板内互相吻合成网,并呈放射状向肝小叶周边走行,最后出肝小叶汇集成小叶间胆管。肝细胞分泌的胆汁直接释放入胆小管。

(3) **肝血窦** hepatic sinusoid:是位于肝板之间的不规则腔隙,通过肝板上的孔眼互相吻合成网。窦壁由内皮细胞构成,窦内血液来自小叶间动脉和小叶间静脉,由小叶周边流向中央进入中央静脉(图4-26)。肝血窦内有一种星形的细胞称肝巨噬细胞,也称**库普弗细胞** kupffer cell。该细胞具有吞噬功能,可清除血液中的病毒、细菌、异物及衰老死亡的红细胞,参与机体的免疫功能。

窦周间隙 perisinusoidal space 也称 Diss 间隙(图4-27),是位于肝细胞与肝血窦内皮细胞之间的狭窄间隙,电镜下,可见肝细胞血窦面的微绒毛伸入血浆内,故窦周间隙是肝细胞与血液间

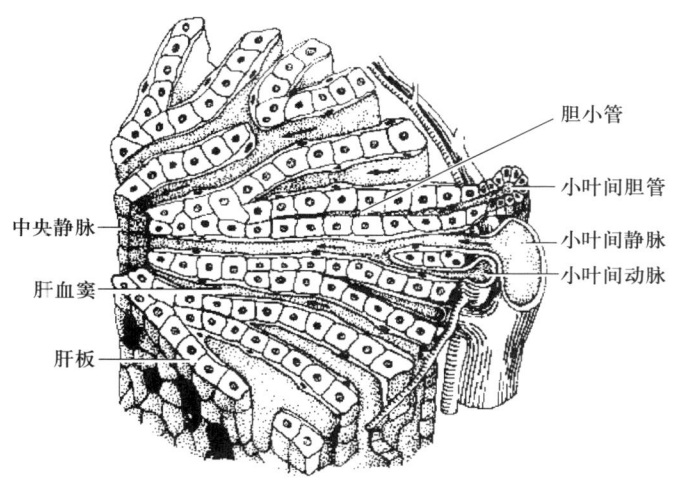

图 4-26　肝板与肝血窦的关系（立体模式图）

物质交换的场所。窦内还有少量的网状纤维和形态不规则的**贮脂细胞** fat-storing cell，后者可摄取和贮存维生素 A。

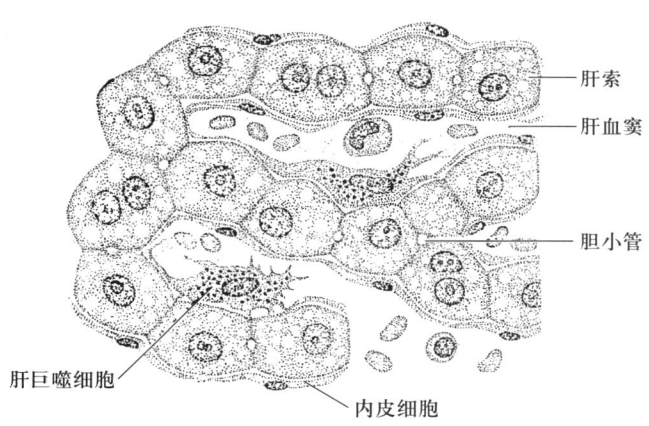

图 4-27　肝板（肝索）与肝血窦的关系

2. **肝门管区** portal area　相邻几个肝小叶间呈三角形或多边形的区域，内有伴行的小叶间动脉、小叶间静脉和小叶间胆管，此区域称肝门管区（见图 4-25～图 4-26）。小叶间胆管由胆小管汇合而成，管壁由单层立方上皮围成。小叶间动脉是肝固有动脉在肝内的分支，管壁厚，管腔小而圆。小叶间静脉是肝门静脉在肝内的分支，管壁薄，管腔大而不规则。

3. **肝血液循环**　肝的血液有两个来源：① 肝固有动脉，属于肝的营养血管，② 肝门静脉，属于肝的功能血管。两者入肝后反复分支，分别形成小叶间动脉和小叶间静脉，血液均进入肝血窦。故肝血窦内的血液为混合血，血液由肝小叶的周边流向中央汇入中央静脉，若干中央静脉离开肝小叶汇合成小叶下静脉。小叶下静脉独立走行于小叶间结缔组织内，最后汇合成肝静脉出肝（图 4-28）。

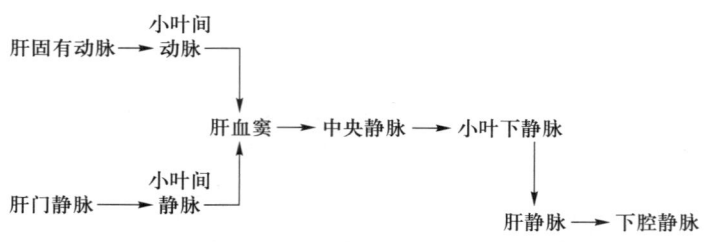

图 4-28　肝内血液循环途径

（三）胆囊和输胆管道

1. **胆囊** gallbladder　是贮存和浓缩胆汁的器官,位于右季肋区,肝下面的胆囊窝内。胆囊呈长梨形,长 8~12 cm,容积 40~60 ml。胆囊可分为底、体、颈和管 4 个部分（图 4-29）：突向前下方的盲端称胆囊底；胆囊中间的大部分称胆囊体；后端变细,常以直角弯向左侧的部分称胆囊颈；由胆囊颈弯曲向左下的部分称胆囊管,是胆囊颈的延续。胆囊底暴露于肝下,当其充满胆汁时,与腹前壁相贴近。其体表投影相当于右锁骨中线或右腹直肌外缘与右肋弓交点稍下方。胆囊发炎时此处可有压痛。

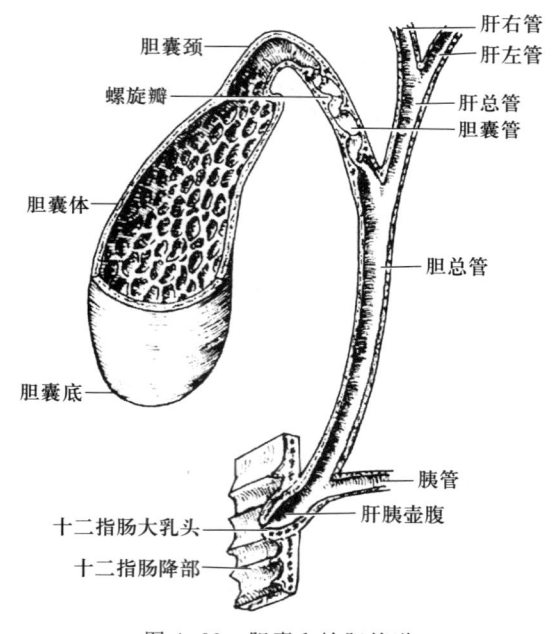

图 4-29　胆囊和输胆管道

2. **输胆管道**　即将肝细胞分泌的胆汁输送到十二指肠的管道系统,简称胆道,分肝内胆道和肝外胆道（图 4-30）。肝内胆道包括胆小管和小叶间胆管。肝外胆道包括左、右肝管,肝总管,胆囊管和胆总管（图 4-30）。胆小管汇合成小叶间胆管,小叶间胆管逐渐汇合成左、右肝管。左、右肝管在肝门附近汇合成**肝总管** common hepatic duct。肝总管与胆囊管汇合成**胆总管** common bile duct。胆总管长 4~8 cm,直径 0.6~0.8 cm。胆总管经十二指肠上部后方下行至胰头与十二指肠降部之间,进入十二指肠后内侧壁,在此处与胰管汇合,共同开口于十二指肠大乳头。与胰管汇合处管腔稍膨大,称**肝胰壶腹**(Vater 壶腹),肝胰壶腹管壁内有增厚的环行平滑肌包绕,称**肝胰壶腹括约肌**(Oddi 括约肌)。

未进食时,Oddi 括约肌保持收缩状况,肝细胞分泌的胆汁经左、右肝管、肝总管,胆囊管进入胆囊内贮存和浓缩。进食后,特别是高脂肪食物,由于食物和消化液的刺激,反射性地引起胆囊收缩,Oddi 括约肌舒张,使胆囊内的胆汁经胆囊管、胆总管排入十二指肠,参与食物的消化(图 4-31)。

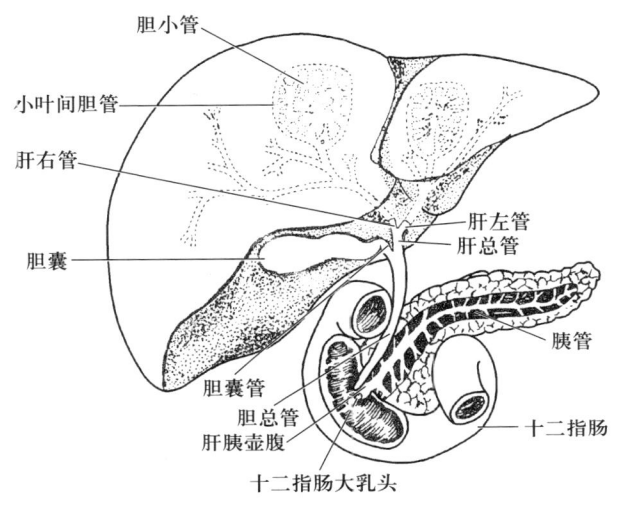

图 4-30 输胆管道模式图

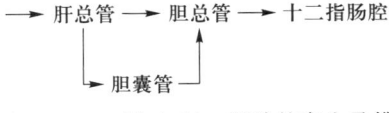

图 4-31 胆汁的产生及排出途径

知识链接

胆总管大部分位于小网膜游离缘,邻接胰头后面,管壁薄、含少量平滑肌,但它斜行进入十二指肠降部后内侧壁之前,管壁内出现大量平滑肌而致管壁增厚,管腔突然变窄,此段长 11~27 mm,然后它和胰管汇合成肝胰壶腹,长 2~17 mm,而汇合前这段是胆总管中最狭窄部分,直径仅为 1.9 mm,且肝胰壶腹的直径也只有 2.9 mm,远远小于两管直径之和,故壶腹部也狭窄,因此这两段容易被结石嵌顿造成梗阻。

二、胰

(一) 胰的位置和形态

胰 pancreas 是人体的第 2 大消化腺,位于胃的后方,在第 1~2 腰椎的水平。胰呈长棱柱状,可分为头、体、尾三部分(见图 4-15,图 4-29)。胰头是胰的右端较膨大部分,被十二指肠环抱。胰头后方有胆总管和肝门静脉。胰头癌的病人常因肿块压迫胆总管而引起阻塞性黄疸;肿块还可压迫肝门静脉而影响血液回流,导致腹水、脾大等症状。胰体为胰头与胰尾之间的部分,呈棱柱状,较长。胰尾为胰的左端较细的部分,伸向脾门。

(二) 胰的微细结构

胰外被以结缔组织被膜,结缔组织伸入腺体内,将实质分隔为许多小叶(图 4-32)。腺实质包括外分泌部和内分泌部。

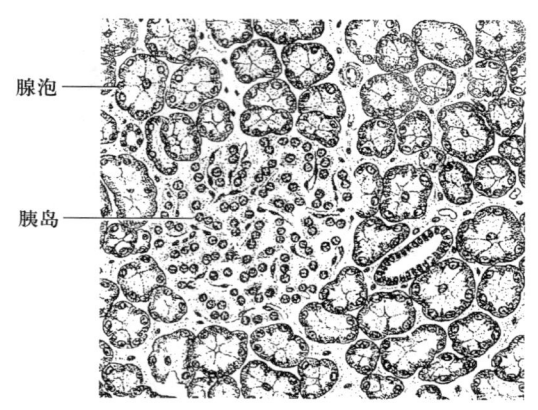

图 4-32　胰的微细结构

1. **外分泌部**　由腺泡和导管组成。腺泡细胞具有浆液性腺细胞的形态特点,基膜与腺细胞之间无肌上皮细胞。腺细胞呈锥体形,核圆形,位于细胞基底部。腺细胞分泌多种消化酶,包括胰淀粉酶、胰脂肪酶、胰蛋白酶和糜蛋白酶。导管有分泌水、碳酸氢钠的作用,与消化酶共同形成胰液。导管最后汇合成胰管,开口于十二指肠大乳头。外分泌部分泌的胰液是重要的消化液,参与三大营养物质的消化。

2. **内分泌部**　散在于腺泡之间,腺细胞排列成索、团状,又称**胰岛** pancreas islet(见图 4-32)。胰岛主要由三种细胞组成:① A 细胞,约占 20%,主要分布于胰岛的周边部,分泌胰高血糖素,可以使血糖升高。② B 细胞,数量最多,约占 75%,主要分布于胰岛的中央,分泌胰岛素,可使血糖降低。如胰岛素分泌不足,血糖升高,可致糖尿病。③ D 细胞,约占 5%,散在于 A 细胞和 B 细胞之间,分泌生长抑素,可调节 A 细胞和 B 细胞的分泌活动。

第四节 腹 膜

一、腹膜、腹膜腔、腹腔

腹膜 peritoneum 是一层浆膜，由间皮和少量结缔组织组成。薄而光滑，半透明状。内衬于腹壁、盆壁和膈下面的腹膜称**壁腹膜** parietal peritoneum 或腹膜壁层；由壁腹膜反折并被覆于腹腔、盆腔脏器表面的腹膜称**脏腹膜** visceral peritoneum 或腹膜脏层。壁腹膜与脏腹膜互相延续、移行，共同围成的潜在性腔隙称**腹膜腔** peritoneal cavity（图 4-33）。男性腹膜腔是一完全密闭的腔隙；女性腹膜腔借输卵管腹腔口、子宫、阴道与外界间接相通。

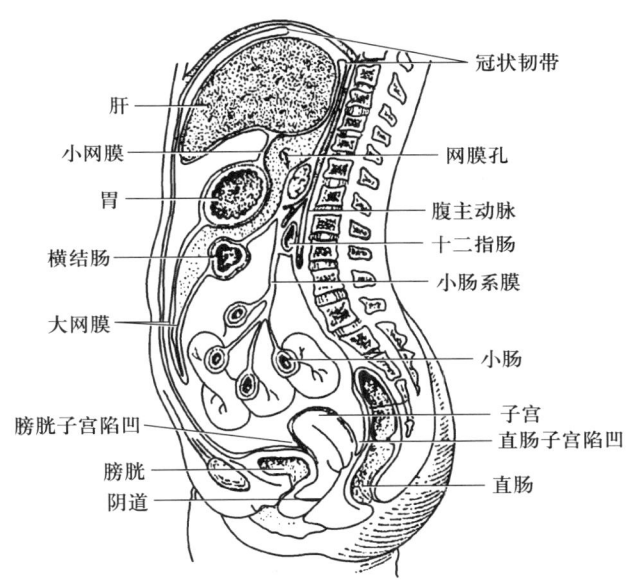

图 4-33 腹膜的配布（矢状切面）

腹腔 addominal cavity 由腹壁和膈围成。腹壁的上界由前向后依次为胸骨剑突、肋弓、第 11 肋前端、第 12 肋和第 12 胸椎棘突。以腋后线为界，又将腹壁分为腹前外侧壁和腹后壁。腹腔上界为膈，呈穹隆状突向胸腔，向下经小骨盆上口通盆腔。腹腔的实际范围较腹壁的界限大。

腹腔与腹膜腔在解剖上是不同而又相关联的概念。腹膜腔内仅含少量浆液，腹腔、盆腔内所有器官均在腹膜腔之外。

腹膜具有分泌、吸收、保护、支持、修复和防御等多种功能。正常时腹膜可分泌少量的浆液（100~200 ml），润滑脏器表面，减少脏器间的摩擦。腹膜具有广阔的表面和较强的吸收能力，特别是上腹部的腹膜吸收能力比下腹部强，所以腹部炎症或手术后的病人一般都采取半卧位，有利于炎性分泌物流向下腹部，减少腹膜对有害物质的吸收。

二、腹膜与腹腔、盆腔脏器的关系

根据脏器被腹膜覆盖的程度,将腹腔、盆腔脏器分为三类,即腹膜内位器官、腹膜间位器官和腹膜外位器官(图4-34)。

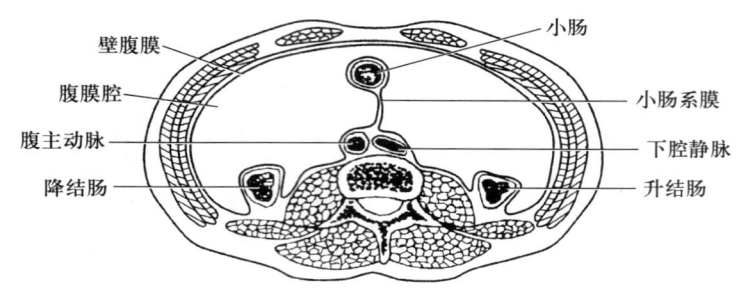

图4-34 腹膜与器官的关系

(一)腹膜内位器官

脏器表面几乎全部被腹膜所包裹的器官称为腹膜内位器官。这类器官一般活动度较大,如胃、十二指肠上部、空肠、回肠、盲肠、阑尾、横结肠、乙状结肠、脾、输卵管和卵巢。

(二)腹膜间位器官

脏器三面或大部分被腹膜包裹的器官称为腹膜间位器官。这类器官一般活动度较小,如肝、胆囊、升结肠、降结肠、直肠上段、膀胱和子宫。

(三)腹膜外位器官

脏器仅一面被腹膜覆盖的器官称为腹膜外位器官。这类器官一般位置较固定,几乎不能活动,如十二指肠降部和水平部、直肠中下段、胰、肾、肾上腺和输尿管等。

三、腹膜形成的结构

腹膜在器官与器官之间或器官与腹壁、盆壁之间互相反折移行,其移行部的腹膜形成了很多结构。如韧带、系膜、网膜、陷凹等(图4-35)。这些结构对器官起连接和固定作用,也是血管、神经出入器官的途径。

(一)韧带

1. **肝镰状韧带** falciform ligament of liver 是连于腹前壁上部和膈下面与肝上面之间的双层腹膜皱襞,在矢状位呈镰刀形。其下缘游离,内含肝圆韧带。

2. **肝冠状韧带** coronary ligament of liver 位于肝后方,是连于膈下面和肝上面之间的双层腹膜皱襞,呈冠状位,分前、后两层。两层分开,互不相贴,故在肝的上面后部有一区域无腹膜覆盖,称**肝裸区** bare area of liver。

3. **胃脾韧带** gastrosplenic ligament 是连于胃底和胃大弯上份与脾门之间的双层腹膜皱襞,内含胃底和胃大弯的血管、神经和淋巴管等。

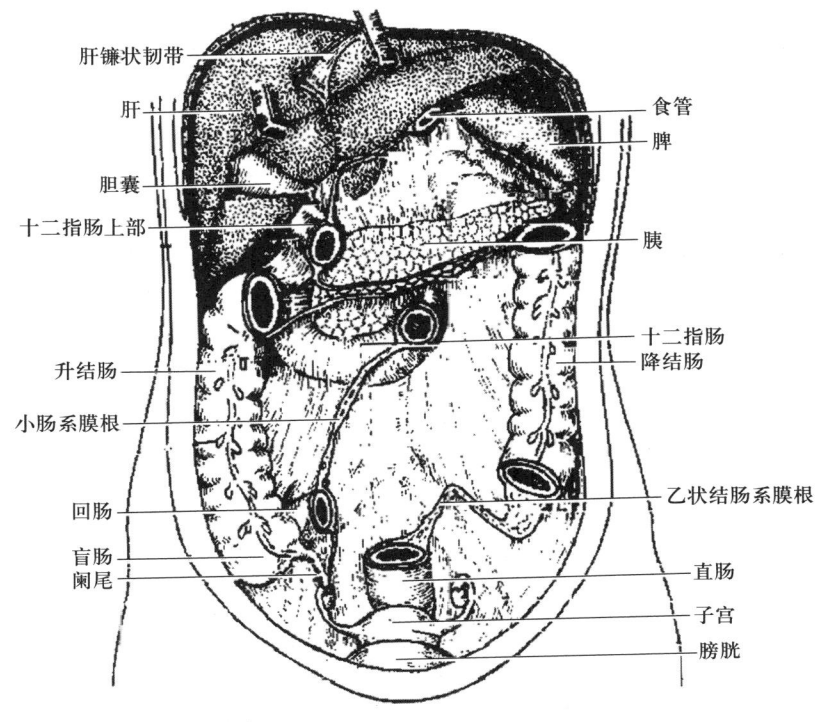

图 4-35 腹膜形成的结构

4. 脾肾韧带 spleorenal ligament 是连于脾门与左肾前面之间的双层腹膜皱襞,内含胰尾和脾的血管,以及神经和淋巴管等。

(二) 系膜

通常是指将肠管与腹后壁相连的双层腹膜结构,两层腹膜间夹有入该器官的血管、神经、淋巴管和淋巴结等(图 4-36)。各部系膜有肠系膜、阑尾系膜、横结肠系膜和乙状结肠系膜等,其中以肠系膜最长。

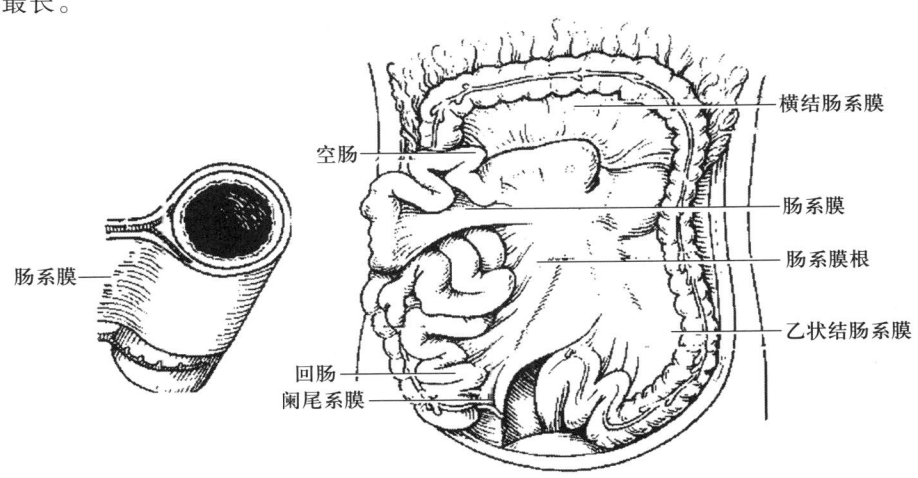

图 4-36 系膜

肠系膜 mesentery 呈扇形，是将空肠、回肠连于腹后壁的双层腹膜结构。其附着于腹后壁上的部分称**肠系膜根** radix of mesentery。肠系膜根始于第 2 腰椎体左侧斜向右下，跨越脊柱及其前面的结构，终止于右骶髂关节前方。肠系膜长而宽阔，肠系膜根短，所以空肠和回肠的活动性较大，有利于消化吸收。但也易发生肠扭转。

（三）网膜

网膜包括大网膜和小网膜。

1. **大网膜** greater omentum 是连于胃大弯和横结肠之间的 4 层腹膜结构（图 4-37）。围裙状，垂于空肠、回肠和横结肠的前面，内含血管、神经和巨噬细胞。大网膜有重要的防御功能，当腹腔脏器发生炎症时，它可向病灶部位移动，将病灶包裹，防止炎症的蔓延。腹部手术时，常根据大网膜移动的位置，探查病变部位，故大网膜又是外科医生的向导。但小儿的大网膜较短，所以当小儿下腹部器官病变如阑尾炎穿孔时，不易被大网膜包裹，常引起弥漫性腹膜炎。整形外科手术中，常用带蒂的大网膜片铺盖胸、腹壁或颅骨的创面，作为植皮的基础。大网膜的血管还常用于冠状动脉旁路移植术中的供体血管。

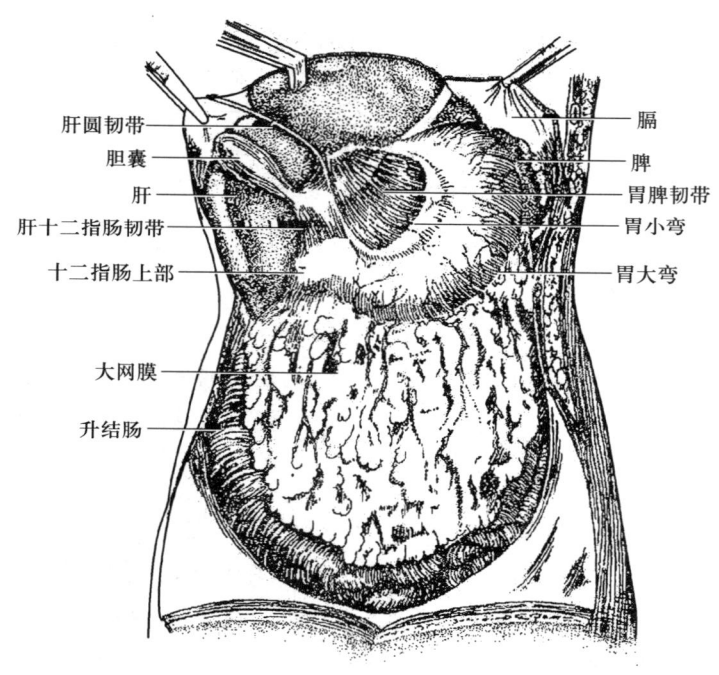

图 4-37　网膜

2. **小网膜** lesser omentum 是由肝门向下移行于胃小弯和十二指肠上部之间的双层腹膜结构。连于肝门到胃小弯之间的部分称**肝胃韧带** hepatogastric ligament，连于肝门到十二指肠上部之间的部分称**肝十二指肠韧带** hepatoduodenal ligament，其内含出入肝门的三条重要结构：肝门静脉、肝固有动脉和胆总管。小网膜游离缘的后方有一孔，称**网膜孔** omental foramen（Winslow 孔），经此孔通网膜囊。

（四）陷凹

陷凹是盆腔器官表面的腹膜互相移行反折而形成的结构。在男性，直肠与膀胱之间有**直肠膀胱陷凹** rectovesical pcuch。在女性，膀胱与子宫之间有**膀胱子宫陷凹** vesicouterine pouch；直肠与子宫之间有**直肠子宫陷凹** rectouterine pouch，也称 **Douglas 腔**。直肠膀胱陷凹和直肠子宫陷凹分别是男、女性腹膜腔的最低部位。当腹膜腔内有炎症渗出液、积血积脓时，常积聚于此，临床上可经直肠前壁和阴道后壁穿刺进行诊疗。

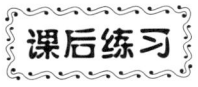

一、名词解释

1. 内脏 2. 上消化道 3. 下消化道 4. 咽峡 5. 肠绒毛 6. 十二指肠大乳头 7. 回盲瓣 8. 麦克伯尼点 9. 肝门

二、填空题

1. 消化系统由_____和_____组成，其主要功能是_____。
2. 除口腔外，消化管管壁一般分为 4 层结构，由内向外依次为_____、_____、_____和_____。
3. 胃底腺的主细胞分泌_____，壁细胞分泌_____。
4. 小肠分为_____、_____和_____ 3 部分。
5. 十二指肠可分为_____、_____、_____和_____ 4 部分。
6. 肝门管区位于_____之间，内有_____、_____和_____伴行通过。
7. 腹膜形成的陷凹在男性有_____；在女性有_____和_____。

三、简答题

1. 简述食管的三个狭窄部位及临床意义。
2. 简述胆汁排出的途径。
3. 简述胃的位置、形态和分部。
4. 简述肝的位置、形态及体表投影。

四、选择题

第四章选择题

（王燕燕　龚　艺）

第五章 呼吸系统

> 【学习目标】
> **掌握**：呼吸系统组成和主要功能；上、下呼吸道的组成与划分；肺的位置及体表投影；胸膜与胸膜腔的概念；胸膜的体表投影。
> **理解**：胸膜腔、壁胸膜的分部和肋膈隐窝的位置；鼻腔的分部、鼻旁窦的名称和开口；气管的位置与形态；左、右主支气管的形态特点及区别；肺的形态和结构。
> **了解**：外鼻，喉，气管与主支气管的微细构造，纵隔的分部和内容。

第一节 呼 吸 道

呼吸系统 respiratory system 是机体与外界进行气体交换的器官，由呼吸道和肺两部分组成（图 5-1）。呼吸道负责传送气体，肺是进行气体交换的器官，气体进入肺泡内，在此与肺泡周围毛细血管内的血液进行气体交换。鼻是嗅觉器官，喉兼有发音功能。

呼吸道包括鼻、咽、喉、气管和各级支气管。临床上通常称鼻、咽、喉为**上呼吸道**，称气管和各级支气管为下呼吸道。呼吸道特点：全部由骨或软骨构成支架；有丰富的血管和腺体，对吸入的空气起到加温加湿的作用。

一、鼻

鼻是呼吸道的起始部，既是气体的通道，能净化吸入气体并调节其温度和湿度，又是嗅觉器官，还可辅助发音。鼻分为外鼻、鼻腔和鼻旁窦 3 部分。

（一）外鼻

外鼻 external nose 位于面部中央，突出于面部，以鼻骨和软骨为支架，外面覆以皮肤，呈三棱锥体形。分鼻根、鼻背、鼻尖、鼻翼 4 个部分，外鼻上部较窄，与额部相连的部分称鼻根，向下延成鼻背，末端为鼻尖。鼻尖两侧呈弧状隆突的部分称鼻翼。呼吸困难时，可见鼻翼扇动，在小儿更为明显。每侧鼻翼下端各围成一孔，称鼻孔。

第五章 呼吸系统

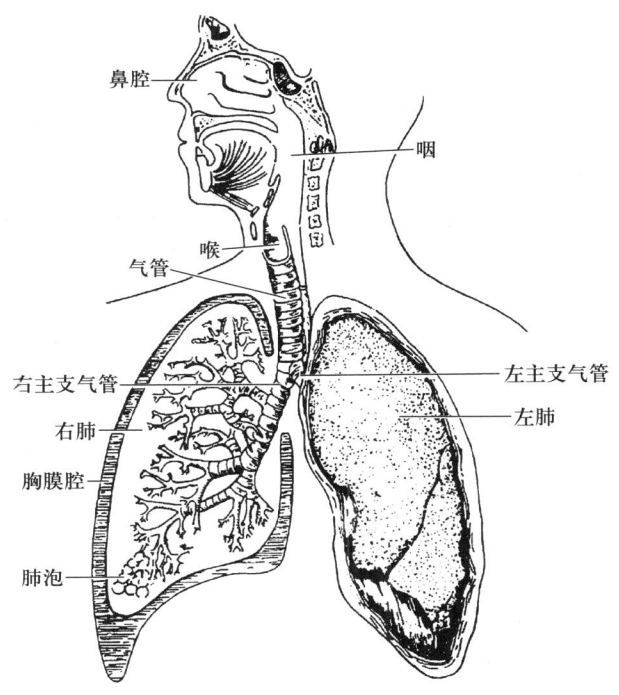

图 5-1 呼吸系统

> **知识链接**
>
> 鼻翼和鼻尖处的皮肤富含汗腺和皮脂腺,是痤疮、酒糟鼻和疖的好发部位。
>
> 从鼻翼向外下方到口角的浅沟称鼻唇沟。正常人两侧鼻唇沟的深度对称,面神经瘫痪时,瘫痪侧的鼻唇沟变浅或消失。

(二) 鼻腔

鼻腔 nasal cavity 以骨和软骨为基础,内衬以皮肤和黏膜。鼻腔被鼻中隔分为左、右两腔。每腔向前借鼻孔与外界相通,向后借鼻后孔通向鼻咽。

鼻中隔 nasal septum 以筛骨垂直板、犁骨和鼻中隔软骨为支架,表面覆以黏膜而构成(图5-2)。鼻中隔多不居中,常偏向一侧,偏向左侧者多见。在鼻中隔前下部的黏膜内有丰富的血管吻合丛,位置浅表,故易破裂出血,约90%的鼻出血(鼻衄)发生于此,临床上称为**易出血区**(Litter 区或 Kiesselbach 区)。

每侧鼻腔可分为鼻前庭和固有鼻腔。鼻腔前下方鼻翼内面较宽大的部分称鼻前庭,起于鼻孔,止于鼻阈。鼻阈是皮肤与鼻黏膜的分界处。

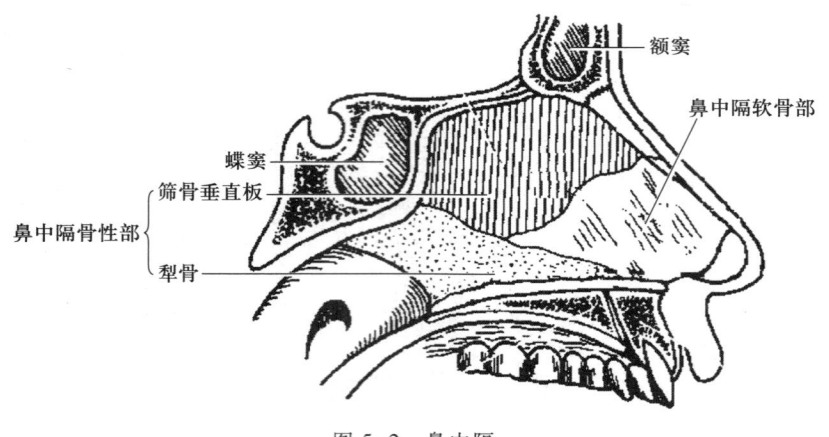

图 5-2 鼻中隔

鼻前庭 nasal vestibule：位于鼻腔前下部，由鼻翼围成，内衬皮肤，并生有鼻毛，有滤过、净化空气的作用。鼻前庭皮肤富有皮脂腺和汗腺，是疖好发的部位之一。由于缺少皮下组织，皮肤直接与软骨膜紧密相连，故发生疖时甚为疼痛。

固有鼻腔 nasal cavity proper 位于鼻腔后上部，上壁为颅前窝，下壁为口腔顶（腭），内侧壁为鼻中隔，由骨性鼻中隔和鼻中隔软骨共同构成，内衬黏膜。外侧壁上有上鼻甲、中鼻甲和下鼻甲，各鼻甲下方的间隙分别称为上、中、下鼻道。上鼻甲或最上鼻甲后上方与鼻腔顶之间的凹陷部分称为蝶筛隐窝（图 5-3）。由于鼻甲及鼻道的形成，大大扩展了鼻黏膜的面积，有利于对吸入空气的加温与湿润。中鼻道为众多鼻旁窦开口之处。下鼻甲的前端距鼻孔约 2 cm，后端距咽鼓管咽口约 1 cm。在下鼻道内，鼻泪管开口于其前上方，距鼻孔约 3 cm。

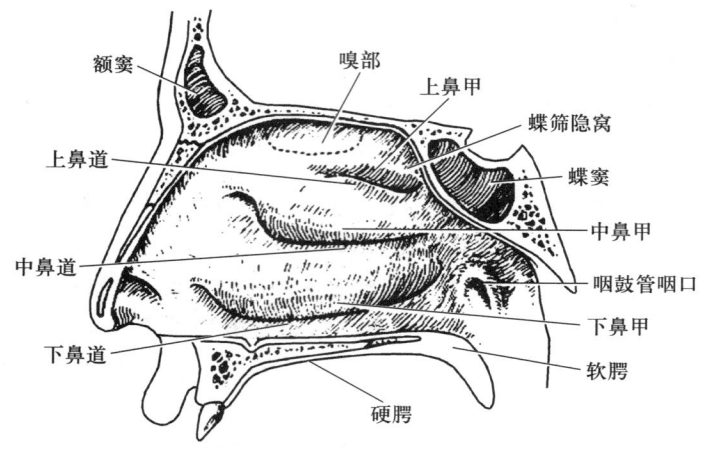

图 5-3 鼻腔外侧壁

鼻黏膜按其结构和功能可分为嗅区和呼吸区。① 嗅区 olfactory region,仅占上鼻甲内侧面及与其相对的鼻中隔的黏膜部分,活体呈苍白或浅黄色,面积约 5 cm²,嗅区黏膜内有感受嗅觉刺激的嗅细胞分布,能感受气味的刺激,具有嗅觉的功能。② 呼吸区 respiratory region,是嗅区以外的部分,呼吸区的黏膜在正常情况下呈红色,表面光滑湿润,以具有丰富的静脉海绵丛和鼻腺(黏液腺、浆液腺、混合腺及杯状细胞)为其特征。炎症时,静脉充血,黏膜肿胀,分泌物增多,鼻腔变窄,引起鼻塞。呼吸区黏膜上皮有纤毛,可净化空气并提高吸入空气的温度和湿度。

(三) 鼻旁窦

鼻旁窦 paranasal sinuses 又称副鼻窦,由同名骨性鼻旁窦内衬黏膜构成,共 4 对(图 5-4),分别是上颌窦、额窦、筛窦和蝶窦,均开口于鼻腔。鼻旁窦对发音起共鸣作用。

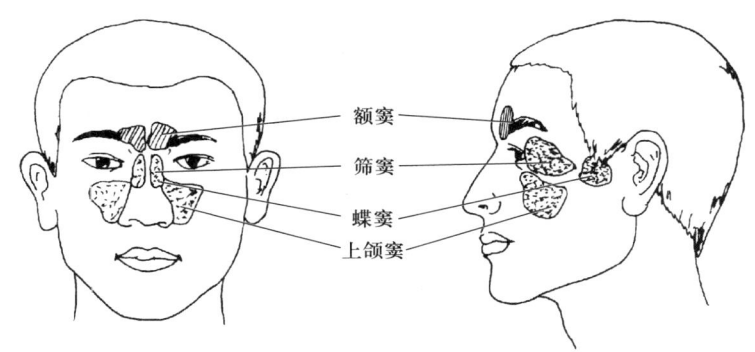

图 5-4 鼻旁窦体表投影

1. **上颌窦** maxillary sinus 是鼻旁窦中窦腔最大的一个,且开口位置高于窦底,分泌物不易排出,发生炎症后易转为慢性。上颌窦前壁向内略凹陷,即上颌骨体前面的尖牙窝。此处骨质较薄,上颌窦手术常经此处凿入内。侧壁在下鼻甲附着处下方的骨质最薄,是上颌窦穿刺的进针位置。上颌窦的底即上颌骨的牙槽突,常低于鼻腔的底部,此壁与上颌磨牙牙根邻近,仅有一层菲薄的骨质相隔,甚至有的牙根直接埋藏于上颌窦黏膜的深面,故磨牙根的感染极易侵入窦内。

2. **筛窦** ethmoidal sinus 由大小不一、排列不规则的小气房系统组成,共 3~18 个,可分前组、中组、后组 3 组。前组、中组开口于中鼻道,后组开口于上鼻道。

3. **额窦** frontal sinus 位于筛窦前上方,左、右各一。眶的内上角为额窦底部,骨质最薄,急性额窦炎时此处压痛明显。

4. **蝶窦** sphenoidal sinus 位于蝶骨体内,左、右各一,均开口于蝶筛隐窝。

鼻旁窦的黏膜与鼻腔黏膜相互延续,故鼻旁窦可调节吸入空气的温度和湿度,而鼻腔的炎症也可蔓延到鼻旁窦。

> **知识链接**
>
> **鼻窦炎与上颌窦引流术**
>
> 急性化脓性鼻窦炎多继发于急性鼻炎,以鼻塞、多脓涕、头痛为主要特征;慢性化脓性鼻窦炎常由急性化脓性鼻窦炎转变而来,以多脓涕为主要表现,可伴有轻重不一的鼻塞、头痛及嗅觉障碍。
>
> 上颌窦的窦腔最大,其自然开口比较小,而且又在鼻侧壁的上方,开口位置高于窦底,因而窦内分泌物排出引流存在一定困难。此外,上颌窦发炎化脓时,鼻腔、鼻窦的黏膜肿胀增厚可使窦口变狭窄,如果再加上鼻甲肥厚或息肉的阻塞,窦内的脓液就更难排出。脓液长期存留在上颌窦内,需要采取穿刺的办法,抽出脓液。上颌窦穿刺冲洗:用一特制穿刺针从下鼻道刺入上颌窦,抽出脓液后,以生理盐水进行冲洗至脓液排净,然后再注入抗生素药液。此法仅适用于上颌窦炎。

二、咽

见消化系统相关内容。

三、喉

喉 larynx 既是呼吸管道,又兼有发音功能。

(一) 喉的位置

喉位于颈前正中,成人喉相当于第4~6颈椎体范围,女性略高于男性、小儿略高于成人。上借甲状舌骨膜连于舌骨,下接气管,故活动性较大,吞咽时喉可向上移动。前面覆以皮肤、颈筋膜和舌骨下肌群。后方与咽紧密相连,其后壁即喉咽腔前壁。两侧有颈部大血管、神经和甲状腺侧叶。

(二) 喉的构造

喉由喉软骨、软骨间连结、喉肌和喉黏膜构成。

1. 喉软骨及其连结　喉软骨主要包括不成对的甲状软骨、环状软骨、会厌软骨和成对的杓状软骨,它们构成喉的支架(图5-5)。

(1) **甲状软骨** thyroid cartilage:位于舌骨下方,是喉软骨中最大的一块,形似盾牌,构成喉的前外侧壁,由2块近似四边形的左板和右板合成。两板的前缘彼此融合成直角(男性)或约120°的角。左板和右板融合处的上端向前突出,在成年男子特别显著,称**喉结** laryngeal prominence,喉结上方呈"V"形的切迹称上切迹。左板和右板的后缘均向上下发生突起,称上角和下角。上角借韧带与舌骨大角相连,下角的内侧面有关节面,与环状软骨形成环甲关节 cricothyroid joint。

(2) **环状软骨** cricoid cartilage:位于甲状软骨下方,形似一带印章的戒指,前部低窄,后部高

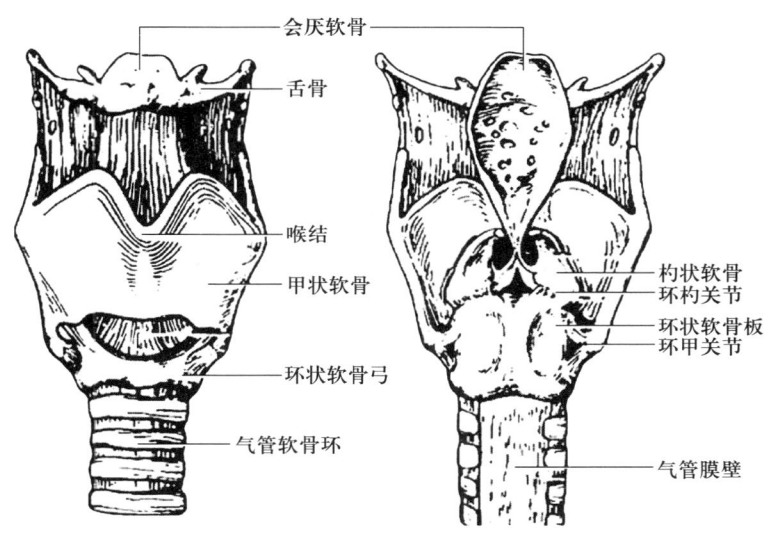

图 5-5 喉软骨及其连结

宽,为喉软骨中唯一呈完整环形的软骨,对于保持呼吸道畅通有极为重要的作用,损伤后易引起喉狭窄。环状软骨由环状软骨板和环状软骨弓两部分构成。环状软骨板位于后方,构成喉后壁的大部分。环状软骨弓平对第6颈椎,是颈部的重要标志之一。

(3) **会厌软骨** epiglottic cartilage:位于甲状软骨后上方,形似树叶,上端宽而游离,下端尖细并附着于甲状软骨前角的后面。会厌软骨外面覆以黏膜,构成会厌 epiglottis。吞咽时喉上提,会厌盖住喉口,防止食物误入喉腔。

(4) 杓状软骨及其连结:**杓状软骨** arytenoid cartilage 位于环状软骨后上方,呈三棱锥体形,尖向上,底朝下,与环状软骨构成环杓关节 cricoarytenoid joint。其底部有向前的突起称声带突;外侧粗钝的突起称肌突。杓状软骨底的前端与甲状软骨前角内面有声韧带附着。声韧带是发音的主要结构。

2. 喉腔与喉黏膜 喉的内腔称喉腔 laryngeal cavity(图5-6)。喉腔向上经喉口通咽的喉部,向下通气管。在喉腔的中部两侧壁上有两对呈矢状位的黏膜皱襞,上方一对称**前庭襞** vestibular fold,两侧前庭襞间的裂隙称**前庭裂** rima vestibuli;下方一对称声襞 vocal fold,由喉黏膜覆盖声韧带和声带肌而构成,两侧声襞间的裂隙称**声门裂** fissure of tlottis(图5-7)。声门裂是喉腔最狭窄的部位,当气流通过时,振动声带而发出声音。喉腔借前庭裂和声门裂分为上、中、下三部分:前庭裂以上的部分称喉前庭;前庭裂与声门裂之间的部分称喉中间腔,喉中间腔向两侧延伸的间隙称喉室;喉腔自声门裂平面至环状软骨下缘的部分,称**声门下腔** infraglottic cavity,上窄下宽,略呈圆锥形。此区黏膜下组织比较疏松,炎症时易引起水肿。婴幼儿喉腔较窄小,喉水肿容易引起喉阻塞,导致呼吸困难。

间接喉镜检查可见到会厌喉面的会厌结节,两侧可看到粉红色的前庭襞以及在声门裂两旁呈珠白色的声襞。

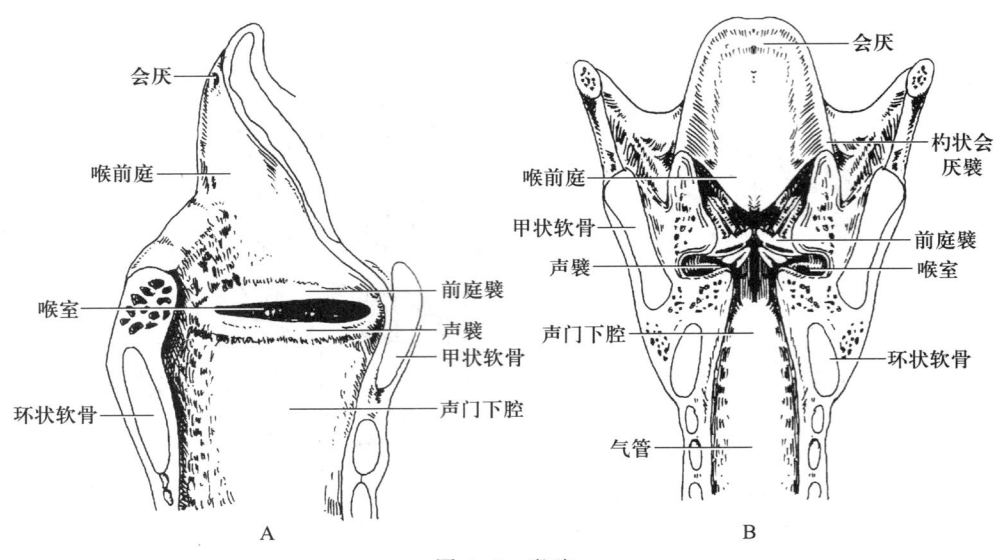

图 5-6 喉腔
A. 正中矢状面；B. 冠状面

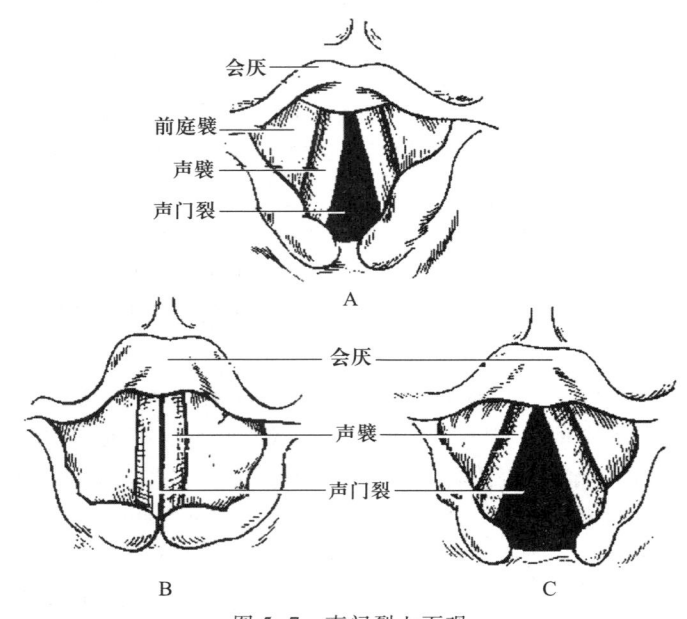

图 5-7 声门裂上面观
A. 安静状态；B. 发高音状态；C. 深呼吸状态

3. 喉肌 laryngeal muscle 喉肌属于骨骼肌，是发音的动力器官。肌块细小，按功能分为两群。一群作用于环甲关节，使声带紧张或松弛；另一群作用于环杓关节，使声门裂开大或缩小。喉肌的运动可控制发音的强弱或调节音调的高低。

知识链接

弹 性 圆 锥

弹性圆锥为弹性纤维组成的膜状结构,自甲状软骨前角的后面,向下向后附着于环状软骨上缘和杓状软骨声带突。此膜的上线游离,连于甲状软骨前角与杓状软骨声带之间,称**声韧带**,是声带的基础。弹性圆锥前份较厚,位于甲状软骨下缘与环状软骨弓上缘之间,称环甲正中韧带。当急性喉阻塞来不及进行气管切开术时,可切开此韧带或在此做穿刺,建立暂时的通气道,抢救病人生命。

四、气管与主支气管

(一)气管的形态结构与位置

1. 形态　呈后壁略扁的圆筒状管道,后壁由膜壁封闭。
2. 结构　由 16~20 个"C"形气管软骨环、平滑肌、结缔组织和黏膜构成,管腔内衬以黏膜。
3. 位置　位于食管前面,上端平第 6 颈椎体下缘,下至第 4~5 胸椎水平(相当胸骨角平面),分为左、右主支气管(图 5-8),分叉处称气管杈。此处内面形成一向上凸出的半月形纵嵴,称为**气管隆嵴**。按行程分为颈段和胸段。临床气管切开常在第 3、4 或第 4、5 气管软骨环处沿正中线进行。

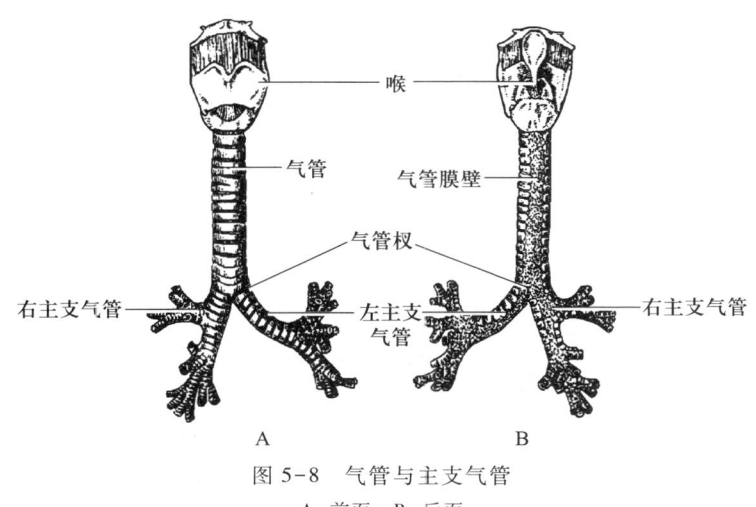

图 5-8　气管与主支气管
A. 前面;B. 后面

(二)主支气管的形态特点

支气管 bronchi 指由气管分出的各级分支,由气管在胸骨角平面分出的一级支气管即左、右主支气管,经肺门入肺。

右主支气管 right principal bronchus 平均长 1.9~2.6 cm,外径 1.2~1.5 cm,与气管中线的延长线形成 22°~25°角。

左主支气管 left principal bronchus 平均长 4.5~5.2 cm,外径 0.9~1.4 cm,与气管中线的延长线形成 35°~36°角。

左主支气管与右主支气管相比较,前者较细长,走向倾斜;后者较粗短,走向较前者略直,所以经气管坠入的异物多进入右侧。

(三) 气管与主支气管的微细结构

气管与主支气管的管壁由内向外依次为黏膜、黏膜下层和外膜三层(图 5-9,图 5-10)。

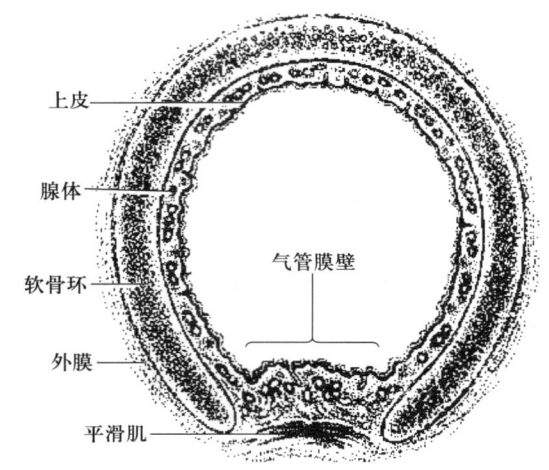

图 5-9 气管横断面模式图(低倍镜)

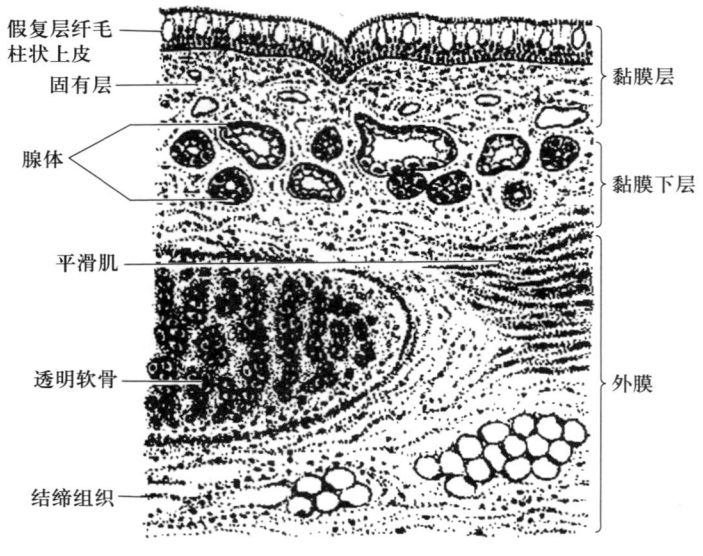

图 5-10 气管横切面模式图(高倍镜)

1. 黏膜 由上皮和固有层组成。上皮为假复层纤毛柱状上皮。杯状细胞分泌黏蛋白,与管壁内腺体的分泌物在表面共同构成黏液层,能黏附来自空气中的尘埃等异物。纤毛细胞的纤毛不停地有规律地向喉部方向摆动,将分泌物和被黏附的尘埃、病菌等异物推向喉口而咳出。固有层为结缔组织,内含血管、淋巴管和弥散淋巴组织。

2. 黏膜下层 为疏松结缔组织,与固有层之间无明显分界,内含血管、神经、淋巴管和较多的腺体。腺体的分泌物经导管排出而涂布于黏膜表面。黏膜下层内还有淋巴组织和浆细胞,浆细胞合成的 IgA 与上皮细胞产生的分泌物结合,形成分泌型 IgA(sIgA),能防止某些细菌特别是链球菌凝聚或黏附在黏膜表面,破坏外来抗原,抑制或减弱病毒对上皮细胞的侵犯。

3. 外膜 由透明软骨、结缔组织和平滑肌组成。其后方的缺口由结缔组织和平滑肌封闭。

第二节 肺

一、肺的位置与形态

肺 lungs(图 5-11)位于胸腔内,膈的上方,分居纵隔两侧。由于膈的右侧份较左侧份高,以及心脏位置偏左,故右肺较宽短,左肺较狭长。

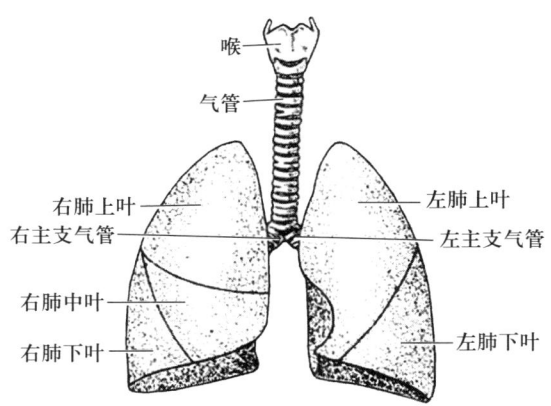

图 5-11 气管、主支气管和肺

肺表面被覆脏胸膜,光滑润泽。肺的质地柔软,似海绵状而富有弹性。婴幼儿的肺呈淡红色,随年龄的增长,吸入空气中的尘埃沉积增多,肺的颜色逐渐变深或呈蓝黑色。由于肺内含有空气,故能浮于水中,而未经呼吸的肺,入水则下沉。法医借此鉴别出生前死亡或出生后死亡的胎儿。

肺大致呈圆锥形,有一尖、一底、两面和三缘。肺尖圆钝,向上经胸廓上口突入颈根部,高出锁骨内侧 1/3 上方 2~3 cm。肺底又称膈面,稍向上呈半月形凹陷。肺的外侧面圆隆,邻接肋和肋间隙,称肋面。肋面面积较大而圆凸,邻接肋和肋间肌。肺内侧面邻接纵隔,称纵隔面(图 5-12)。纵膈面中部凹陷处称**肺门** hilum of lung，有支气管、肺动脉、肺静脉、支气管动脉、支气管静脉、淋巴管和神经进出，这些进出肺门的结构，有结缔组织包绕，构成**肺根** root of lung。肺经固定液固定后，肺表面可见到压迹或沟，这是邻接的器官在肺表面压成的，借此可了解肺的毗邻关系。如右肺肺门后方有食管压迹，上方有奇静脉沟。左肺肺门上方和后方有主动脉弓和胸主动脉的压迹。两侧肺门的前下方均有心压迹，左肺尤为明显。肺的前缘薄锐，左肺前缘下份有左肺心切迹，切迹下方的舌状突出部称左肺小舌。肺的下缘也较锐，伸入膈与胸壁之间的肋膈隐窝内，是肺的三个面移行部。

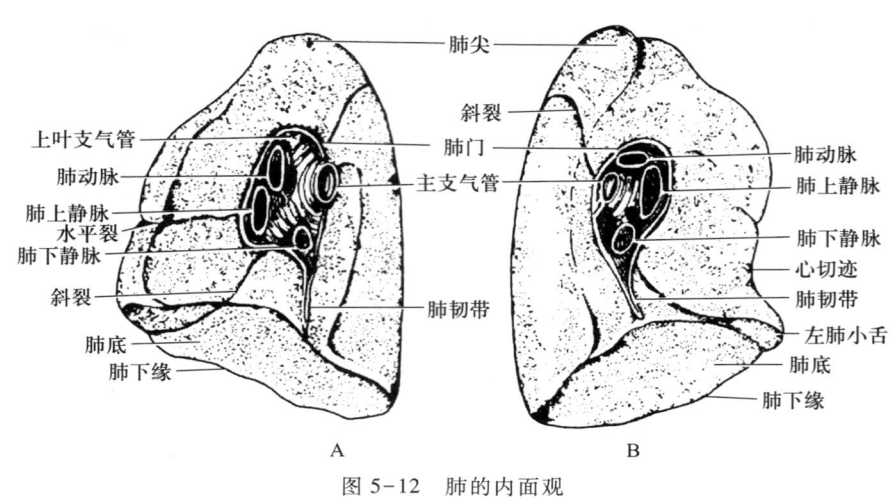

图 5-12 肺的内面观
A. 右肺；B. 左肺

肺被肺裂分为数叶。左肺狭长，被由后上斜向前下的斜裂分为上、下 2 叶。右肺宽短，除斜裂外，还有一接近水平位的水平裂，将其分为上、中、下 3 叶。

知识链接

肺部听诊及常见异常呼吸音

1. 听诊方法　嘱受检者微张口，稍做深呼吸，注意每个部位听诊 1~2 个呼吸周期。
2. 听诊顺序　一般由肺尖开始，自上而下，从外向内，从左向右，由前胸到侧胸及背部（部位同叩诊，前胸、侧胸在每个肋间至少应听诊 3 个部位，后胸每个肋间至少 2 个部位），左右对称部位进行对比听诊。
3. 啰音　是呼吸音以外的附加音。可分为干啰音和湿啰音。正常人听不到啰音。
4. 胸膜摩擦音　听诊胸膜摩擦音通常部位是腋中线胸部的下部，正常人无胸膜摩擦音。

二、肺的微细结构

肺组织由肺实质（包括支气管树和肺泡）（图5-13,图5-14）及肺间质（包括结缔组织、血管、淋巴管、淋巴结和神经）组成，表面被覆脏胸膜。

肺实质按其功能分为导气部和呼吸部。

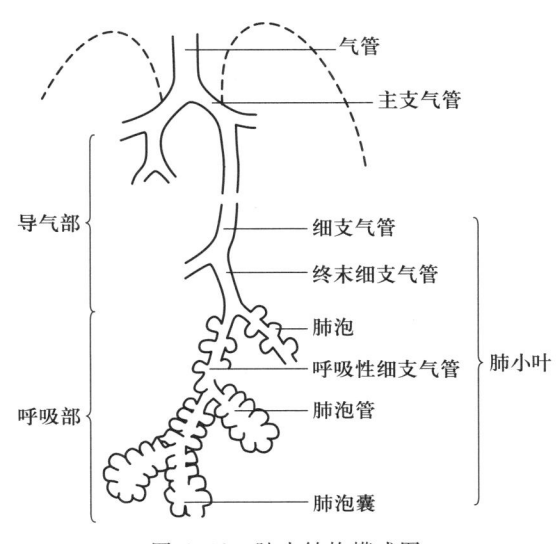

图5-13 肺内结构模式图

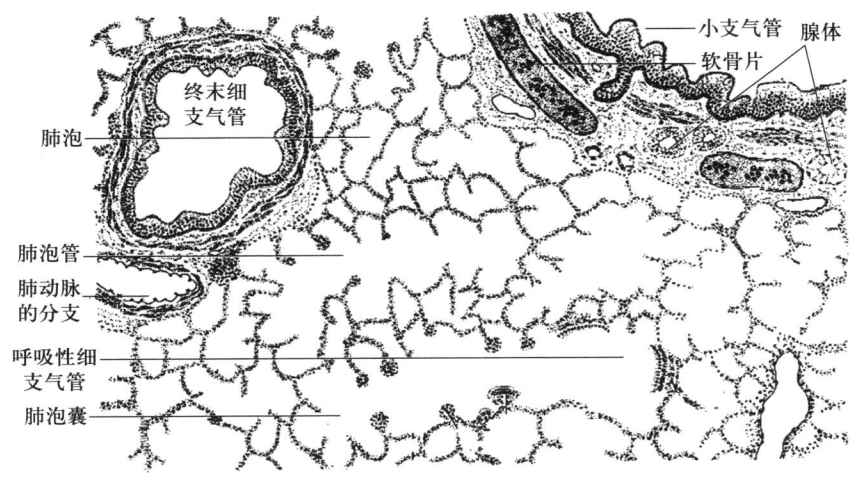

图5-14 肺切片模式图

（一）导气部

导气部是左、右主支气管经肺门入肺后反复分支形成的各级支气管，由大到小包括肺叶支气管（进入肺叶）、肺段支气管、小支气管、细支气管和终末性细支气管。肺叶支气管是主支气管的分支,左主支气管分为2支,右主支气管分为3支,分别进入每叶肺。肺叶支气管的分支为肺段支气管,左肺8~10支,右肺10支。每一肺段支气管及其所属的肺组织称为**支气管肺段** bronchonulmonary sesments。每一肺段由一个肺段支气管分布,当肺段支气管阻塞时,此段的空气出入被阻。以上说明肺段的结构和功能有相对的独立性。根据这些特点,临床上可作定位诊断,如病变局限在某肺段之内,可做该肺段切除术。肺段支气管反复分支为小支气管,有若干级。最后一级小支气管的分支为细支气管,管径约 1 mm。细支气管再分支为终末性细支气管,管径约 0.5 mm。终末性细支气管以下的分支为肺的呼吸部。

每一细支气管及其分支与所属的肺泡共同构成一个**肺小叶** pulmonary lobule(见图 5-13)。肺小叶呈锥体形,尖指向肺门,底呈多边形朝向肺表面。

肺导气部随着各级支气管的分支变细,管壁逐渐变薄,其组织结构也发生相应变化:① 上皮由假复层纤毛柱状上皮逐渐变为单层纤毛柱状上皮或单层柱状上皮。② 杯状细胞和腺体逐渐减少,最后消失。③ 外膜中的软骨环变为不规则的软骨碎片,并逐渐减少,最后消失。④ 平滑肌相应逐渐增多,最后形成完整的环行肌层。至终末性细支气管,上皮已移行为单层柱状上皮,无杯状细胞,腺体和软骨均已消失,平滑肌已形成完整的环行肌层。平滑肌的舒缩控制着管腔的大小,调节出入肺的通气量。如果某种诱因导致细支气管和终末性细支气管的平滑肌痉挛性收缩,使管腔持续狭窄,则引起呼吸困难,临床上称为支气管哮喘。

(二)呼吸部

呼吸部包括呼吸性细支气管、肺泡管、肺泡囊和肺泡。

1. **呼吸性细支气管** respiratory bronchiole 是终末性细支气管的分支,管壁不完整,有少量肺泡的开口。管壁上皮由单层纤毛柱状上皮逐渐移行为单层立方上皮。固有层为薄层结缔组织,含少量平滑肌。

2. **肺泡管** alveolar duct 是呼吸性细支气管的分支,有许多肺泡的开口。相邻肺泡的开口之间有结节状膨大,是肺泡隔突入管腔的部分。结节状膨大的表面为单层立方上皮或单层扁平上皮,深面为富含弹性纤维的薄层结缔组织和少量平滑肌。

3. **肺泡囊** alveolar sac 是肺泡管的延续,有多个肺泡的共同开口,但在相邻肺泡开口间已无结节状膨大。

4. **肺泡** pulmonary alveoli 为多面体的囊泡(图 5-15)。大小不等,直径约 250 μm,每侧肺达 3 亿~4 亿个,总面积 70~80 m^2。肺泡上皮由两种细胞组成:① Ⅰ型肺泡细胞,数量多,细胞呈扁平状,核椭圆。含核部分略厚,其余部分很薄,仅 0.2 μm。Ⅰ型肺泡细胞为气体交换提供了广而薄的面积,使气体易透过。② Ⅱ型肺泡细胞,数量少,细胞呈立方形,镶嵌在Ⅰ型肺泡细胞之间,能分泌肺泡表面活性物质,涂布在肺泡腔的内表面。该物质具有降低肺泡表面张力、稳定肺泡直径的作用,从而防止肺泡的回缩。

5. **肺泡隔、呼吸膜和肺泡孔** **肺泡隔** alveolar septum 是指相邻肺泡之间的结缔组织,内含毛细血管网、弹性纤维、肺巨噬细胞等。肺巨噬细胞能吞噬病菌、异物和渗出到血管外的红细胞等,吞噬尘埃后称**尘细胞** dust cell。

呼吸膜 respiratory membrane 是指肺泡与血液之间进行气体交换所透过的结构,也称**血-气屏障** blood-air barrier,包括肺泡腔内表面的液体层、Ⅰ型肺泡细胞及其基膜、薄层结缔组织、毛细血管的基膜与内皮(图 5-16)。呼吸膜很薄,总厚度仅 0.5 μm。其中任何一层发生病理改变,均会

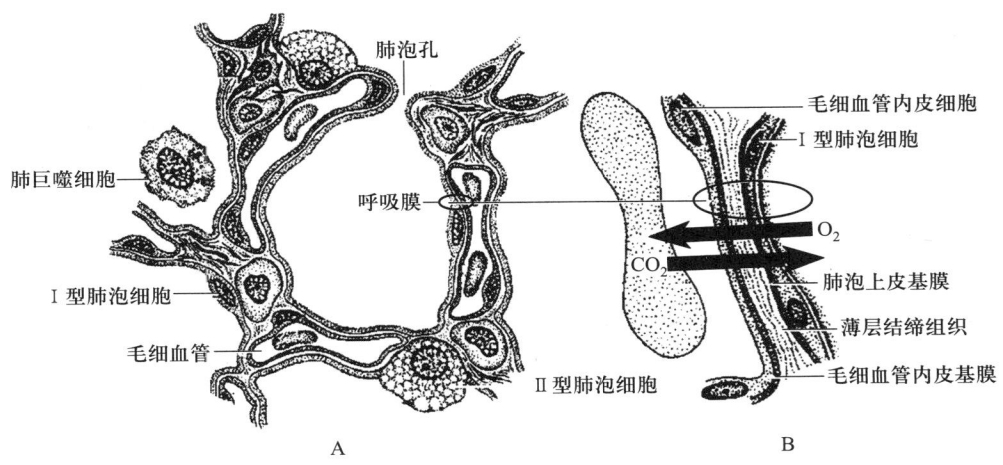

图 5-15 肺泡、肺泡隔及呼吸膜模式图
A. 肺泡、肺泡隔;B. 呼吸膜

影响气体交换。

$O_2 \rightarrow$ 肺泡腔 | 肺泡腔面液层 | 肺泡上皮 | 肺泡上皮的基膜 | 薄层结缔组织 | 毛细血管的基膜 | 毛细血管内皮 | $\rightarrow$ 毛细血管腔
$CO_2 \leftarrow$ | | | | | | | $\leftarrow$

图 5-16 呼吸膜示意图

肺泡孔 alveolar pore:相邻肺泡之间有小孔相通,称肺泡孔,是沟通和平衡相邻肺泡内气体的通道。当某一终末性细支气管或呼吸性细支气管阻塞时,肺泡孔起侧支通气的作用。在肺部炎症时,病菌也可通过肺泡孔扩散,使感染蔓延。

(三)肺的血管

肺有两套血管:① 功能性血管,即肺循环的血管。肺动脉入肺后不断分支,在肺泡隔内形成毛细血管网,与肺泡之间进行气体交换后,逐渐汇合,最后形成肺静脉出肺。② 营养性血管,即支气管血管。支气管动脉起自胸主动脉或肋间动脉,与支气管伴行入肺,在导气部分支形成毛细血管,营养肺组织。一部分毛细血管汇入肺静脉;另一部分汇合成支气管静脉,与支气管伴行出肺。

> **案例分析**
>
> 患者,男,20岁。因高热,咳嗽4天入院。4天前淋雨后自觉畏寒、发热。2天前感右侧胸痛,深呼吸时显著,体温波动于38.5~40℃,咳嗽渐剧,痰呈铁锈色。查体:体温39.2℃,呼吸44次/分,血压90/60 mmHg,急性病容,神志清楚,四肢湿冷,脉搏细弱,右胸呼吸运动减弱,叩右下肺变浊,可闻及支气管呼吸音。辅助检查:白细胞增多;X线显示右下肺一大片致密阴影。住院后积极抗感染治疗,第7天痊愈出院。
>
> 分析思考:
> 1. 该患者临床诊断是什么?
> 2. 分析该患者肺部哪些结构受到了感染。

第三节　胸膜与纵隔

一、胸膜

(一)胸腔、胸膜与胸膜腔的概念

1. **胸腔 thoracic cavity**　胸腔由胸壁与膈围成,上界经胸廓上口与颈部相连;下界借膈与腹腔分隔。胸腔分为3部分(图5-17):左、右两侧为胸膜腔和肺,中间为纵隔。

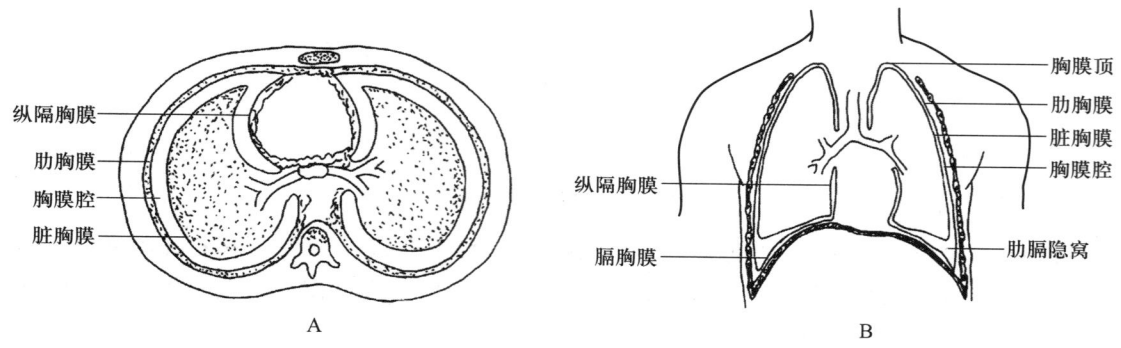

图5-17　胸膜与胸腔模式图
A. 水平面；B. 冠状面

2. **胸膜 pleura**　是一薄层浆膜,可分为脏胸膜与壁胸膜两部分。脏胸膜被覆于肺的表面,与肺紧密结合而不能分离,并伸入肺叶间裂内。壁胸膜贴附于胸壁内面、膈上面和纵隔表面。

3. **胸膜腔 pleural cavity**　脏胸膜和壁胸膜在肺根处互相移行,形成左、右两个潜在性的密闭

间隙,称胸膜腔。由于左、右浆膜囊是独立的,故左、右胸膜腔互不相通。胸膜腔内的压力,不论吸气或呼气时,总是低于外界大气压,故称负压,腔内仅有少量浆液,可减少呼吸时脏、壁两层胸膜间的摩擦。

（二）胸膜的分部及胸膜隐窝

脏胸膜 visceral pleura 在个体发生中来源于内脏间充质,由于肺的生长,包绕并贴附肺表面的间充质演变为肺表面的浆膜层,故又称肺胸膜。**壁胸膜** parietal pleura 覆盖在胸廓内面、膈上面及纵隔表面,按其所附着的部位可分为相互移行转折的4部分：① 肋胸膜 costal pleura,衬于肋和肋间隙内面。② 膈胸膜 diaphragmatic pleura,覆盖膈上面,与膈结合紧密,不易剥离。③ 纵隔胸膜 mediastinal pleura 衬贴在纵隔的两侧面,纵隔胸膜的中部包绕肺根移行于脏胸膜,此移行部在肺根下方,前后两层重叠,连于纵隔外侧面与肺内侧面之间,称肺韧带。④ 胸膜顶 cupula of pleura,为肋胸膜与膈胸膜向上延伸突入颈部的部分,覆盖在肺尖的表面,高出锁骨内侧1/3上方2~3 cm。在颈根部进行臂丛阻滞麻醉或针刺时,应高于锁骨上方4 cm进针,以防止刺破肺尖而人为造成气胸,引起呼吸困难。

壁胸膜互相移行转折处,有些部位存在较大的空隙,即使在深吸气时,肺的边缘也不能伸入其间,这些部位称**胸膜隐窝** pleural recesses。在前方,覆盖心包表面的纵隔胸膜与肋胸膜转折之处,肺前缘未能伸入,称肋纵隔隐窝。由于左肺前缘有心切迹存在,故左侧肋纵隔隐窝较大。在下方,肋胸膜与膈胸膜相互转折处的部分,肺下缘不能充满其内,这部分胸膜腔称**肋膈隐窝**,呈半环形。肋膈隐窝是胸膜腔的最低部位且为容积最大的胸膜隐窝,胸腔积液首先聚积于此。肋膈隐窝的深度一般可达两个肋间隙。深吸气时,肺下缘也不能充满此隐窝。在前后位X线胸片上,肋膈隐窝呈开口向内上的夹角,影像学上称**肋膈角**。

> **知识链接**
>
> **气胸与急救**
>
> 正常胸膜腔是密闭的,含少量浆液,呈负压。如果空气经胸壁创口或肺表面破口进入胸膜腔,则称之为气胸。胸膜腔内少量气体可经自行吸收而消失,不至于影响肺的功能。大量气体积聚在胸膜腔内,引起胸膜腔压力增高,压迫肺,会引起肺不张,导致严重的呼吸困难。如胸壁和肺的受伤组织形成活瓣,吸气时空气可以经过裂口进入胸膜腔,而呼气时活瓣闭合,空气只进不出,造成胸膜腔内压力不断增高,称为张力性气胸,是气胸中最严重的一种。急救时应迅速在患侧锁骨中线第2肋间进行胸腔穿刺排气。

（三）胸膜和肺的体表投影

胸膜的体表投影是指壁胸膜各部互相移行形成的反折线在体表的投影位置,标志着胸膜腔的范围(图5-18)。其中最有实用意义的是胸膜前界和下界的体表投影。

胸膜反折线前界的体表投影：肋胸膜转折为纵隔胸膜的反折线,形成胸膜反折线的前界。两侧均起自锁骨内侧1/3段上方2~3 cm处的胸膜顶,斜向下内方,经胸锁关节后方至胸骨柄后面,约在第2胸肋关节水平,左右侧靠拢,并沿中线稍左垂直下行。右侧者在第6胸肋关节处右转,移行于胸膜下反折线；左侧前反折线在第4胸肋关节处弯转向外下,沿胸骨侧缘外侧2~2.5 cm处下

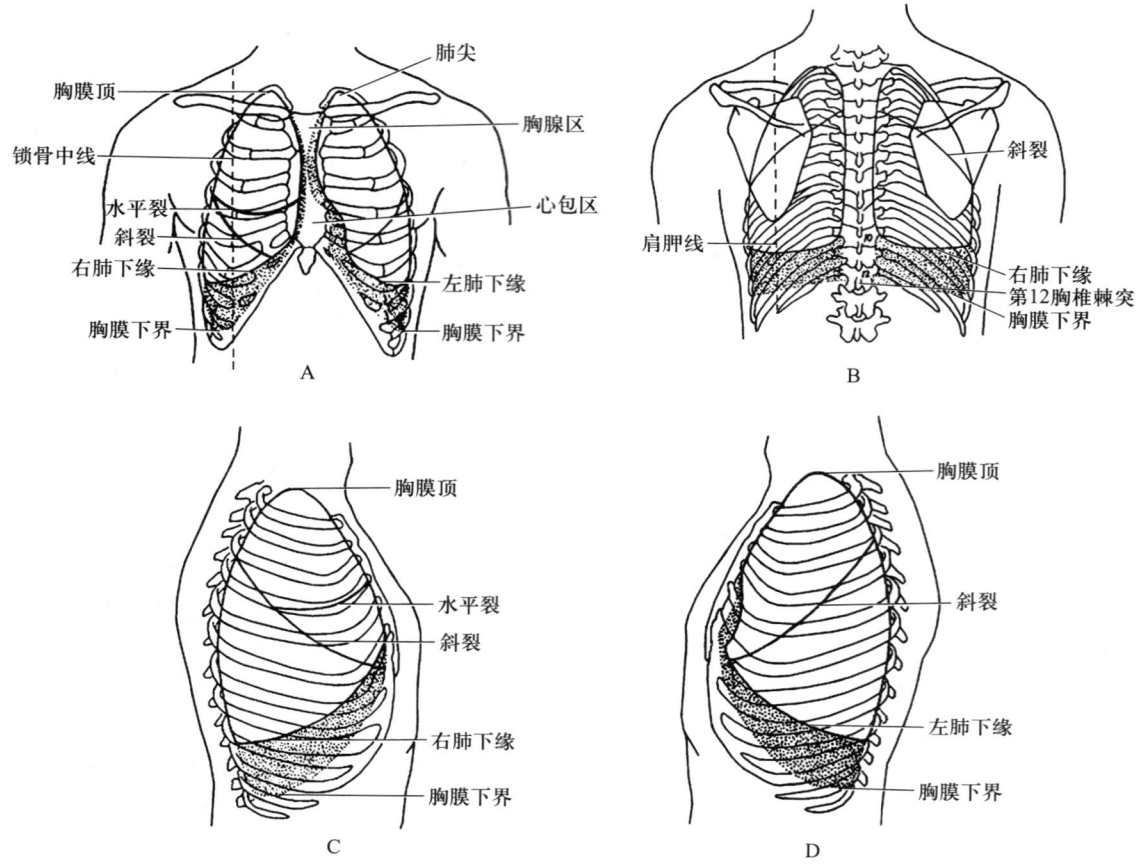

图 5-18 肺与胸膜体表投影
A. 前面；B. 后面；C. 右侧面；D. 左侧面

行,至第 6 肋软骨后方移行于胸膜下反折线。侧胸膜前反折线在第 2~4 肋软骨平面相互靠拢。在第 2 胸肋关节水平以上,两侧胸膜前反折线相互离开,在胸骨柄后方形成一个无胸膜覆盖的区域,称**胸腺区**。在第 4 胸肋关节平面以下,两侧胸膜前反折线之间的区域称**心包区**,此区位于胸骨体下份的左半和左第 4~6 肋软骨后方。

胸膜下界是肋胸膜与膈胸膜移行处的反折线。左侧起自第 6 肋软骨后方,右侧起自第 6 胸肋关节处,两侧均斜向外下方,在锁骨中线与第 8 肋相交,在腋中线与第 10 肋相交,在肩胛线与第 11 肋相交,在脊柱旁约平第 12 胸椎棘突高度。

肺的体表投影:肺尖与胸膜顶的体表投影一致,肺前界与胸膜前界的体表投影也几乎相同。肺下界的体表投影比胸膜下界的高出 1~2 肋,即在锁骨中线与第 6 肋相交,在腋中线与第 8 肋相交,在肩胛线与第 10 肋相交,在脊柱旁约平第 10 胸椎棘突高度。肺下界与胸膜下界体表投影见表 5-1。

表 5-1　肺下界与胸膜下界体表投影

	锁骨中线	腋中线	肩胛线	后正中线
肺下界	第 6 肋	第 8 肋	第 10 肋	第 10 胸椎棘突
胸膜下界	第 8 肋	第 10 肋	第 11 肋	第 12 胸椎棘突

二、纵隔

纵隔 mediastinum（图 5-19）是左、右纵隔胸膜之间的全部器官、结构和结缔组织的总称。纵隔的前界为胸骨，后界为脊柱胸段，两侧界为纵隔胸膜，向上达胸廓上口，向下至膈。成人纵隔位置略偏左侧。

通常以胸骨角平面为界（平对第 4 胸椎椎体下缘），将纵隔分为上纵隔与下纵隔。下纵隔又以心包为界，分为前纵隔、中纵隔和后纵隔。

上纵隔内的主要内容为胸腺，左、右头臂静脉及上腔静脉，左、右膈神经，迷走神经，喉返神经，主动脉及其三个大分支，食管，气管，胸导管及淋巴结。

前纵隔位于胸骨与心包之间，内有纵隔前淋巴结及疏松结缔组织等。

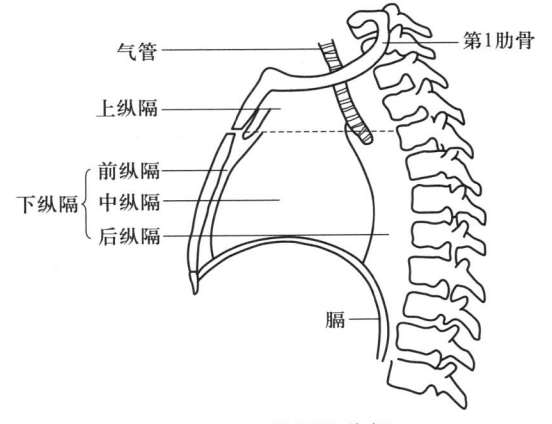

图 5-19　纵隔的分部

中纵隔位于前、后纵隔之间，内有心包、心和出入心的大血管、主支气管起始部、膈神经、心包膈血管和淋巴结等。

后纵隔位于心包与脊柱之间，内有食管、主支气管、胸主动脉、奇静脉、半奇静脉、胸导管、迷走神经、胸交感干和淋巴结等。

知识链接

肺的非呼吸功能

肺除具有气体交换的功能外，还有其他功能，统称肺的非呼吸功能。如在肺叶支气管至细支气管的上皮内和肺上皮内，存在着弥散性神经内分泌细胞，能合成和分泌 5-羟色胺、铃蟾肽（蛙皮素）、降钙素基因相关肽等胺类和多肽类激素，通过旁分泌或血液循环，调节血管平滑肌的舒缩，调整肺的通气，还参与调节腺体的分泌和邻近上皮细胞的代谢。肺血管的内皮细胞还含有多种酶，如血管紧张素 I 转换酶，可将血管紧张素 I 转换成血管紧张素 II，从而使其缩血管的作用明显增强；此外还有缓激肽酶、单胺氧化酶等。肺还是产生和降解前列腺素的重要器官，肺血管内皮细胞既能合成前列腺素，又含有降解前列腺素的酶，从而调节支气管平滑肌的舒缩。

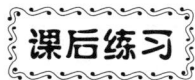

一、名词解释

1. 上呼吸道 2. 鼻中隔 3. 弹性圆锥 4. 声带 5. 喉中间腔 6. 气管杈 7. 气管隆嵴 8. 肺门 9. 肺根 10. 支气管树 11. 支气管肺段 12. 胸膜 13. 胸膜腔 14. 胸膜顶 15. 肋膈隐窝

二、简答题

1. 鼻旁窦有哪几对？分别开口于何处。
2. 用上颌窦的解剖学知识解释为什么上颌窦的炎症易转为慢性。
3. 为什么气管内异物易坠入右主支气管，而不易坠入左主支气管？
4. 肋膈隐窝如何形成？有何特点？有何临床意义？
5. 血-气屏障如何组成？
6. 纵隔如何分部？

三、选择题

第五章选择题

（刘　茜　毛庆红）

第六章 泌尿系统

【学习目标】
　　掌握：泌尿系统的组成，肾的位置，膀胱的位置与毗邻。
　　理解：肾的形态、被膜、剖面结构；输尿管的三个狭窄；膀胱壁的结构特点；女性尿道的特点。
　　了解：肾血液循环的特点，肾的微细结构。

泌尿系统 urinary system 由肾、输尿管、膀胱、尿道组成（图 6-1），其主要功能为排泄。排泄

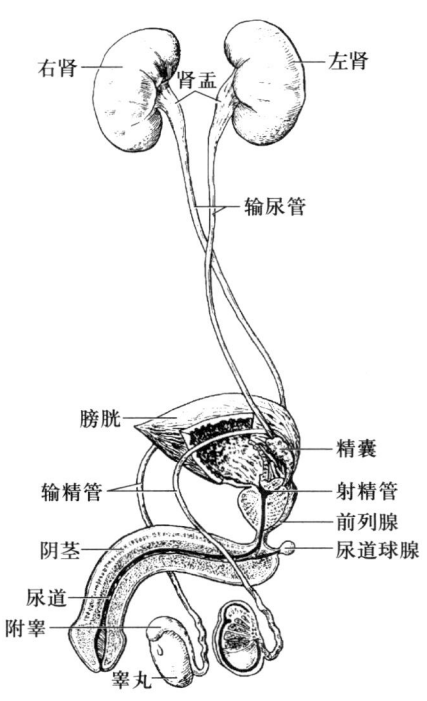

图 6-1　男性泌尿生殖系统模式图

是指机体代谢过程中所产生的各种不为机体所利用或者有害的物质向体外输送的生理过程。被排出的物质一部分是营养物质的代谢产物。其中肾的功能尤其重要，负责过滤血液，生成尿液，然后经输尿管流入膀胱暂时储存，当膀胱尿液存储到一定量后，引发排尿反射，尿液经尿道排出体外。近年研究发现肾还具备内分泌功能，如分泌肾素、促红细胞素等多种激素和生物活性物质。

知识链接

血液透析

血液透析（hemodialysis）简称血透，通俗的说法也称之为人工肾、洗肾，是血液净化技术的一种。利用半透膜原理，通过扩散、对流将体内各种有害物质、多余的代谢废物和过多的电解质移出体外，达到净化血液、纠正水电解质及酸碱平衡的目的。根据治疗方法的不同，分为间歇性血液透析治疗和连续性血液透析治疗。血液透析除了应用于慢性肾衰竭替代治疗外，还广泛应用于不同原因引起的急性肾衰竭、多器官衰竭、严重外伤、急性坏死性胰腺炎、高钾血症、高钠血症、急性酒精中毒等，对减轻患者症状、延长生存期均有一定意义，也是抢救急、慢性肾衰竭的有效措施之一。

第一节 肾

一、肾的形态与位置和毗邻

1. 肾的形态与位置　**肾** kidney 是成对的实质性器官，成人肾的表面光滑，呈红褐色，似蚕豆，成年男性肾略大于女性（图 6-2）。肾可分为内、外两侧两缘，前、后两面和上、下两端。其上、下两端钝圆，前面隆凸，后面平坦。外侧缘隆凸，内侧缘中部凹陷，称**肾门** renal hilum，是肾的血管、神经、淋巴管、肾盂出入肾实质之处。**肾蒂** renal pedicle 由出入肾门的肾血管、肾盂、神经和淋巴管等被结缔组织包裹在一起形成。肾蒂主要结构的排列由前向后依次为肾静脉、肾动脉和肾盂；由上向下依次为肾动脉、肾静脉和肾盂。其中右肾蒂较左肾蒂短，故右肾手术难度大。肾门向肾实质内凹陷形成一个较大的腔隙，称**肾窦** renal sinus，内含肾的血管、神经、淋巴管、肾盏、肾盂及脂肪组织。

肾左、右各一，位于腹后壁脊柱两侧，紧贴腹后壁的上部，是腹膜外位器官。左肾上端平第 11 胸椎椎体下缘，下端平第 2 腰椎椎体下缘，第 12 肋斜过其后面中部。右肾因受肝影响较左肾约低半个椎体，第 12 肋斜过其后面上部（图 6-3）。

成人肾门约平第 1 腰椎椎体，其体表投影点在竖脊肌外侧缘与第 12 肋的夹角处，称**肾区** renal region。某些肾病时，触压或叩击此区可引起疼痛。

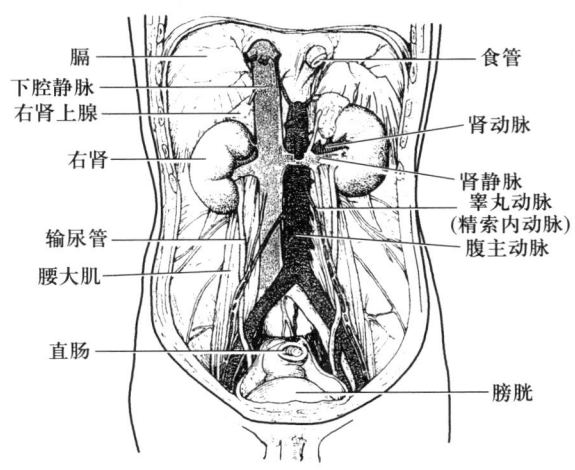

图 6-2 肾与输尿管（前面）

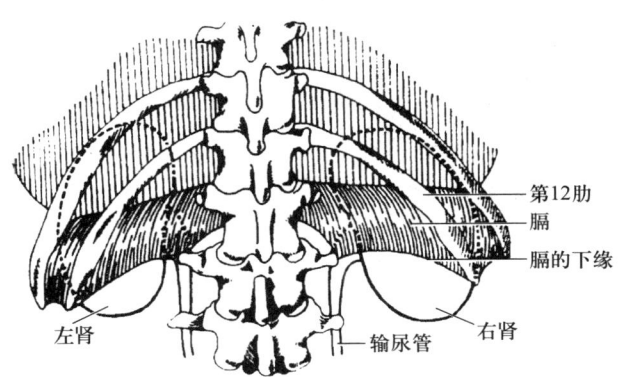

图 6-3 肾与椎骨、肋骨的位置关系

2. **肾的毗邻** 在两肾的上方有肾上腺附着，下方有输尿管上端。前方的毗邻关系：左肾上部邻接胃后壁，左部为结肠左曲，中部有胰横过肾门前方。右肾上部邻接肝右叶，下部为结肠右曲，内侧有十二指肠降部。后方第 12 肋以上部分借膈与胸膜腔相邻。

二、肾的被膜

肾的表面有 3 层被膜，从内向外依次为纤维囊、脂肪囊和肾筋膜。

1. **纤维囊** fibrous capsule 是一层由致密结缔组织和少量弹性纤维构成的薄而坚韧的被膜，与肾连接疏松，易于剥离，剥离困难即为病理现象。

2. **脂肪囊** fatty renal capsule 位于纤维囊的外面，又称肾床，为脂肪组织层，成人肾脂肪囊的厚度可达 2 cm，在肾的后面和边缘脂肪组织更为发达。脂肪囊有支持和保护肾的作用。临床上作肾囊封闭，就是将药物注入此层。经腹膜外做肾手术时，在脂肪囊内易于游离肾。由于该层脂肪组织发达,易透过 X 线,在 X 线片上可见肾的轮廓,对肾疾病的诊断有一定意义。

3. **肾筋膜** renal fascia 位于脂肪囊的外面,又称纤维膜,为肾的固有膜,由致密结缔组织构成,质薄而坚韧,被覆于肾表面,有保护肾的作用。纤维膜易于从肾表面剥离,利用这一特点,可将肾固定于第 12 肋和腰大肌上,以治疗肾下垂。在肾部分切除术或肾外伤时,应缝合纤维膜,以防肾实质撕裂。肾位置的固定主要有赖于肾被膜,但是肾血管、腹膜及腹内邻近器官的压力对肾的固定也有一定的作用。如固定装置不健全,肾将下垂(肾下垂)或游动(游走肾)(图 6-4)。

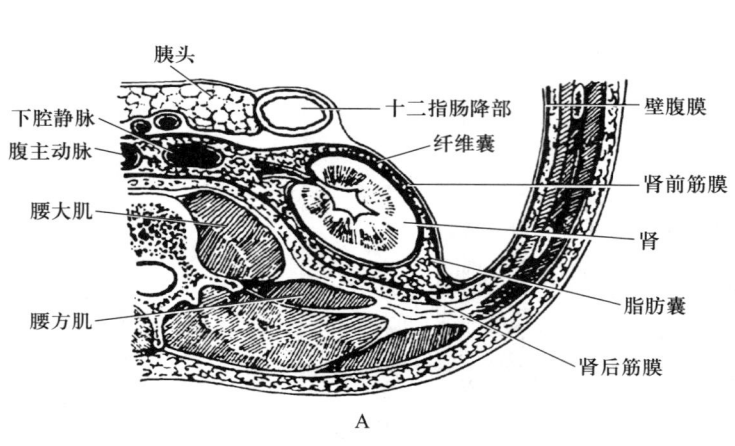
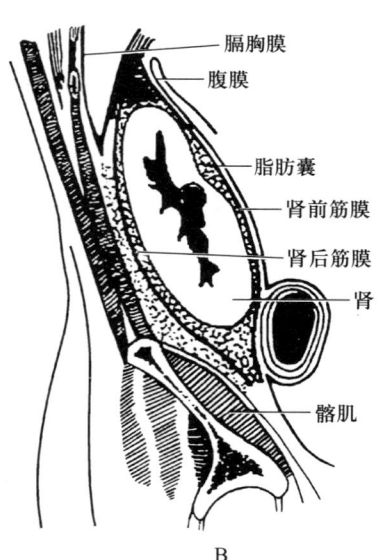

图 6-4 肾的被膜
A. 水平切面;B. 矢状切面

知识链接

肾囊封闭术的应用解剖

肾囊封闭术是通过穿刺的方法,把普鲁卡因等药物注入肾脂肪囊,以达到消除疼痛等目的的一项治疗技术。主要用于治疗急性无尿症、功能性尿潴留、麻痹性肠梗阻、术后腹胀、肾痛等。

1. 部位选择 在腰部第 12 肋骨下缘,竖脊肌外侧缘与髂肌之间的区域,或者在第 1 腰椎棘突外侧 5 cm 处,是进入肾的较短径路。在竖脊肌外缘与第 12 肋交点之下约 1 cm 处做局部麻醉。

2. 穿经结构 由浅入深依次穿经皮肤、浅筋膜、背阔肌、胸腰筋膜、腹横肌起始腱膜、腰方肌、肾旁脂肪、肾后筋膜,最后刺入肾脂肪囊后部。

三、肾的解剖结构

(一) 肾的剖面结构

肾的冠状切面上可见肾分为表层的**肾皮质** renal cortex 和深层的**肾髓质** renal medulla。肾皮质新鲜时呈红褐色,肉眼可见密布细小的颗粒。由肾小球和肾小管所构成,部分皮质伸展至髓质锥体间,成为**肾柱** renal columns。肾髓质新鲜时呈淡红色,为 10~20 个锥体所构成。**肾锥体** renal pyramids 在切面上呈三角形。锥体底部向肾凸面,尖端向肾门,锥体主要组织为集合管,锥体尖端称**肾乳头** renal papillae,每一个肾乳头有 10~20 个**乳头管** papillary duct,向**肾小盏** minor renal calices 漏斗部开口。在肾窦内有肾小盏,为漏斗形的膜状小管,围绕肾乳头。肾锥体与肾小盏相连接。每侧肾有 7~8 个肾小盏,相邻 2~3 个肾小盏合成一个**肾大盏** major renal calices。每侧肾有 2~3 个肾大盏,肾大盏汇合成扁漏斗状的**肾盂** renal pelvis。肾盂出肾门后逐渐缩窄变细,移行为输尿管(图 6-5)。

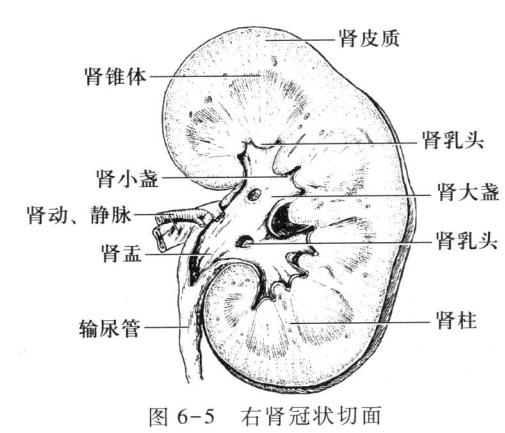

图 6-5 右肾冠状切面

(二) 肾的组织结构

肾实质主要由大量的肾单位、集合管和其间少量的结缔组织、血管构成(图 6-6)。肾间质是指肾内的结缔组织、神经、血管和淋巴管等,分布在肾单位及集合小管之间。

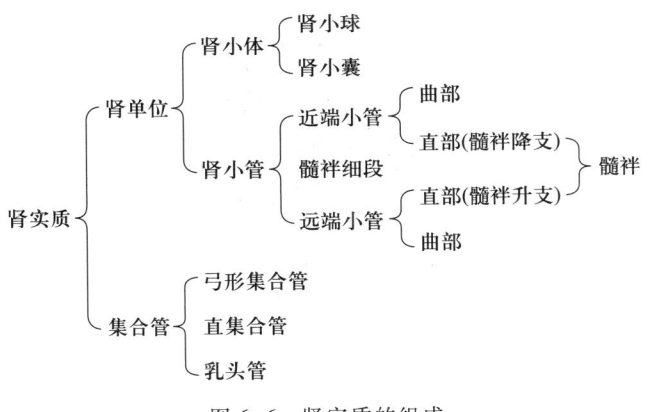

图 6-6 肾实质的组成

1. **肾单位**(图 6-7)是肾的基本功能单位,它与集合管共同完成泌尿功能。人的两侧肾有 170 万~240 万个肾单位,每个肾单位包括肾小体和肾小管部分。

(1) **肾小体** 包括肾小球和肾小囊两部分。肾小球是一团毛细血管网,其峡谷端分别与入球微动脉和出球微动脉相连。肾小球的包囊称为肾小囊。它有两层上皮细胞,内层(脏层)紧贴

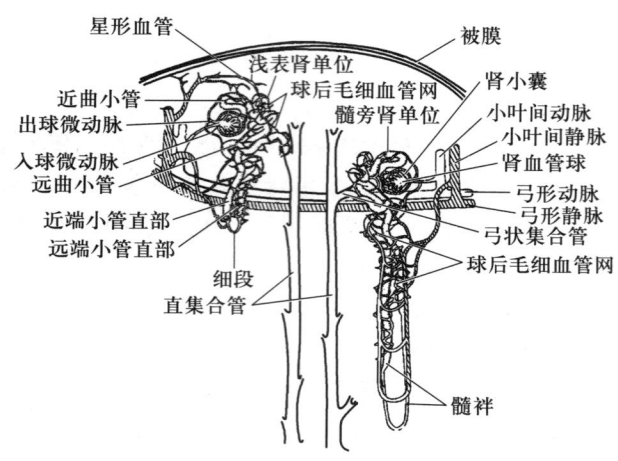

图 6-7　肾单位、集合管、肾血液循环模式图

在毛细血管壁上,外层(壁层)与肾小管壁相连;两层上皮之间的腔隙称为肾小囊腔,与肾小管管腔相通(图 6-8)。血浆中某些成分通过肾小球毛细血管网向囊腔滤出;滤出时必须通过肾小球毛细血管内皮细胞、基膜和肾小囊脏层上皮细胞,这三者构成滤过膜。

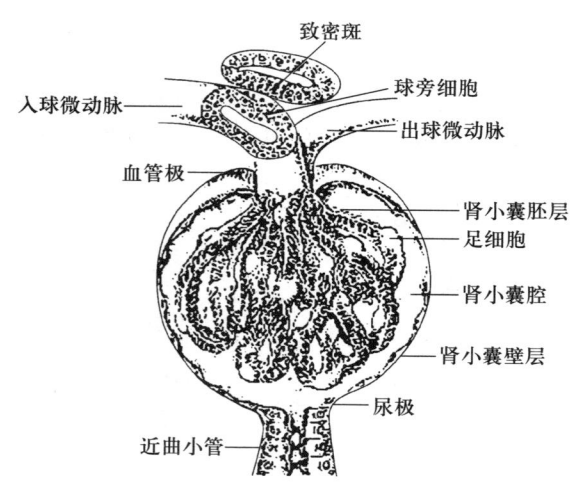

图 6-8　肾小体和球旁器模式图

（2）**肾小管**　由近端小管、髓袢和远端小管 3 部分组成。近端小管包括近曲小管和髓袢降支粗段。髓袢由髓袢降支和髓袢升支组成;前者包括髓袢降支粗段(也是近端小管的组成部分)和降支细段;后者是指髓袢升支细段和升支粗段(也是远端小管的一部分)。远端小管包括髓袢升支粗段和远曲小管。远曲小管末端和集合管相连。

2. **集合管**　不包括在肾单位内,但在功能上和远端小管密切相关,它在尿生成过程中,特别是在尿液浓缩过程中起着重要作用,每一集合管接受多条远曲小管运来的液体。许多集合管又汇入乳头管,最后形成的尿液经肾盏、肾盂、输尿管而进入膀胱,由膀胱排出体外。

3. 球旁复合体 juxtaglomerular complex 又称肾小球旁器。由球旁细胞和致密斑等部分组成(图 6-9)。

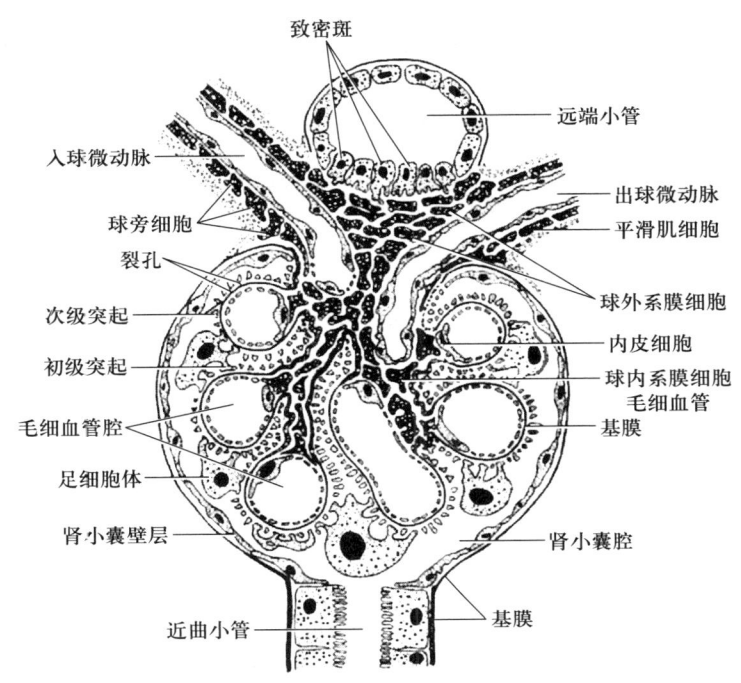

图 6-9 球旁复合体模式图

(1) **球旁细胞** juxtaglomerular cell:球旁细胞由近血管球处入球微动脉管壁平滑肌细胞转化而成。细胞呈立方形或多边形,细胞核圆形。球旁细胞可分泌肾素,肾素是一种蛋白水解酶,在血液内经过复杂的生化反应后,可参与血压调节。某些肾病伴发高血压,与肾素分泌异常有关。

(2) **致密斑** macula densa:是由远端小管曲部近血管极侧的上皮细胞转化而成的斑状结构。致密斑的细胞呈高柱状,排列紧密,细胞核位于细胞顶部。致密斑是钠离子感受器,能感受远端小管内滤液中钠离子浓度的变化。当滤液中钠离子浓度降低时,致密斑将信息传递给球旁细胞,促进球旁细胞分泌肾素,增强远端小管对钠的重吸收,最终使血钠浓度升高。

四、肾的血液循环

1. 肾血液循环途径 见图 6-10。
2. 肾血液循环特点。
(1) 血流量(blood flow)大。
(2) 血管分布不均匀。
(3) 形成两次毛细血管网:① 肾小球毛细血管网压力高,有利于肾小球的滤过。② 肾小管周围毛细血管网血压较低,胶体渗透压高,有利于重吸收。

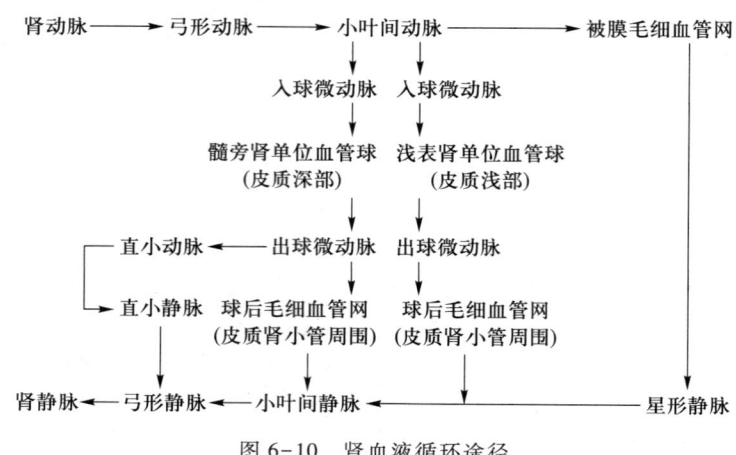

图 6-10 肾血液循环途径

第二节 输尿管

一、输尿管的位置与行程

输尿管上接肾盂,下连膀胱,是一条细长的管道,呈扁圆柱状,管径平均为 0.5~0.7 cm。成人输尿管全长 25~35 cm,位于腹膜后,沿腰大肌内侧的前方垂直下降进入骨盆。

二、输尿管的分段

根据输尿管的行程,全长可分为**腹段**、**盆段**和**壁内段**。
1. **输尿管腹段** 位于腹膜后方,沿腰大肌前面下降至小骨盆上口,移行为盆段。
2. **输尿管盆段** 是输尿管位于盆腔的部分。在男性与输精管交叉后转向前内侧,斜穿膀胱底。
女性输尿管则越过宫颈外侧至膀胱,临床上常把此特殊位置戏称为"小桥流水"。
3. **输尿管壁内段** 为输尿管斜穿膀胱壁的部分,该段开口于膀胱底内面的输尿管口。

三、输尿管的狭窄

输尿管全长有 3 处狭窄:① 肾盂与输尿管的移行处;② 跨越髂血管入小骨盆上口处;③ 输尿管斜穿膀胱壁处。这些狭窄常是结石易于滞留处。

知识链接

尿路结石

尿路结石是最常见的泌尿外科疾病之一。男性多于女性,约 3∶1。近 30 多年来,我国上尿路(肾、输尿管)结石发病率明显升高。结石形成机制尚未完全阐明,多认为与代谢以及感染因素有关。尿路结石的主要症状是疼痛和血尿,如输尿管结石,结石容易停留在输尿管的 3 个狭窄处,导致剧烈疼痛,并常放射至会阴,但也有极少数病人可长期无自觉症状。

肾及输尿管结石的治疗要根据结石大小、部位、数目、形状、一侧或两侧,有无尿流梗阻、有无伴发感染、肾功能受损程度、全身情况以及治疗条件等进行具体分析,全面考虑。当绞痛发作时首先应该使症状缓解,而后再选择排石治疗方案。

第三节 膀 胱

膀胱 urinary bladder 是一个储尿器官。在哺乳类,它是由平滑肌组成的一个囊性结构,位于骨盆内,其后端开口与尿道相通。膀胱与尿道的交界处有括约肌,可以控制尿液的排出。膀胱的形状、大小、位置及壁的厚度均随尿液的充盈程度、年龄、性别不同而异。成人膀胱容积为 300~500 ml,膀胱最大容积为 800 ml,女性膀胱容积略小于男性,新生儿膀胱约为成人的 1/10。老年人由于膀胱肌的紧张力降低,故容积增大。

一、膀胱的形态与结构

膀胱空虚时呈锥体形(图 6-11)。尖朝向前上方,称**膀胱尖**;底朝向后下方,称**膀胱底**;尖、底之间的大部分称**膀胱体**;膀胱的最下部称**膀胱颈**。膀胱颈的下端有尿道内口通向尿道。

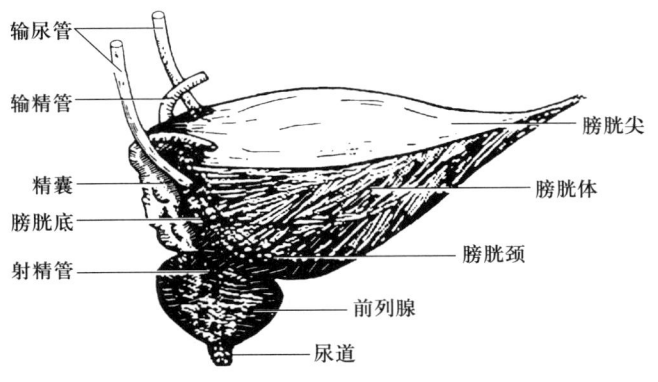

图 6-11 膀胱(侧面)

二、膀胱的位置与毗邻

膀胱空虚时位于小骨盆腔内,耻骨联合后方。在男性膀胱底与精囊腺、输精管末端和直肠相邻,膀胱颈与前列腺相邻(图6-12)。在女性膀胱底则与子宫颈和阴道相邻;膀胱颈直接与尿生殖膈相邻(图6-13)。膀胱充盈时,可高于耻骨联合而膨入腹腔,并与腹前壁相贴(图6-14)。

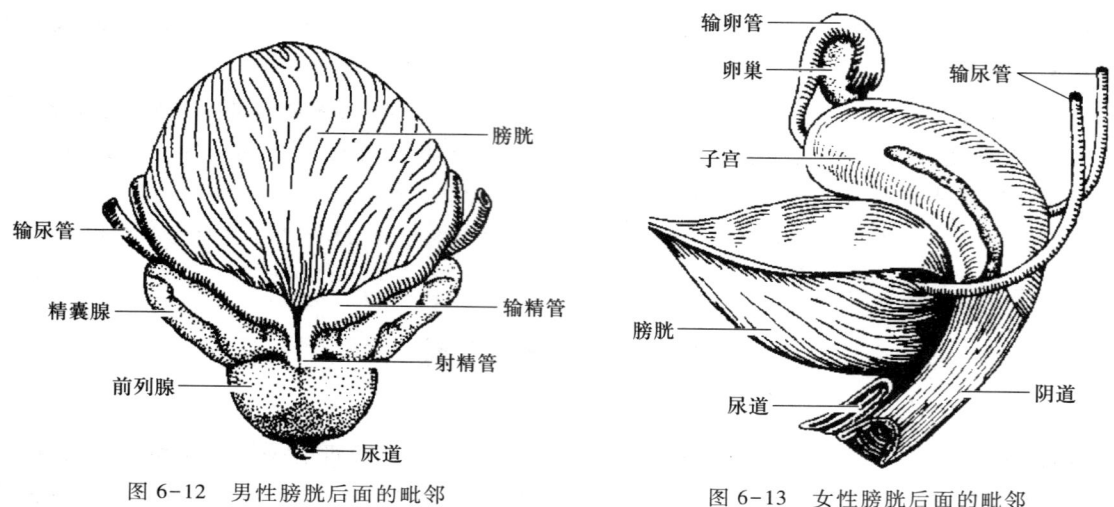

图6-12 男性膀胱后面的毗邻　　　　　图6-13 女性膀胱后面的毗邻

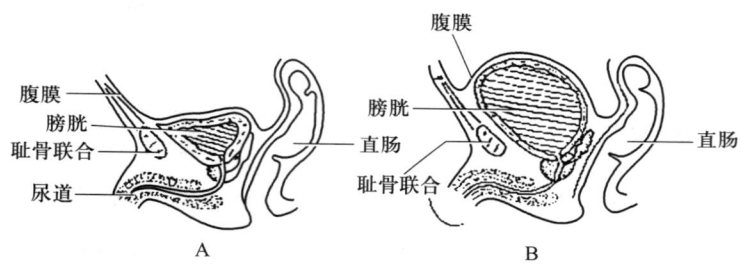

图6-14 膀胱空虚时和充盈时与腹膜的关系
A.膀胱空虚时;B.膀胱充盈时

三、膀胱的组织结构

膀胱壁由内向外由黏膜、肌层和外膜构成。

(1)黏膜为变移上皮,有许多皱襞,膀胱空虚时增多,充盈时减少。膀胱底的内面,两输尿管口和尿道内口之间的三角形区域黏膜光滑无皱襞,称**膀胱三角** trigone of bladder,是膀胱肿瘤和炎症的好发部位。两输尿管口之间的横行皱襞称**输尿管间襞**,该处色苍白,膀胱镜检查时可作为寻找输尿管的标志。

（2）膀胱的肌层较厚，平滑肌大致呈外纵、中环、内纵3层交错排列，共同构成**逼尿肌**。通常认为在尿道内口处有环行平滑肌形成的膀胱括约肌。

（3）膀胱外膜是浆膜和纤维膜。

第四节　尿　　道

尿道 urethra 是膀胱与体外相通的一段管道，男、女性尿道差异很大。

男性尿道细长，长16~22 cm，起自膀胱的尿道内口，止于尿道外口，行程中通过前列腺部、膜部和阴茎海绵体部，男性尿道兼有排尿和排精功能，与生殖系统关系密切，详细内容见第七章第一节。

女性尿道 female urethra（图6-15）专为排尿，长3~5 cm。女性尿道为一条独立肌性管，富有扩张性。与膀胱连接处为尿道内口，内口的周围有括约肌，尿道外口在阴道口的前方。女性尿道较短而容易感染，所以更要注意清洁卫生。

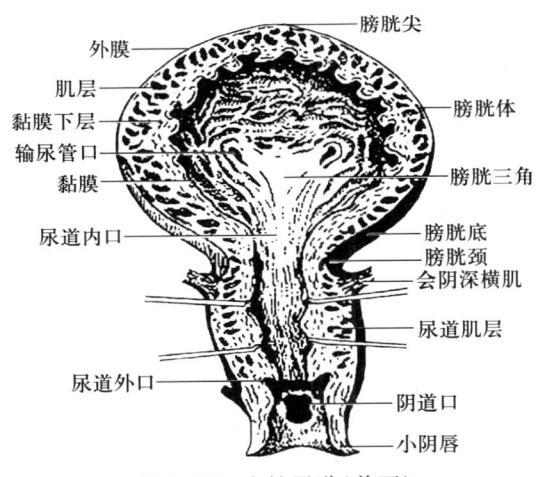

图6-15　女性尿道（前面）

知识链接

泌尿系统感染的预防

1. 注意个人卫生　平时要注意个人卫生，防止细菌侵入和病菌感染。穿棉质内衣裤，使阴部保持干爽，避免紧身不透气的裤子，勤换内裤。不要用公共浴池、浴盆洗浴，不要坐在未经消毒的马桶上，不要与他人共用一条毛巾。

2. 多饮水 尿液滞留膀胱时间越久，细菌的数量越多。大肠埃希菌的菌数每20分钟增加1倍。当发生尿路感染时，解决尿道疼痛的最佳方法是多喝流质增加排尿量，以排出尿道内的细菌。如果尿液清澈，表示饮水足够；如果尿液有颜色，表示饮水不够。

附：

泌尿系统记忆歌诀

肾形态与位置歌诀

形如蚕豆表面平，脊柱旁列八字形；
被膜肾蒂腹内压，相邻器官都固定；
左肾上平胸十一，右低半椎十二中；
肾门约对一腰椎，病变肾区叩压痛。

肾窦歌诀

肾门向内有间房，多种结构里面藏；
动静肾盂大小盏，淋巴神经和脂肪。

肾被膜歌诀

纤维衬衣脂肪袄，筋膜外罩厚又牢。

肾血液循环歌诀

肾血循环特点三，管粗压高快循环；
入球短粗出球细，滤出原尿不困难；
两级毛细血管网，先滤后吸多完善。

输尿管歌诀

输尿管细又长，上起肾盂下连膀；
三处狭窄要记住，起始越髂穿膀胱；
结石下降易滞留，请君快饮排石汤。

膀胱歌诀

外观膀胱锥体形，顶尖底大体膨隆；
内面三角有特点，结核肿瘤好发生。

尿道歌诀

男性尿道长狭弯，女性尿道短直宽。

课后练习

一、名词解释

1. 肾单位 2. 滤过膜 3. 膀胱三角

二、简答题

1. 尿液是如何生成并且通过哪些结构排出体外的？
2. 女性为何容易发生泌尿系统感染？

3. 耻骨联合上方进行膀胱穿刺术的解剖学依据是什么？

三、选择题

第六章选择题

（黄 谊 张 平）

第七章 生殖系统

【学习目标】

掌握：男、女生殖系统的组成和功能；男性尿道的分部、3处狭窄、3处扩大和2个弯曲的部位和临床意义。子宫的位置、形态、固定装置及作用。

理解：睾丸的位置、功能；精索的位置与组成；输精管的行程、分部、功能；射精管的合成与开口；前列腺的位置、功能。卵巢的位置，卵泡的结构特点和功能；黄体的分类与功能；输卵管的位置与分部；子宫内膜的分层及其周期性变化的结构特点和功能；阴道的位置；会阴的概念；女性乳房。

了解：睾丸鞘膜及鞘膜腔；睾丸微细结构；附睾的位置、功能；精囊和尿道球腺的位置与功能；精液的组成；男性外生殖器的位置与功能。

生殖系统 reproductive system 包括男性生殖系统和女性生殖系统。男、女生殖系统按部位均可分为内生殖器和外生殖器两部分（表7-1），按功能可分为产生生殖细胞并分泌性激素的生殖腺、输送生殖细胞的生殖管道和附属腺。

生殖系统具有产生生殖细胞、繁殖后代、分泌性激素、维持性功能和第二性征等功能。

表7-1 男、女生殖系统的组成

生殖系统组成		男性生殖系统	女性生殖系统
内生殖器	生殖腺	睾丸	卵巢
	生殖管道	附睾、输精管、射精管	输卵管、子宫、阴道
	附属腺	精囊、前列腺、尿道球腺	前庭大腺
外生殖器		阴囊、阴茎	女阴

第一节 男性生殖器

男性内生殖器包括睾丸、附睾、输精管、射精管、精囊、前列腺、尿道球腺。外生殖器包括阴囊和阴茎(图 7-1)。

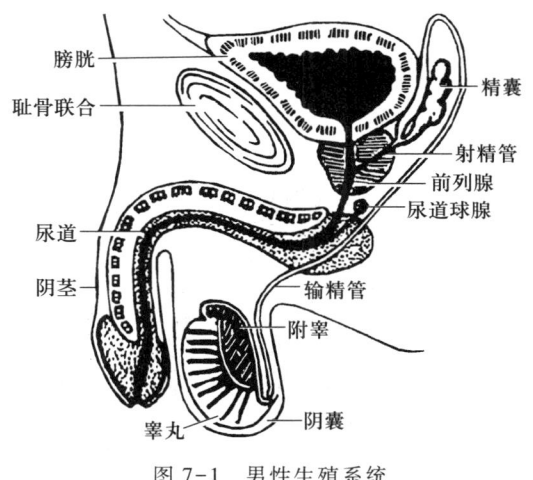

图 7-1 男性生殖系统

一、内生殖器

(一) 睾丸

睾丸 testis 是男性生殖腺，能产生精子和分泌雄激素。

1. 睾丸的位置和形态　睾丸借精索悬于阴囊内，左、右各一。其呈扁椭圆形，表面光滑，前缘和下端游离，后缘与附睾相邻(图 7-2)。其上部是血管、神经、淋巴管进出睾丸的部位。

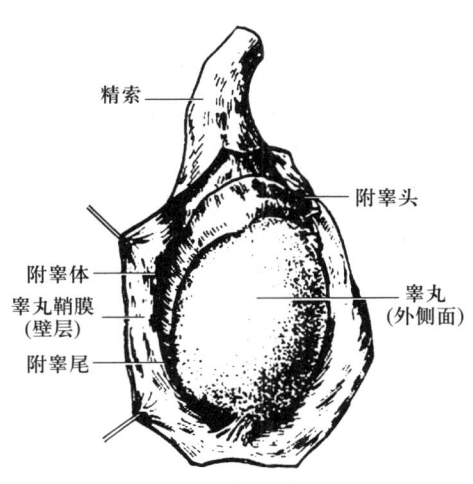

图 7-2 睾丸及附睾

睾丸表面(除后缘外)和阴囊内面均被覆浆膜，称**睾丸鞘膜**。睾丸鞘膜为一层浆膜，分为脏层和壁层。紧贴睾丸表面的为脏层，衬于阴囊内面的为壁层。脏、壁两层在睾丸后缘相互移行，构成一个密闭的腔隙,称**鞘膜腔**,腔内含有少量浆液,起润滑作用(图7-2)。

2. 睾丸的微细结构(图7-3) 睾丸表面包有一层坚韧厚实的纤维膜,称**白膜**。白膜在睾丸后缘增厚,形成**睾丸纵隔**。睾丸纵隔的结缔组织呈放射状地向睾丸内伸出许多不完整的纤维隔,把睾丸分成若干锥形的**睾丸小叶**。每个小叶内含1~4条弯曲细长的**精曲小管**,精曲小管之间的结缔组织称**睾丸间质**。

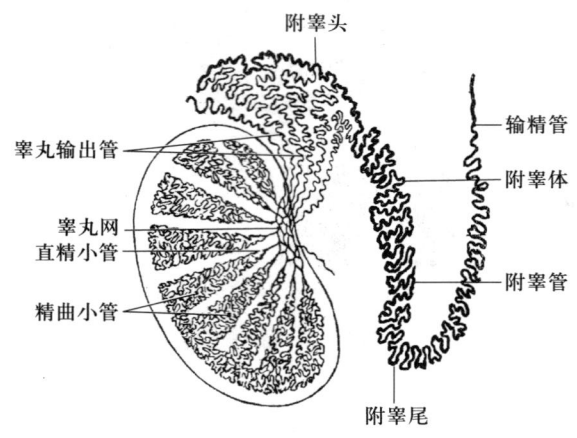

图7-3 睾丸的微细结构

(1)精曲小管:也称生精小管,是产生精子的部位,其管壁上皮由支持细胞和生精细胞组成(图7-4)。支持细胞呈不规则的锥体形,单层排列,对生精细胞起支持和营养作用。生精细胞是处于不同发育阶段的生殖细胞,位于支持细胞之间,呈多层排列。精原细胞是生精细胞的最幼稚阶段,靠近基膜。自青春期开始,在垂体促性腺激素的作用下,生精细胞不断分裂增生,其发育经历了5个阶段:精原细胞、初级精母细胞、次级精母细胞、精子细胞、精子。精子细胞靠近管腔,不再分裂,经过变形,形成精子。

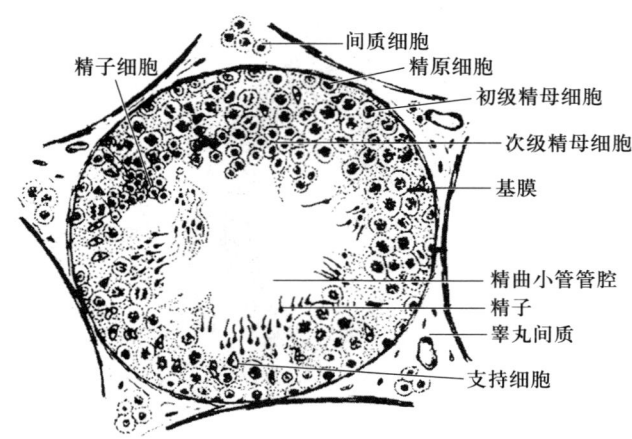

图7-4 精曲小管的微细结构

精子形似蝌蚪,分头、尾两部(图7-5)。头部有顶体,尾细长,能摆动,使精子产生运动。

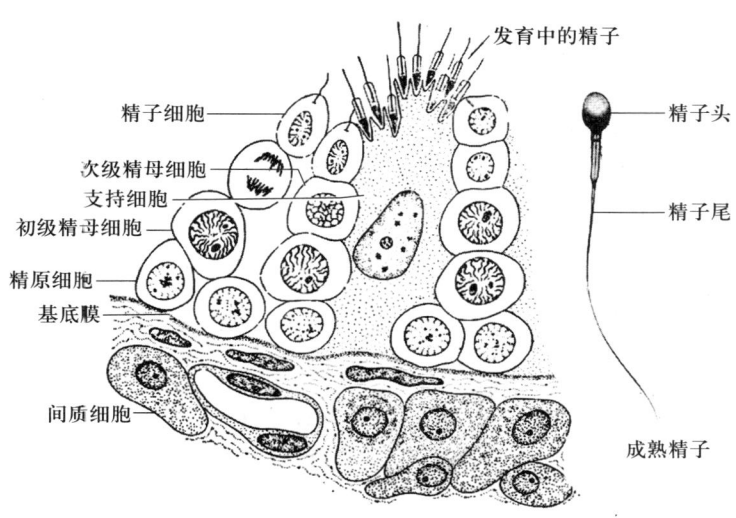

图 7-5 精子发育过程示意图

（2）睾丸间质：是精曲小管之间的富含血管和淋巴管的疏松结缔组织，其内有间质细胞。间质细胞呈圆形或不规则形，单个或成群分布，能分泌雄激素。雄激素促进精子的发生，促进男性生殖管道和附属腺的发育，激发男性第二性的形成，维持正常性功能等。

（二）生殖管道

1. 附睾 **附睾** epididymis 附于睾丸上端和后缘，呈新月形。上部膨大为**附睾头**，中部为**附睾体**，下部狭细为**附睾尾**。附睾头内有十多条睾丸输出小管，其末端汇合成一条高度蟠曲的附睾管，长 4~6 m。附睾尾末端移行为输精管。

附睾的功能是贮存精子，精子在附睾内贮存 8~17 天，在其内能获取营养，并经历一系列的成熟变化而使其获得受精能力。

2. 输精管和射精管 **输精管** ductus deferens 是附睾管的直接延续，平均长度 31~32 cm。输精管自附睾尾，沿附睾内侧上行至阴囊根部，进入精索，穿腹股沟管入盆腔，绕至膀胱底的后面，形成膨大的输精管壶腹，输精管壶腹的末端与精囊腺的排泄管合并为射精管。**射精管** ejaculatory duct 长约 2 cm，其穿过前列腺实质，开口于尿道前列腺部。输精管和射精管的管壁较厚，肌层发达，收缩时有助于精子排出。

知识链接

输精管结扎术

输精管结扎术是男性节育手术。输精管在阴囊内的一段比较游离，很容易隔着一层皮肤摸到，摸起来就像火柴棍般粗细。与输精管相伴行的是一束软组织，其中包含着静脉和动脉血管，还有神经纤维和淋巴管，在医学上统称为精索。在手术时，仅仅结扎输精管，要保留血管和神经的完整。

精索 spermatic 从腹股沟管深环至睾丸上端处，有一柔软的圆索状结构，称为精索。其主要成分有输精管、睾丸动脉、蔓状静脉丛、淋巴管和神经等，其外包有被膜。在行男性输精管结扎术时常在睾丸后上方、阴囊根部进行，手术时必须剖开精索的被膜才能找到输精管。

（三）附属腺

附属腺包括精囊、前列腺和尿道球腺（图7-6），其分泌物组成精液的成分。

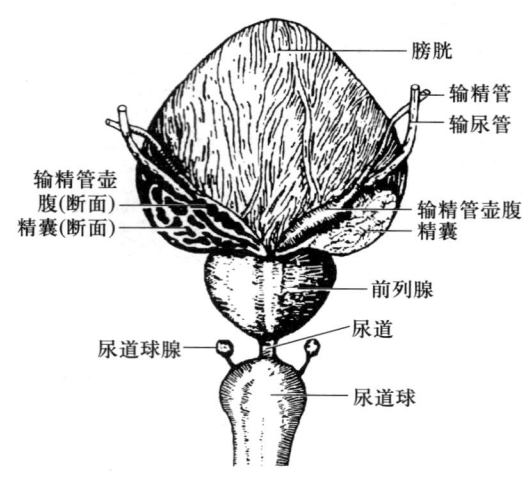

图7-6　精囊、前列腺和尿道球腺（后面）

1. 精囊 seminal vesicle　又称精囊腺，为一对长椭圆形的囊状腺体，位于膀胱底后方和输精管末端的外侧，其排泄管与输精管末端汇合成射精管。精囊腺分泌弱碱性黄色黏稠液体，具有营养精子和稀释精子的功能。

2. 前列腺 prostate　为单个实质性器官，位于膀胱颈与尿生殖膈之间。前列腺形似栗子，上端宽大，下端尖细。尿道前列腺部自前列腺中央纵行穿过。前列腺的排泄管直接开口于尿道。前列腺的后面邻直肠前壁，活体经肛门指检可触及。前列腺增生时可压迫尿道，引起排尿困难。

前列腺由腺组织、平滑肌和结缔组织构成。前列腺分泌乳白色液体，参与精液的组成。精液有营养精子和增加精子活动的作用。

3. 尿道球腺 bulbourethral gland　为一对豌豆大的腺体，埋于尿生殖膈内，其排泄管开口于尿道球部。其分泌物也是组成精液的成分之一，有刺激精子活动的作用。

精液：是由生殖管道及附属腺分泌的乳白色碱性液体，内含大量精子。一次射精2~5 ml精液，含（2~5）亿个精子。

二、外生殖器

（一）阴囊

阴囊 scrotum（图7-7）为一皮肤囊袋，位于阴茎的后下方，容纳睾丸、附睾和输精管的起始部。阴囊皮肤薄而柔软，富有伸展性。正中有一纵行的**阴囊缝**。阴囊壁由浅层的皮肤和深层的**肉膜**组成。肉膜内含平滑肌纤维，平滑肌的舒缩可调节阴囊内温度，使其保持低于正常体温1~

2℃,以适应精子的发育。肉膜在正中线向深部发出**阴囊中隔**,将阴囊腔分为左、右两部分,各容纳一侧的睾丸和附睾。

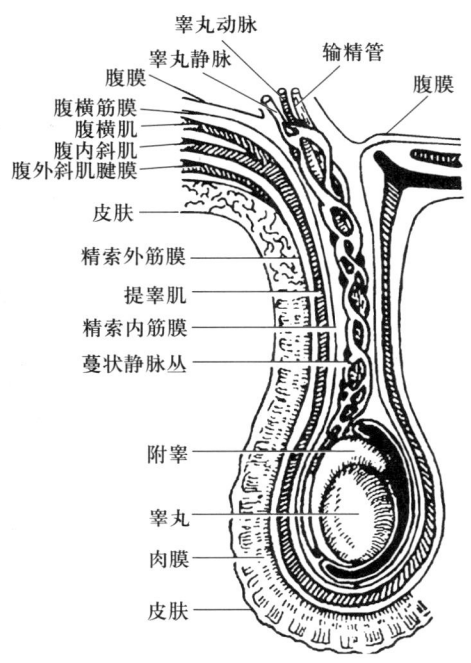

图 7-7 阴囊结构及其内容模式图

(二) 阴茎

阴茎 penis(图 7-8)分为前端的**阴茎头**,中间的**阴茎体**和后端的**阴茎根** 3 部分。阴茎头游离,阴茎体悬垂于耻骨联合前下方,阴茎根固定于耻骨弓。阴茎由 2 条位于背侧的阴茎海绵体和 1 条位于腹侧的尿道海绵体构成,外被筋膜和皮肤。尿道海绵体内有尿道海绵体部纵行穿过。它的前端膨大,即阴茎头,有呈矢状位的尿道外口。后端膨大称**尿道球**,有尿道球部穿过。3 条海绵体内的小腔隙与血管相通,当腔隙充血时胀大变硬,阴茎勃起。阴茎的皮肤薄而柔软,皮肤在阴茎前端形成双层的环形皱襞,称**阴茎包皮**。包皮与尿道外口下端相连的皮肤皱襞称**包皮系带**。行包皮环切术时,不能伤及包皮系带。在成人,如包皮过长,包皮口过小不能上翻露出阴茎头,称为**包茎**,须做手术治疗。

(三) 男性尿道

男性尿道 male urethra 是尿液和精液排出的共同管道(图 7-9)。起自膀胱的尿道内口,依次穿过前列腺、尿生殖膈或尿道海绵体,终于尿道外口。成人尿道长 16~22 cm。全长分为**前列腺部**、**膜部**和**海绵体部**。临床上把前列腺部和膜部称**后尿道**,海绵体部称**前尿道**。

男性尿道的口径粗细不均,全长有 3 处狭窄、3 处扩大。3 处狭窄分别位于尿道内口、膜部和尿道外口。尿道结石易滞留于狭窄处。3 处扩大分别位于前列腺部、尿道球部和尿道舟状窝。

在阴茎下垂时,男性尿道有 2 个弯曲,即耻骨下弯和耻骨前弯。**耻骨下弯**位于耻骨联合下方,凹向上方,此弯固定。**耻骨前弯**位于耻骨联合前下方,凹向下方,当把阴茎提向腹前壁时,此弯曲可消失。尿道海绵体部和膜部的交界处管壁最薄,尤其是该处的前壁更薄,在插入导尿管或其他探查器械时,该处易被损伤。男性尿道的形态特点见表7-2。

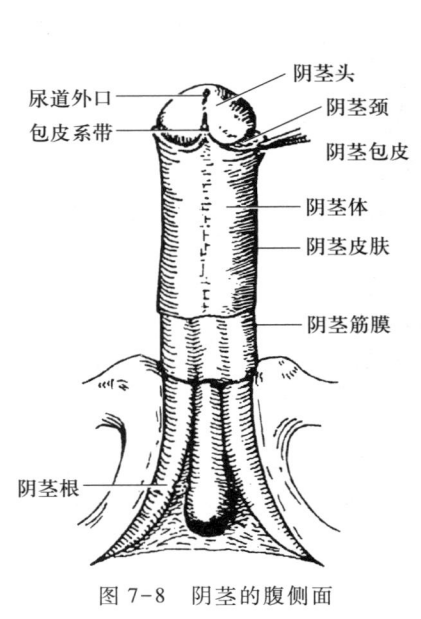

图7-8 阴茎的腹侧面

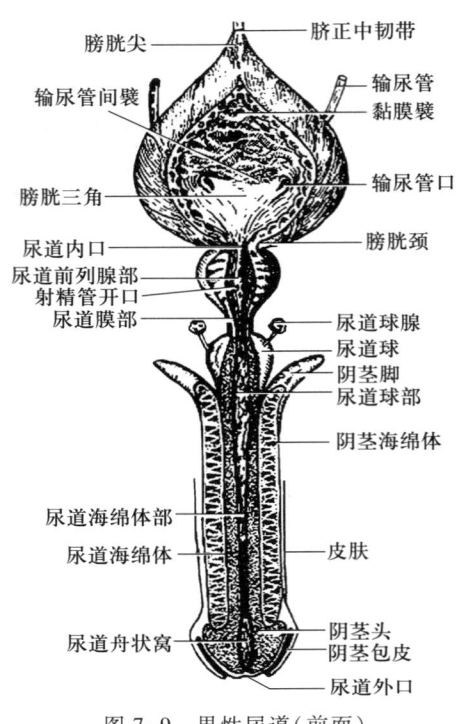

图7-9 男性尿道(前面)

表7-2 男性尿道的形态特点

分部	临床分部	3处狭窄	3处扩大	2个弯曲
前列腺部	后尿道	尿道内口	尿道前列腺部	耻骨下弯
膜部		尿道膜部	尿道球部	耻骨前弯
海绵体部	前尿道	尿道外口	尿道舟状窝	

> **知识链接**
>
> **男性不育症原因**
>
> 精液异常,睾丸异常,睾丸静脉曲张,睾丸先天发育不全,睾丸损伤,精子运送受阻,阳痿、早泄等性功能障碍,鞘膜积液,内分泌因素,遗传因素,生殖器官感染,供血障碍,环境影响,内衣过紧,过度吸烟饮酒,精神心理因素,药物和放射治疗,毒性化学物质等因素都可以影响睾丸的生精功能,导致男性不育。

第二节 女性生殖系统

女性生殖系统包括内生殖器和外生殖器。内生殖器由生殖腺(卵巢)、生殖管道(输卵管、子宫和阴道)组成。外生殖器即女阴(图7-10)。

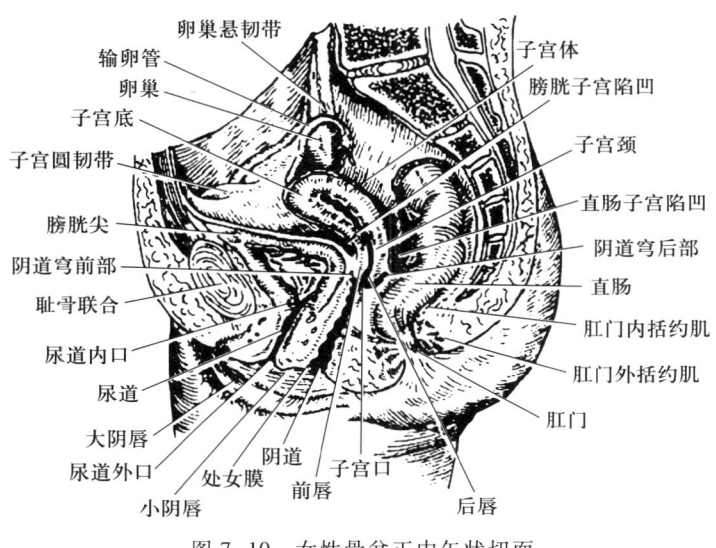

图7-10 女性骨盆正中矢状切面

一、内生殖器

(一) 卵巢

卵巢 ovary 是女性的生殖器官,能产生卵和类固醇激素。

1. 卵巢的位置和形态　卵巢是呈扁卵圆形的实质性器官,左、右各一,位于盆腔侧壁、子宫两侧、髂总动脉分叉处的下方(图7-11)。它借**卵巢悬韧带**连于盆壁;借卵巢系膜连于**子宫阔韧带**的后面,血管和神经通过该系膜两层之间到达**卵巢门**。

2. 卵巢的微细结构　在卵巢表面被覆有浆膜,其表面为单层立方或柱状上皮。深面为薄层致密结缔组织,称**白膜**。卵巢的实质分为**皮质**和**髓质**。皮质位于白膜深面,较厚,内有许多不同发育阶段的**卵泡**(图7-12)。这些卵泡有400个左右能在女性生育期阶段内成熟,其他卵泡则在发育的不同阶段先后退化。此外,还可见到**黄体**和**白体**。髓质位于卵巢中央,主要由富含血管的疏松结缔组织构成。

根据卵泡发育的不同阶段,分为原始卵泡、生长卵泡和成熟卵泡。

原始卵泡 frimordial follicle:位于皮质浅层,体积小,数量多,由一个**初级卵母细胞**和围绕其周围的一层扁平的**卵泡细胞**构成。卵泡细胞对初级卵母细胞起支持和营养作用。

生长卵泡 growing follicle:从青春期开始,在腺垂体分泌的卵泡刺激素的作用下,原始卵泡开

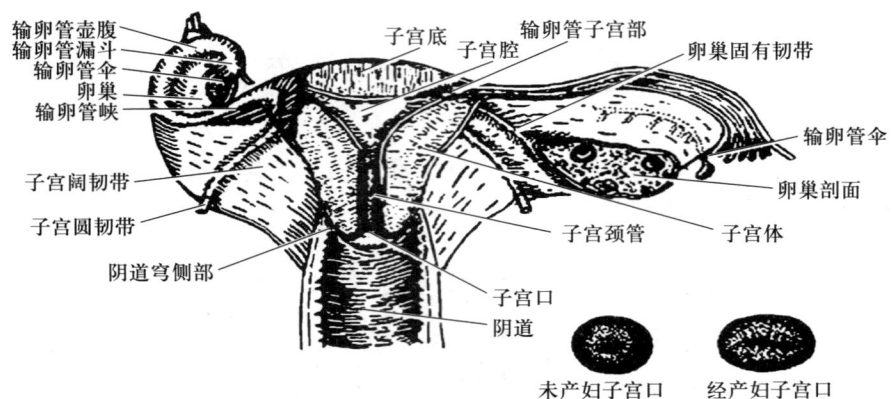

图 7-11 女性内生殖器(前面)

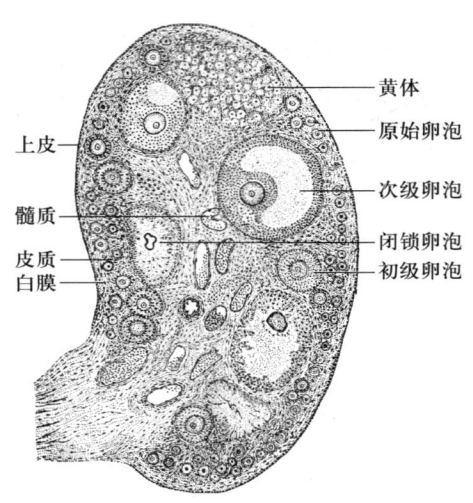

图 7-12 卵巢的微细结构

始发育。卵泡中的初级卵母细胞逐渐增大,卵泡细胞不断分裂增殖为多层的立方上皮,称**颗粒层**。在初级卵母细胞与卵泡细胞之间出现了一层厚度均匀的嗜酸性膜,称**透明带**。卵泡细胞通过透明带将营养物质输送给卵母细胞。卵泡细胞继续增殖,细胞间开始出现一些小腔,内含卵泡液。这些小腔随卵泡发育相继融合为一个大腔,称**卵泡腔**。这时的初级卵母细胞和其周围的卵泡细胞被挤到卵泡的一侧,形成**卵丘**。紧靠初级卵母细胞的一层卵泡细胞呈高柱状排列,称**放射冠**。卵泡生长的同时,其周围的结缔组织逐渐发生变化形成**卵泡膜**。卵泡膜内的细胞和卵泡细胞能分泌**雌激素**。雌激素能促进女性的生殖器官发育生长,特别是促使子宫内膜发生增生期的变化;促进女性第二性征的出现,如乳腺发育、骨盆宽阔、声调较高、皮下脂肪较多等;促进阴道上皮增生、角化并合成大量糖原。糖原被阴道内的乳酸杆菌分解为乳酸,具有一定的抗菌作用。

成熟卵泡 mature follicle:生长卵泡经过 10~14 天发育为成熟卵泡。一般每个月经周期只有一个卵泡发育成熟,其他卵泡则在生长过程中退化。成熟卵泡形成后,卵泡液激增,卵泡体积很大,直径可达 25 mm,并向卵巢表面凸起。在排卵前 36~48 h 内,初级卵母细胞完成第一次成熟分裂,产生一个大的**次级卵母细胞**和一个很小的细胞,称**第一极体**。该极体位于次级卵母细胞与透明带之间的间隙内。此时,次级卵母细胞的染色体数目减半,核型为 23,X。

> **知识链接**
>
> **多囊卵巢综合征**
>
> **多囊卵巢综合征**(PCOS)是生育年龄妇女常见的一种复杂的内分泌及代谢异常所致的疾病,以慢性无排卵(排卵功能紊乱或丧失)和高雄激素血症(妇女体内男性激素产生过剩)为特征,主要临床表现为月经周期不规律、不孕、多毛和(或)痤疮,是最常见的女性内分泌疾病。

排卵:在月经周期第 14 天左右,在腺垂体分泌的黄体生成素急剧上升的影响下,成熟卵泡的卵泡壁破裂,次级卵母细胞连同透明带、放射冠一起随卵泡液脱离卵巢进入腹膜腔的过程称**排卵** ovulation。

黄体:排卵后,卵泡壁塌陷并形成皱褶,同时,卵泡膜亦伸入其内。在黄体生成素的作用下,卵泡壁中的**卵泡细胞**和卵泡膜细胞增殖分化,形成一个内分泌细胞团,新鲜时呈黄色,称**黄体** corpus luteum。黄体分泌孕激素和少量雌激素。黄体是临时性内分泌腺,其大小及存在的时间长短取决于排出的卵是否受精。如卵细胞未受精,黄体仅维持 14 天左右即退化,称**月经黄体**。如卵细胞受精,黄体可维持 6 个月,直径可达 4~5 cm,称**妊娠黄体**。黄体退化后由结缔组织替代,称**白体**。

(二)输卵管

输卵管 uterine tube 是一对长约 10 cm、输送生殖细胞的肌性弯曲管道,位于盆腔,连于子宫底两侧。输卵管内侧端开口于子宫腔,外侧端开口于腹膜腔,全长由内向外可分为 4 部分。① **子宫部**:为穿过子宫壁的部分。② **输卵管峡**:细而直,管壁厚,是输卵管结扎的理想部位。③ **输卵管壶腹**:粗长、壁薄且弯曲,是受精的部位。④ **输卵管漏斗**:为输卵管外侧端末端,其末端的开口与腹膜腔相通,因此女性的腹膜腔通过生殖管道与外界相通。在输卵管腹腔口的周缘有许多指状突起,称**输卵管伞**。

输卵管的管壁由黏膜、肌层和外膜组成。黏膜的上皮为单层上皮,由分泌细胞和纤毛细胞构成。纤毛的摆动与肌层的收缩协同使受精卵向子宫腔输送。

(三)子宫

1. 子宫的形态和分部 **子宫** uterus 是一个中空而壁厚、孕育胎儿、产生月经的器官。成人子宫呈前后略扁的倒置梨形,长 7~8 cm。

子宫分为**子宫底**、**子宫体**和**子宫颈** 3 部分(见图 7-11):子宫底是位于两侧输卵管上方的圆凸部分;子宫颈是子宫下端狭细呈圆管状的部分,其下端伸入阴道的部分称**子宫颈阴道部**,它的上部被称为**子宫颈阴道上部**。**子宫体**是位于子宫底和子宫颈之间的部分。

子宫的内腔狭小,分为上、下两部分。上部位于子宫体内,称**子宫腔**。子宫腔呈前后略扁的三角形裂隙。底朝上,两端通输卵管。尖向下,通子宫颈管。下部位于子宫颈内,称**子宫颈管**。

子宫颈管的下口称**子宫口**,通向阴道。未产妇的子宫口呈光滑的圆形,经产妇的子宫口变为不规则的横裂状(见图7-11)。

知识链接

异位妊娠

受精卵在子宫体腔以外着床发育的异常妊娠过程称为异位妊娠,包括输卵管妊娠、卵巢妊娠、腹腔妊娠及宫颈妊娠等。正常情况下,受精卵会由输卵管迁移到子宫腔,然后慢慢发育成胎儿。但是,由于种种原因,受精卵在迁移的过程中出现异常,没有到达子宫,而是在别的地方停留下来,这就导致了宫外妊娠(俗称宫外孕),即异位妊娠,90%以上的异位妊娠发生在输卵管。

---

2. 子宫的位置　子宫位于盆腔的中央,膀胱与直肠之间。成年未孕子宫底位于小骨盆上口平面以下。成年女性子宫的正常位置呈前倾前屈位。前倾是指子宫与阴道之间形成的向前的夹角呈钝角;前屈是子宫体与子宫颈之间形成的夹角亦呈钝角。

3. 子宫的韧带　维持子宫的位置有赖于盆底肌、阴道的承托和韧带的牵引固定。主要的韧带有:① **子宫阔韧带**:是子宫两侧延伸至骨盆侧壁的双层腹膜皱襞,可限制子宫向两侧移动(图7-13)。② **子宫圆韧带**:由平滑肌和结缔组织构成,呈圆索状。自子宫外侧、输卵管与子宫连接处的稍下方,在子宫阔韧带内向前下弯行,然后通过腹股沟管止于大阴唇的皮下。有维持子宫前倾的作用。③ **子宫主韧带**:由子宫阔韧带的下部,两层腹膜之间的平滑肌和结缔组织构成。将子宫颈和阴道上部连于骨盆侧壁,有防止子宫向下脱垂的作用。④ **骶子宫韧带**:由平滑肌和结缔组织构成。起自子宫颈阴道上部后面,向后绕过直肠的两侧,止于骶骨前面。有维持子宫前屈的作用。

4. 子宫壁的微细结构　子宫壁由内向外有内膜、肌层和外膜3层结构。**子宫内膜**由单层柱状上皮和固有层构成。固有层由增殖、分化能力较强的结缔组织构成,内含管状的子宫腺和高度蟠曲的螺旋动脉及大量分化程度较低的基质细胞。子宫内膜分为**功能层**和**基底层**。**子宫肌层**较厚,主要为平滑肌,有较大的血管穿行。**子宫外膜**大部分为浆膜,仅子宫颈部为纤维膜。

5. 子宫内膜的周期性变化　自青春期开始,在卵巢分泌的雌激素和孕激素的周期性作用下,子宫内膜的功能层每隔28天左右出现一次剥脱、出血、修复、增生和分泌的过程,称**月经周期**。根据子宫内膜在一个月经周期中的不同结构特点,将月经周期分为3期,即月经期、增生期和分泌期。

(1) **月经期**:为月经周期的第1~5天。由于卵巢排出的卵未受精,黄体(月经黄体)退化,血液中孕激素和雌激素迅速减少,导致子宫内膜功能层中的螺旋动脉持续收缩,功能层缺血,组织变性、坏死,毛细血管壁破坏。由于酸性代谢物的积聚,又使螺旋动脉短暂地扩张,血液渗入结缔组织内,坏死的子宫内膜剥脱,连同血液一起从阴道排出体外,即形成月经。一个月经期平均出血量约50 ml,持续3~5天。月经期末,基底层增生,子宫内膜修复,进入增生期。

(2) **增生期**:又称卵泡期,为月经周期的第6~14天。此期的卵巢中又有一批新的卵泡生长

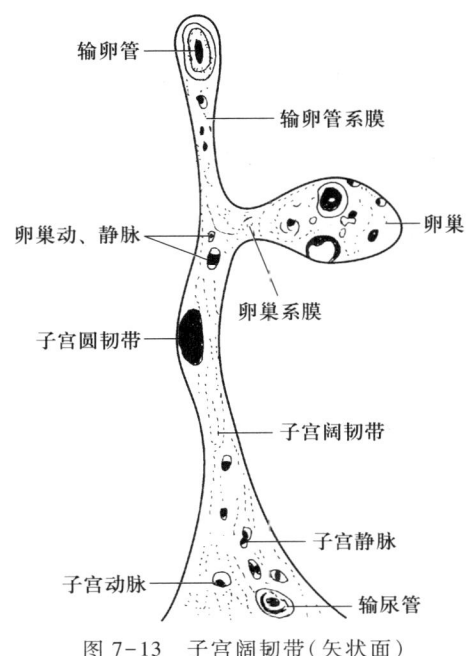

图 7-13 子宫阔韧带(矢状面)

发育,雌激素的分泌量随之逐渐增多。在雌激素的作用下,子宫内膜不断增厚达 2~3 mm。固有层内基质细胞增殖,子宫腺和螺旋动脉逐渐增长并轻度弯曲。增生期末,通常有一个卵泡发育成熟并排卵。

(3) **分泌期**:为月经周期的第 15~28 天。此期黄体逐渐形成,子宫内膜在孕激素和雌激素的作用下继续增厚达 5~7 mm。子宫腺变得肥大而弯曲,并处于分泌状态。因此,管腔内充满含糖原等营养物质的分泌物。基质细胞密集、增大且含有糖原和脂质。螺旋动脉更弯曲盘绕,并伸入内膜的表浅部。毛细血管扩张,内膜呈生理性水肿状态。子宫内膜的上述变化为胚泡的植入和发育准备了适宜的条件。如卵子未受精,黄体退化,子宫内膜脱落出血,又转入月经期。

月经周期中卵巢和子宫内膜的周期性变化关系见表 7-3。

表 7-3 月经周期中卵巢和子宫内膜的周期性变化关系

月经周期	月经期	增生期	分泌期
所处时期	第 1~5 天	第 6~14 天	第 15~28 天
卵巢内变化	黄体退化	卵泡生长	黄体形成
体内激素变化	雌激素↓ 孕激素↓	雌激素↑↑	孕激素↑↑ 雌激素↑
子宫内膜结构特点	内膜剥落、出血,形成月经	内膜修复、增厚,子宫腺、螺旋动脉增长,基质细胞增殖	内膜更厚,子宫腺、螺旋动脉更长,子宫腺分泌,基质细胞富含糖原、脂滴

（四）阴道

阴道 vagina 为前后略扁的肌性管道，阴道位于盆腔中央，于膀胱和尿道的后方，直肠的前方，上端围绕子宫颈下段，下端穿过尿生殖膈开口于阴道前庭。管壁富有伸展性。阴道分前、后两壁，前、后壁常处于相贴状态。具有排出月经、娩出胎儿以及性交的功能。阴道上端宽大，包绕子宫颈阴道部，二者之间形成的环状间隙称为**阴道穹**。

（五）前庭大腺

前庭大腺位于大阴唇后部的深面，是一对分叶状的黏液腺，形似豌豆，其导管开口于阴道口与小阴唇之间的沟内。

二、外生殖器

女性外生殖器又称**女阴** female pudendum，包括阴阜、大阴唇、小阴唇、阴蒂、阴道前庭、前庭大腺等。

阴阜：是位于耻骨联合前面的皮肤隆起，深面有较多的脂肪组织，青春期后长阴毛。

大阴唇：是两个纵行隆起的生有阴毛的皮肤皱襞。

小阴唇：位于两侧的大阴唇之间，是两片薄而软的皮肤皱襞，表面光滑无毛。

阴蒂：位于尿道外口的前方，由两个阴蒂海绵体组成，富含神经末梢，感觉敏锐。

阴道前庭：是由小阴唇围绕成的裂隙区，内有尿道外口和阴道口。

三、乳房

女性乳房是哺乳器官，男性乳房不发达。

（一）乳房的位置和形态

乳房位于胸大肌及其筋膜的表面，上起自第 2～3 肋，下至第 6～7 肋，内侧至胸骨旁线，外侧可达腋中线。未产妇的乳头一般平第 4 肋间隙或第 5 肋。乳房中央有乳头，其顶端有输乳管的开口。乳头周围有环形的色素沉着区，称**乳晕**（图 7-14）。乳头和乳晕的皮肤薄弱，易于损伤。

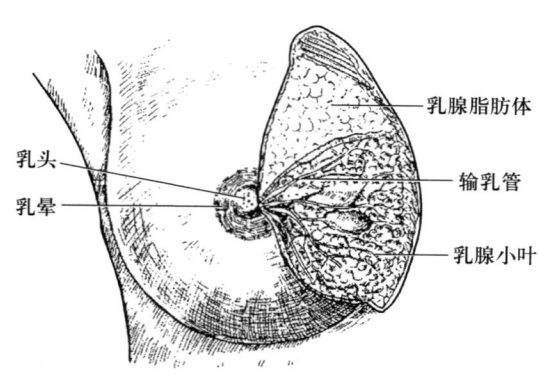

图 7-14　女性乳房

（二）乳房的内部结构

乳房主要由乳腺和脂肪组织构成（图 7-14）。结缔组织将乳腺隔成 15～20 个**乳腺小叶**，每叶有一**输乳管**，以乳头为中心呈放射状排列。因此，在做乳房手术时应尽量做放射状切口。在乳腺内有许多结缔组织纤维束，连于皮肤和胸肌筋膜之间，称**乳房悬韧带**，对乳房起固定支持作用。当乳腺癌侵及乳房悬韧带时，纤维束短缩，牵拉皮肤，使皮肤表面形成许多小凹，表现为"橘皮征"，是乳腺癌的早期征兆之一。

四、会阴

会阴 perineum 有广义和狭义之分。广义会阴是指盆膈以下封闭骨盆下口的全部软组织。狭义的会阴是指肛门与阴道口之间的软组织区域，临床上常称产科会阴，产妇分娩时应注意保护，避免会阴撕裂。

课后练习

一、名词解释
1. 精索 2. 射精管 3. 排卵 4. 输卵管 5. 阴道

二、简答题
1. 简述男性尿道的分部、狭窄、扩大、弯曲。
2. 简述子宫的形态、位置、分部及固定装置。

三、选择题

第七章选择题

（张　嫣　秦　皓）

第八章 内分泌系统

【学习目标】
掌握：甲状腺的形态和位置；肾上腺皮质的微细结构；腺垂体的微细结构。
理解：内分泌腺的特点；甲状腺的微细结构；甲状旁腺的位置和形态；肾上腺的位置和形态；垂体的位置、形态和分部。
了解：甲状旁腺的微细结构。

内分泌系统 endocrine system 由内分泌器官和分布于其他器官内的内分泌细胞组成。内分泌器官包括垂体、甲状腺、甲状旁腺、胸腺、肾上腺等；内分泌细胞包括胰腺内的胰岛、消化道黏膜下的内分泌细胞、睾丸中的间质细胞、卵巢中的卵泡和黄体等（图8-1）。

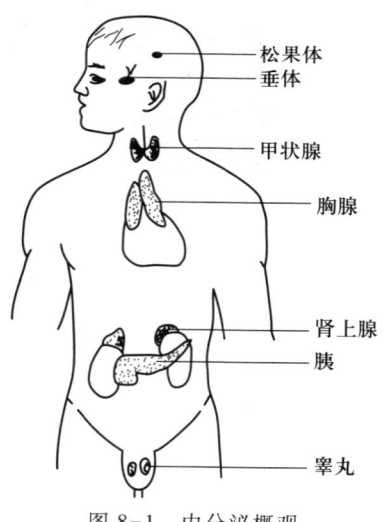

图 8-1 内分泌概观

内分泌腺分泌的物质称为**激素** hormone。激素通过血液和淋巴吸收、运送到全身各处，也可直接作用于邻近的细胞。每一种激素只能作用于特定的器官或特定的细胞，故称这些特定的器官和细胞为该激素的**靶器官** target organ 或**靶细胞** target cell。激素虽然分泌量很少，但对人体新陈代谢、生长发育和生殖功能等有重要的调节作用。

内分泌腺的结构特点:腺细胞排列成团块状、条索状或滤泡状,无导管,组织内毛细血管丰富。

> **临床案例**
>
> 某患儿于出生后数周出现皮肤苍白、增厚,多褶皱,有鳞屑;唇厚大,舌常外伸,流涎,鼻短且上翘、鼻梁塌陷,前额有皱纹;身材矮小,四肢粗短,手常呈铲形,有脐疝;心率慢,生长发育低于同龄儿童。请问该患儿诊断为何种疾病?发病原因是什么?如何与侏儒症区别?

第一节 甲 状 腺

一、甲状腺的形态和位置

甲状腺 thyroid gland 呈"H"形,由左、右侧叶和中间的峡部组成,峡部上缘有的存留锥状叶(图8-2)。

甲状腺的左、右两叶贴于喉和气管两侧,其上端达甲状软骨中部,下端抵第6气管软骨环。甲状腺峡部横位于第2~4气管软骨环之前。甲状腺内侧面与咽、喉、气管、喉返神经相邻,左、右两叶后方与颈部血管相邻。所以当甲状腺肿大时可压迫上述结构,导致呼吸困难、声音嘶哑、吞咽困难和面部水肿等。甲状腺借深筋膜固定于喉软骨上,所以在做吞咽动作时甲状腺可随喉上下移动。

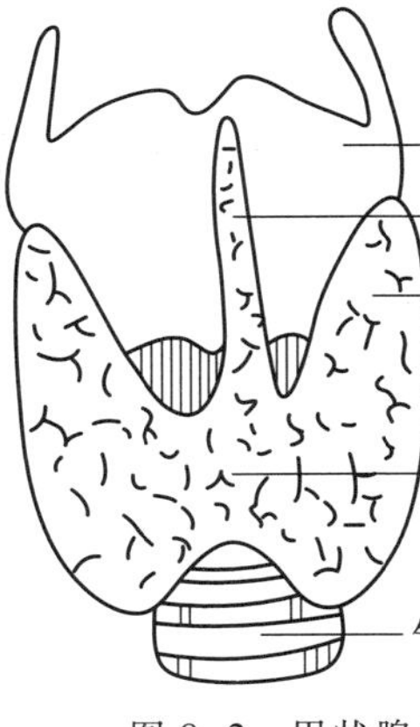

二、甲状腺的微细结构

(一)被膜

甲状腺表面覆有薄层的结缔组织被膜。被膜中的结缔组织深入甲状腺的实质,将甲状腺分割成许多大小不等的小叶。

图8-2 甲状腺(前面)

(二)甲状腺滤泡

甲状腺滤泡 thyroid follicle 大小不等,呈圆形或不规则形(图8-3)。**滤泡壁**由单层立方滤泡上皮细胞围成,滤泡腔内充满了透明的**胶质** colloid,其化学成分为碘化的甲状腺球蛋白。滤泡上皮细胞的功能为合成和分泌**甲状腺素** thyroid hormone。

甲状腺素具有促进机体新陈代谢、提高神经兴奋性、促进生长发育的功能,对婴幼儿的骨骼和中枢神经系统发育有很大影响。当小儿甲状腺素合成和分泌不足时,可导致呆小症。

(三)滤泡旁细胞

滤泡旁细胞 parafollicular cell 位于滤泡之间和滤泡上皮细胞之间的结缔组织内,单个或成群

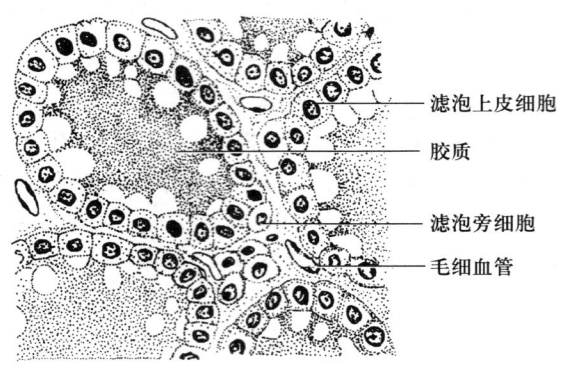

图 8-3 甲状腺滤泡

分布。细胞较大,核呈圆形或卵圆形,胞质着色浅淡。滤泡旁细胞能合成和分泌**降钙素** calcitonin,它能促进成骨细胞的作用,使骨盐沉积在骨质,并抑制胃肠道和肾小管对 Ca^{2+} 的吸收,从而降低血钙浓度。

知识链接

霍纳综合征

甲状腺癌时,肿瘤压迫交感干,可出现霍纳(Horner)综合征(患侧瞳孔缩小,上睑下垂,眼球内陷,面部潮红,无汗),以及颈总动脉搏动向外侧移位,这时气管在胸骨上窝的位置也有变化。

第二节 甲状旁腺

一、甲状旁腺的形态和位置

甲状旁腺 parathyroid gland 位于甲状腺左、右侧叶的背侧面,呈扁椭圆形,上、下两对(图 8-4)。

二、甲状旁腺的微细结构

甲状旁腺含有 2 种细胞,即主细胞和嗜酸性细胞(图 8-5)。

(一)主细胞

主细胞 chief cell 数量多,呈多边形,细胞核圆,位于细胞中央,胞质着色浅淡。主细胞能分泌**甲状旁腺素** parathyroid hormone,它可促使骨盐溶解,并促进肠道和肾小管对 Ca^{2+} 的吸收,使血钙升高。

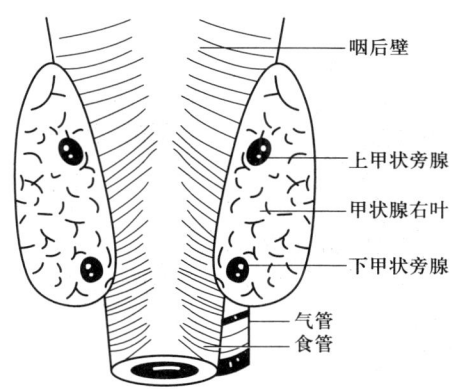

图8-4 甲状腺和甲状旁腺（后面）

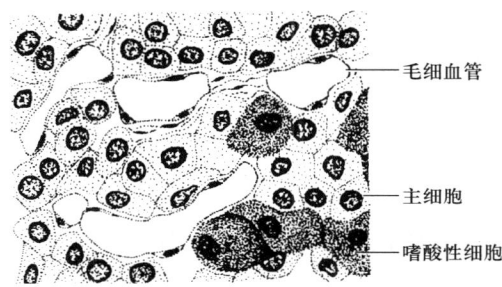

图8-5 甲状旁腺

（二）嗜酸性细胞

从青春期开始，甲状旁腺内出现嗜酸性细胞 oxyphil cell，并随年龄而增多。嗜酸性细胞单个或成群分布在主细胞之间，较主细胞大，细胞为多边形，核小，染色深，胞质内有嗜酸性颗粒。嗜酸性细胞功能尚不明确。

第三节 肾 上 腺

一、肾上腺的形态和位置

肾上腺 adrenal gland 左、右各一，右肾上腺呈三角形；左肾上腺比右肾上腺略大，呈半月形。肾上腺分别位于左、右肾的上方（图8-6）。

二、肾上腺的微细结构

（一）被膜

肾上腺被膜由结缔组织组成，血管和神经伴少量结缔组织伸入肾上腺实质内。

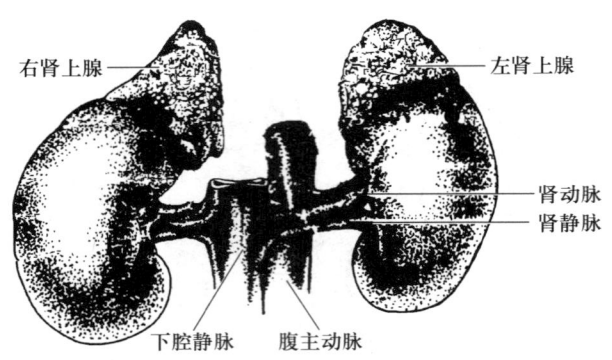

图 8-6　肾上腺的形态和位置

（二）皮质

肾上腺皮质位于肾上腺周围，构成肾上腺的大部分。根据皮质细胞的形态和排列特征，可将皮质分为3个带，即球状带、束状带和网状带（图 8-7）。

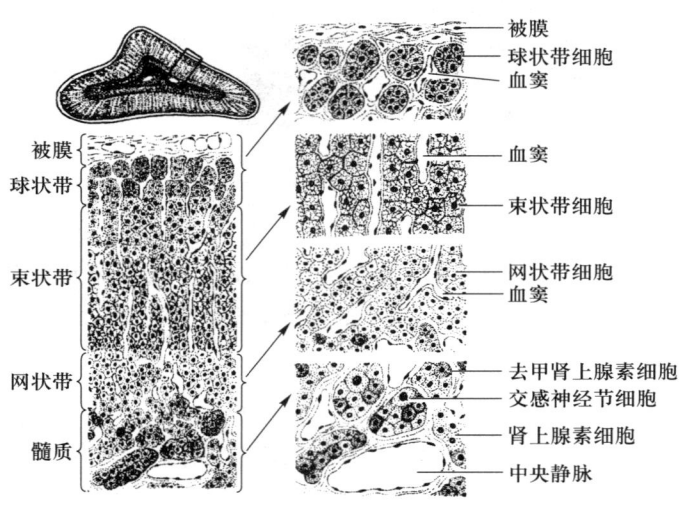

图 8-7　肾上腺微细结构

1. **球状带** zona glomerulosa　位于被膜下方，较薄，细胞聚集成球状。细胞较小，呈锥形，核小、染色深，胞质较少。球状带的细胞分泌**盐皮质激素** mineralocorticoid，盐皮质激素的代表为醛固酮，醛固酮有保钠排钾的作用。

2. **束状带** zona fasciculata　是皮质中最厚的一部分，位于球状带的深部，细胞呈单行或双行排列成索，细胞较大，呈多边形，胞质内有脂滴，所以着色浅淡。束状带细胞主要分泌**糖皮质激素** glucocorticoid，糖皮质激素有调节糖代谢及抗炎等作用。

3. **网状带** zona reticularis　位于皮质最内层，细胞呈索状相互吻合成网。细胞较小，核小、着色深，胞质嗜酸性。网状带细胞主要分泌性激素，如雄激素和少量雌激素。

（三）髓质

肾上腺髓质位于肾上腺的中央,髓质细胞排列成索状或团状并相连接成网,其间为血窦和少量结缔组织。髓质细胞根据颗粒所含物质的不同分为两种,即肾上腺素细胞和去甲肾上腺素细胞。肾上腺素细胞可分泌**肾上腺素** adrenaline,肾上腺素可使心率加快、心脏和骨骼肌血管扩张;去甲肾上腺素细胞可分泌**去甲肾上腺素** noradrenaline,去甲肾上腺素可使血管收缩,有升高血压作用。

第四节 垂 体

一、垂体的形态和位置

垂体 hypophysis 为一椭圆形小体,位于颅中窝的垂体窝内,上端借漏斗与下丘脑相连。

二、垂体的微细结构

垂体表面有结缔组织形成的被膜。垂体由腺垂体和神经垂体两部分组成。腺垂体分为远侧部、中间部及结节部;神经垂体可分为神经部和漏斗两部分,漏斗又可分为正中隆起和漏斗柄。

腺垂体的远侧部称垂体前叶,神经垂体的神经部和腺垂体的中间部合称垂体后叶(图8-8)。

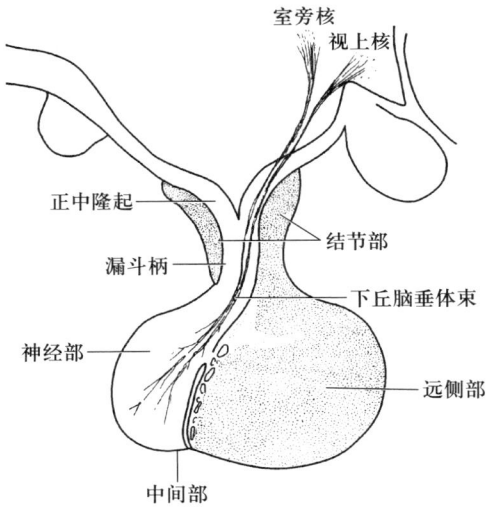

图 8-8 垂体(矢状面)

（一）腺垂体

腺细胞排列成索状或团状,细胞之间有丰富的毛细血管。主要由以下细胞组成。

1. **嗜酸性细胞** acidophil 细胞为圆形或椭圆形,量多,胞质内有粗大的嗜酸性颗粒。嗜酸性细胞又分为两种。

（1）**生长激素细胞** somatotroph：分泌**生长激素** growthhormone，生长激素的主要作用是促进骨骼的生长。人在幼年时，如果分泌过多，可引起巨人症；如果分泌不足，则可引起侏儒症。成年时生长激素分泌过多，可引起肢端肥大症。

（2）**催乳激素细胞** mammotroph：男女均有此种细胞，但在女性较多，功能是分泌**催乳素** prolactin，催乳素的作用是促进乳腺的发育和乳汁的分泌。

2. **嗜碱性细胞** basophil　细胞为圆形或多边形，数量少，胞质内含有嗜碱性颗粒。嗜碱性细胞又分为三种。

（1）**促甲状腺激素细胞** thyrotroph：分泌**促甲状腺激素** thyroid stimulating hormone（TSH），TSH能促进甲状腺激素的合成和分泌，幼儿时期甲状腺素合成不足会引发呆小病（克汀病）。

（2）**促肾上腺皮质激素细胞** corticotroph：分泌**促肾上腺皮质激素** adrenocorticotropin（ACTH），ACTH主要促进肾上腺皮质束状带分泌糖皮质激素。

（3）**促性腺激素细胞** gonadotroph：分泌**卵泡刺激素** follicle stimulating hormone（FSH）和**黄体生成素** luteinizing hormone（LH）。卵泡刺激素在女性可促进卵泡的发育，在男性则促进精子的产生。黄体生成素在女性促进排卵和黄体的形成，在男性刺激睾丸间质细胞分泌雄激素。

3. **嫌色细胞** chromophobe cell　细胞圆形或多边形，体积小，数量多，细胞界限不清（图8-9）。

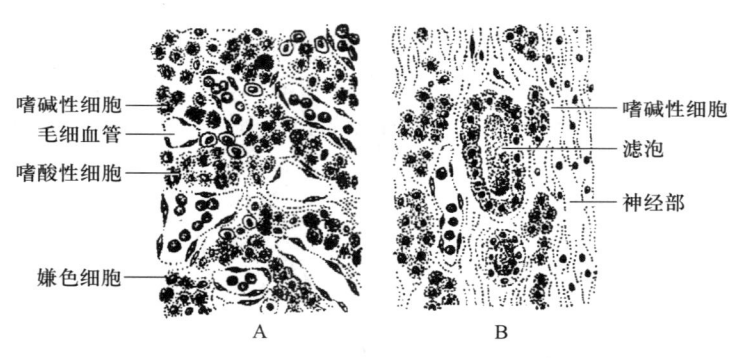

图8-9　腺垂体微细结构
A. 远侧部；B. 中间部

（二）神经垂体

神经垂体主要由大量无髓神经纤维和神经胶质细胞组成，含有丰富的毛细血管和少量的结缔组织。无髓神经纤维来自下丘脑的视上核和室旁核内的神经内分泌细胞，这些细胞合成的**加压素** vasopressin（ADH）和**催产素** oxytocin 经无髓神经纤维运送到神经部贮存，并可释放入毛细血管。加压素主要促进肾远曲小管和集合管对水的重吸收，使尿液浓缩，所以又称**抗利尿激素** antidiuretic hormone。催产素能引起妊娠子宫平滑肌的收缩，促进乳腺的分泌。

课后练习

一、名词解释

1. 激素　2. 靶器官　3. 滤泡旁细胞

二、简答题

1. 试述甲状腺的结构和功能。
2. 叙述肾上腺皮质的结构和功能。

三、选择题

第八章选择题

（郑立宏）

第九章 感觉器官

【学习目标】

掌握：眼球壁的组成；角膜与巩膜的特点；虹膜的位置及形态特点；眼房的位置与分部；视网膜视部的形态特点及组织学特点；眼球屈光系统的组成；房水的产生及循环；晶状体的位置与形态特点；玻璃体的位置及功能。内耳的组成及壶腹嵴、椭圆囊斑、球囊斑和螺旋器的功能。皮肤的构造及功能；皮内注射和皮下注射的注入部位。

理解：感受器和感觉器的组成；睫状体与脉络膜的形态特点；眼睑的形态，睑缘腺和睑板腺的临床意义；眼外肌的名称及功能；眼静脉的交通。鼓膜的位置与形态特点；中耳的组成及小儿咽鼓管的特点；声波的空气传导。

了解：感受器的概念及感受器的分类；眼睑的组织结构；眼动脉来源和眼静脉的回流。外耳道的位置及形态特点；鼓室的毗邻；听小骨的位置与功能；乳突小房的形态特点；骨迷路与膜迷路的组成。真皮的分层；毛发、皮脂腺、汗腺及指（趾）甲的形态、位置和结构。

感觉器官 sensory organs 简称感官，是指能够感受特定刺激的器官，由特殊感受器及其附属结构构成。

感受器 receptor 是机体感觉内、外环境一定刺激的结构，可接受刺激并将其转化为神经冲动传入中枢神经，至大脑皮质产生感觉。

第一节 视　器

视器 visual organ 即视觉感受器，俗称**眼** eye，由眼球和眼副器两部分构成。视器能接受光波刺激并将其转变为神经冲动，经视觉传导通路传至脑的视觉中枢产生视觉。

一、眼球

眼球为视器的主要组成部分，近似球形，位于眶的前部，借结缔组织连于眶壁，后借视神经连于间脑的视交叉,周围有眼的附属结构。眼球由眼球壁及眼球内容物构成(图9-1)。

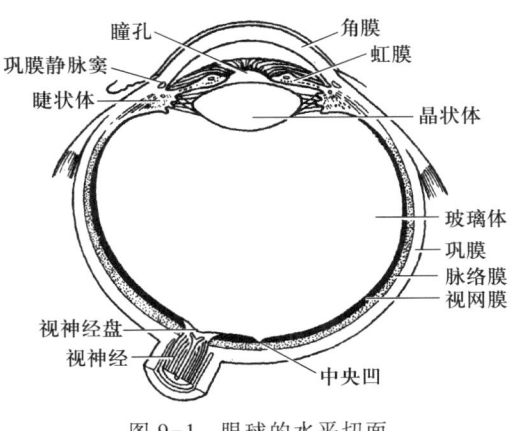

图9-1 眼球的水平切面

(一)眼球壁

眼球壁由外向内依次分为外膜、中膜、内膜三层。

1. **外膜(纤维膜)** 由坚韧的致密结缔组织构成,具有保护眼球内容物和维持眼球基本形态的作用,由角膜和巩膜两部分构成。

(1) **角膜** cornea:居于外膜的前1/6,无色透明,呈前凸状,有屈光作用(图9-2)。角膜无血管,但有丰富的感觉神经末梢,所以当角膜病变时疼痛十分剧烈。

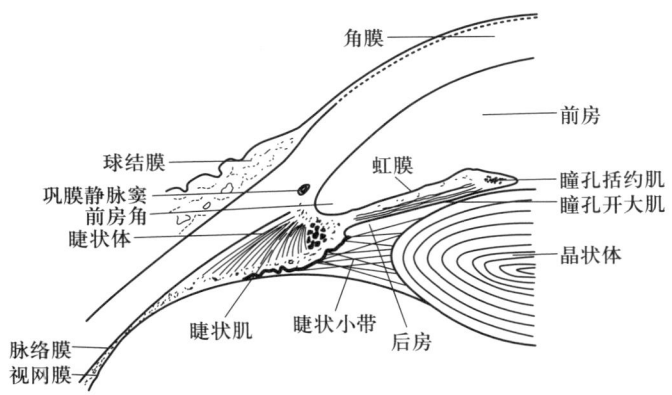

图9-2 眼球前部水平切面的局部放大

知识链接

近视手术

目前治疗近视的手术众多,其治疗原理实际是通过激光在眼角膜进行切削,改变角膜表面曲率,形成一个生物眼镜,达到治疗近视的目的。

（2）**巩膜** sclera：居于外膜的后 5/6，由致密结缔组织构成，不透明，呈乳白色，厚而坚韧。巩膜与角膜交接处的深部有一环行小管，称**巩膜静脉窦**，此处为房水流出的通道。

2. 中膜　又称血管膜或色素膜，有丰富的血管和色素细胞，呈棕黑色。中膜由前向后可分为虹膜、睫状体和脉络膜 3 部分。

（1）**虹膜** iris（图 9-3）：为一圆盘状薄膜，位于角膜后方。其正中央有一圆孔，称**瞳孔** pupil。瞳孔的周围有 2 种平滑肌，即呈放射状排列的**瞳孔开大肌**（由交感神经支配）和呈环行排列的**瞳孔括约肌**（由副交感神经支配），可随光照强度变化反射性地调节瞳孔的大小，以调节进入眼球的光线量。

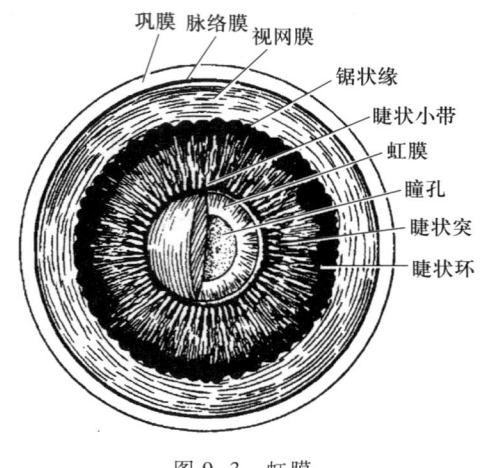

图 9-3　虹膜

知识链接

瞳孔对光反射

用聚光集中的电筒，对准两眼中间照射，观察对光反射，再将光源分别移向双侧瞳孔中央，观察瞳孔的直接对光反应和间接对光反应。瞳孔在光照下，孔径变小，称为直接对光反射。如光照另一眼，非光照眼的瞳孔缩小，称为间接对光反射。若用手电筒照射瞳孔时，其变化很小，而移去光源后瞳孔增大不明显，此种情况称为瞳孔对光反射迟钝；当瞳孔对光毫无反应时，称为对光反射消失。这两种情况常见于昏迷的患者。

（2）**睫状体** ciliary body（图 9-1）：为位于角膜和巩膜连接处内面，较为肥厚的部分。前部向内突出，呈放射状排列的皱襞称**睫状突**（ciliary processes），其发出许多睫状小带与晶状体的周缘相连，睫状体内有平滑肌，称为**睫状肌**。当睫状肌收缩或舒张时，可调节晶状体曲度。睫状体还可以产生房水。

（3）**脉络膜** choroid：为中膜的后 2/3 部，由疏松结缔组织构成，光滑且富有弹性。脉络膜富含血管和色素细胞，呈棕色，具有营养眼球壁、吸收眼内散射光线和调节眼内压的功能（见图 9-1，

图9-3)。

3. **内膜** 又称**视网膜** retina,位于中膜内面,从前向后可分3部分,即虹膜部、睫状体部和脉络膜部。其中虹膜部和睫状体部贴于虹膜和睫状体内面,由于缺乏视细胞而无感光作用,称**视网膜盲部** pars blind retinae。脉络膜部紧贴于脉络膜内面,有视细胞,能够感受光波刺激,称视网膜视部。视部后部又称眼底,其偏鼻侧有一白色圆形隆起,称**视神经盘** optic disc 或**视神经乳头** optic papilla。该处因有中央动、静脉通过,无感光细胞,因而无感光功能,称为生理性**盲点** blind spot。在视神经盘颞侧3.5~4.0 mm处有一黄色小区,称**黄斑** macula lutea,其中部凹陷,称**中央凹** foveacentralis,由密集的视锥细胞构成,无血管,是感光和辨色最敏锐、最准确的部位。(图9-4)

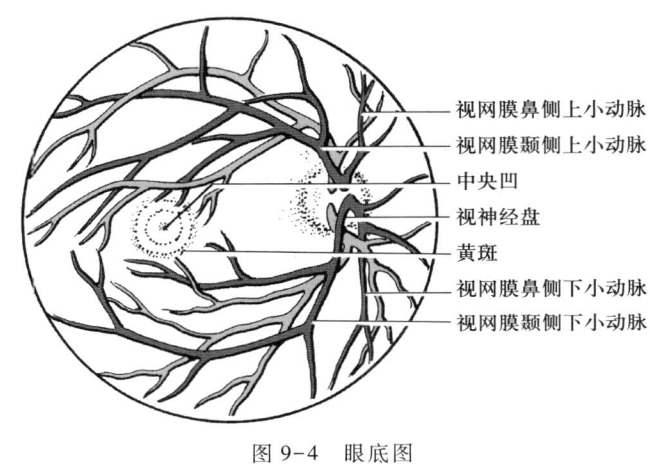

图9-4 眼底图

视网膜视部由内、外两层构成。

(1) 外层:为色素部,该层细胞呈有突起的低柱状,内含大量色素颗粒,能够吸收强光,避免视细胞受到强光的刺激。

(2) 内层:为神经部,主要由3层细胞组成,由外向内分别为感光细胞、双极细胞和节细胞。(图9-5)

1) 感光细胞又可分为视杆、视锥细胞两种,都与双极细胞发生突触联系,双极细胞再与节细胞联系,节细胞的轴突构成视神经。① 视杆细胞:对弱光敏感,不能辨色,为夜视性或暗视性细胞,视物精确度差。② 视锥细胞:能感受强光和辨色,有红、黄、绿3种感光色素,视物精度高,为昼视性细胞。

2) 双极细胞:实质为双极神经元,有联络神经元传导视觉的功能。

3) 节细胞:为多极神经元,轴突较长,沿视网膜内面向视神经盘处集中,出眼球壁形成视神经。

(二) **眼球内容物**

眼球内容物包括房水、晶状体和玻璃体(见图9-1)。它们均为无色透明且无血管分布的结构,与角膜共同组成眼的屈光系统,光线经过多次折射后才可到达视网膜。其中,晶状体为最重要的眼的调节装置。

1. **房水** aqueolis humor 眼房是位于角膜与晶状体间的腔隙,其内充满无色透明液体,称为

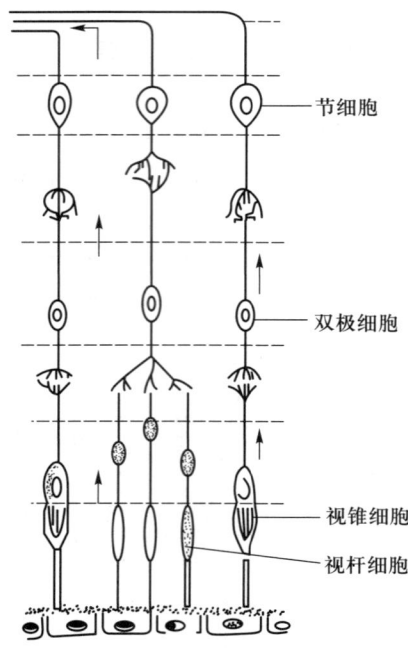

图 9-5 视网膜神经层细胞

房水。虹膜的前方为前房,后方为后房,两者借瞳孔相通。房水由后方的睫状体血管渗透和上皮分泌产生,穿过瞳孔后到达前房虹膜角膜角(前房角)处,渗入巩膜静脉窦。房水的生理功能是营养角膜和晶状体、维持眼内压和折光。

2. **晶状体** lens 呈前面略平的双凸透镜状,位于虹膜和玻璃体之间,由平行排列的晶状体纤维构成,弹性较好,无血管和神经。晶状体曲度可随睫状肌舒缩发生变化。当视近物时,可反射性地引起动眼神经兴奋,睫状肌收缩,向前内牵拉睫状体,使睫状突变厚,睫状小带松弛,晶状体因自身的弹性变凸,屈光度加大,使进入眼球的光线恰好能聚焦于视网膜上,形成清晰的物像。反之,视远物时,睫状肌舒张,睫状体后移,睫状小带紧张,晶状体变薄,屈光度减小,使进入眼球的光线仍聚焦于视网膜上,形成清晰的物像。

3. **玻璃体** vitreous body 为无色透明的胶状物,位于晶状体与视网膜之间,约占眼球内腔的4/5。具有屈光、维持眼球形状和支撑视网膜的作用。

知识链接

老年眼疾

各种原因(如老化、遗传、局部营养障碍、免疫与代谢异常、外伤、中毒、辐射等),都能引起晶状体代谢紊乱,导致晶状体蛋白质变性而发生混浊,称为白内障。

老视又称老花眼,多见于40岁以上。因晶状体硬化,弹性减弱,睫状肌收缩能力降低而致调节减退,近点远移,故发生近距离视物困难。

二、眼副器

眼副器即眼的附属结构，包括眼睑、结膜、泪器、眼球外肌等，有保护、支持和运动眼球的作用。

（一）眼睑

眼睑 eye lids 俗称眼皮（图9-6，图9-7），位于眼球前方，具有保护眼球和防止眼球干燥等作用。可分上、下眼睑，二者之间的裂隙称**睑裂** palpebral fissure。睑裂的内、外侧角分别称内眦和外眦。眼睑的游离缘称睑缘，前部生有2~3行睫毛，可防止灰尘进入眼内及强光的照射。在睫毛根部的腺体称为睑缘腺，此腺发生的急性炎症即是俗称"麦粒肿"的睑腺炎。在上、下睑缘的内侧各有一小孔，称泪点，是泪小管的开口。

眼睑由浅入深依次分为5层：① 皮肤，细薄。② 皮下组织疏松，缺乏脂肪组织，心肾疾病时易积液而发生水肿。③ 肌层，主要为眼轮匝肌（由面神经支配收缩可闭眼）。④ 睑板，其内有睑板腺，可分泌脂性分泌物，润滑睑缘，防止泪液外溢。⑤ 睑结膜，紧贴于睑板内面。

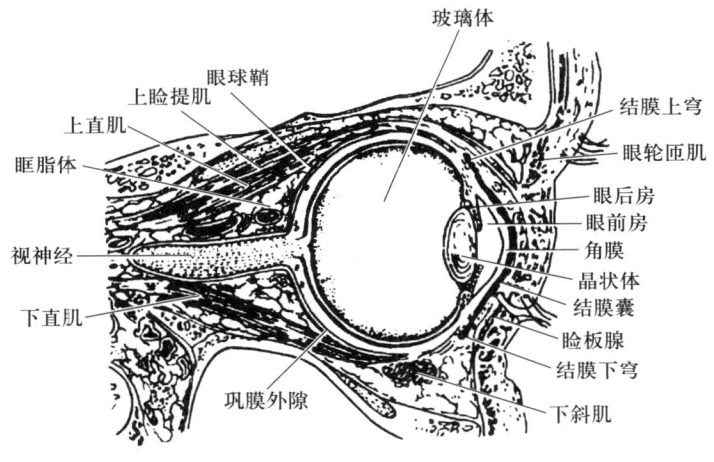

图9-6 眼眶矢状切面

（二）结膜

结膜 conjunctiva 是一层富有血管和神经的透明薄膜（图9-8）。按部位可分为紧贴于眼睑内面的**睑结膜**和覆盖在巩膜前面的**球结膜**。上、下睑结膜与球结膜反折处，分别形成结膜上穹和结膜下穹。当上、下睑闭合时，结膜即围成一腔隙，称**结膜囊** coldunctival sac，其通过睑裂与外界相通。

（三）泪器

泪器 lacrimal apparatus 包括泪腺和泪道（图9-9）。

1. **泪腺** lacrimal gland 位于眼眶上壁外侧的泪腺窝内，可分泌泪液，润滑、保护眼球。
2. **泪道** lacrimal passage 包括泪点、泪小管、泪囊和鼻泪管。

（1）泪点：在上、下睑缘的内侧各有一小突起，称泪乳头，其顶部有一小孔，称泪点，是泪小管

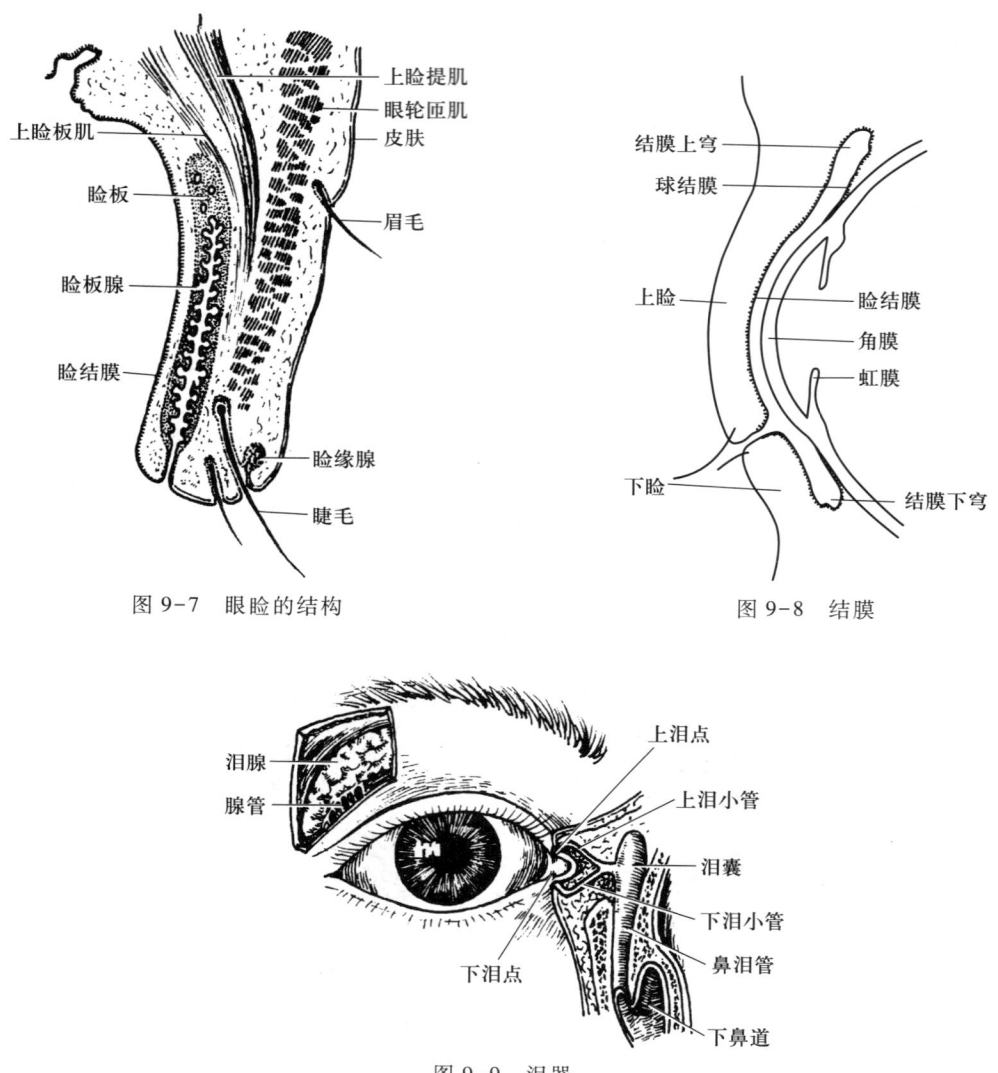

图 9-7 眼睑的结构　　　　图 9-8 结膜

图 9-9 泪器

的入口,朝向后方,正对泪湖,可吸入泪液。

(2) **泪小管** lacrimal ductule:分上、下泪小管,分别起自上、下泪点,最初分别向上内、下内走行,继而成直角转向鼻侧汇合,开口于泪囊上部。

(3) **泪囊** lacrimal sac:位于眶内侧壁前部的泪囊窝内,其上端为盲端,下端移行于鼻泪管。眼轮匝肌有纤维越过泪囊深面并与囊壁相连,肌收缩时可牵拉泪囊使之扩大,以利泪液流通。

(4) **鼻泪管** nasolacrimal duct:为一膜性管道,由泪囊移行而来,其下端开口于下鼻道前部。如鼻泪管和泪囊流通不畅,则可引起"泪溢症"。

(四) **眼球外肌**

眼球外肌 extraocular muscles 由 7 块骨骼肌组成,包括运动眼球的 4 块直肌、2 块斜肌和 1 块提上眼睑的上睑提肌(图 9-10,图 9-11)。其中上直肌收缩可使眼球向上内转动;下直肌收缩可使眼球向下内转动;内直肌收缩可使眼球向内转动;外直肌收缩使眼球向外转动;上斜肌收缩可使眼球向下外方转动。下斜肌收缩使眼球向外上转动。上睑提肌提上睑,开大睑裂(睁眼)。

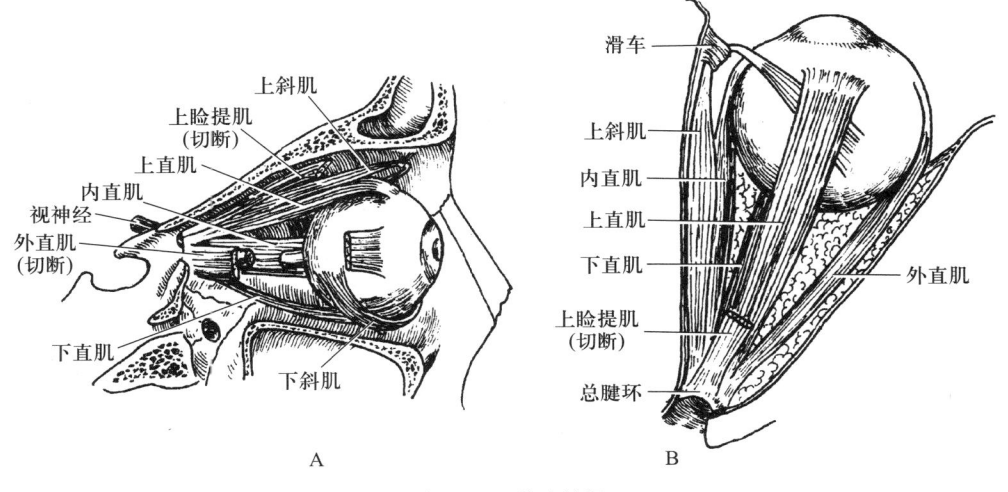

图 9-10　眼球外肌
A. 侧面观；B. 上面观

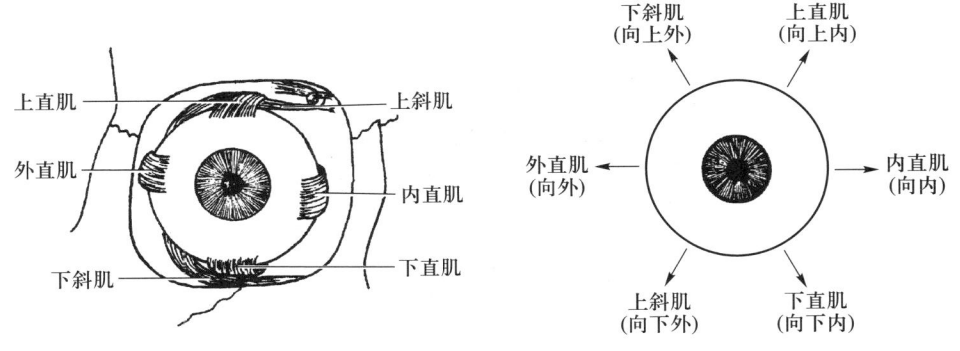

图 9-11　眼球外肌作用示意图(前面观)

三、眼的血管

(一) 眼动脉

眼动脉 ophthalmic artery 为眼的血液供应的主要来源。眼动脉发于颈内动脉,与视神经一起经视神经管入眶,其分支营养眼球、眼球外肌、泪腺和眼睑等。其最主要的分支为**视网膜中央动脉** central artery of retina,该动脉自眼球后方穿入视神经,经视神经盘处穿出,分为视网膜鼻侧上、下小动脉和颞侧上、下小动脉 4 支,营养视网膜各部。但黄斑中央凹 0.5 mm 范围内无血管分布。

（二）眼静脉

球外静脉 收集眼球和眼副器的静脉血，主要有眼上静脉和眼下静脉。眼上静脉向后行，经眶上裂汇入海绵窦；眼下静脉向后行分为2支，一支注入眼上静脉，另一支经眶下裂注入翼丛。

四、眼的神经

眼的神经来源较多，除视神经连于眼球外，其感觉神经来自于三叉神经，眼球外肌由第Ⅲ、Ⅳ、Ⅵ对脑神经支配，睫状肌和瞳孔括约肌受副交感神经支配，瞳孔开大肌受交感神经支配。

第二节 前庭蜗器

前庭蜗器 vestibulocochlear organ 又称耳，是位觉和听觉感受器，又称位听器。前庭蜗器由外耳、中耳、内耳组成，其中外耳、中耳可收集并传导声波；内耳包括位觉器和听器，可感受位置觉和听觉刺激变化（图9-12）。

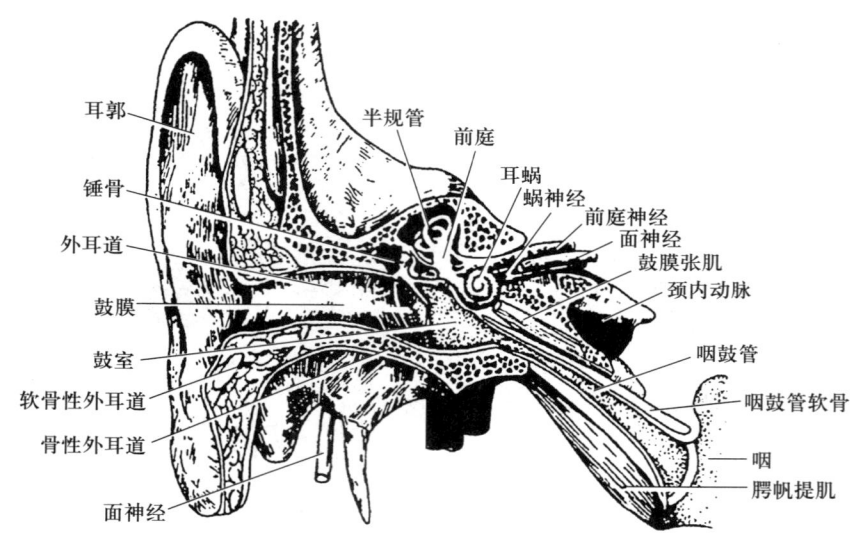

图9-12 前庭蜗器

一、外耳

外耳 external ear 包括耳郭、外耳道和鼓膜3部分，具有收集并传导声波的作用。

（一）耳郭

耳郭 auricle（图9-13）又称耳廓，主要由弹性软骨和结缔组织构成，其内有丰富的血管和神经，具有收集声波的作用。其下部称耳垂，柔软而无软骨，是临床上常用的采血部位。

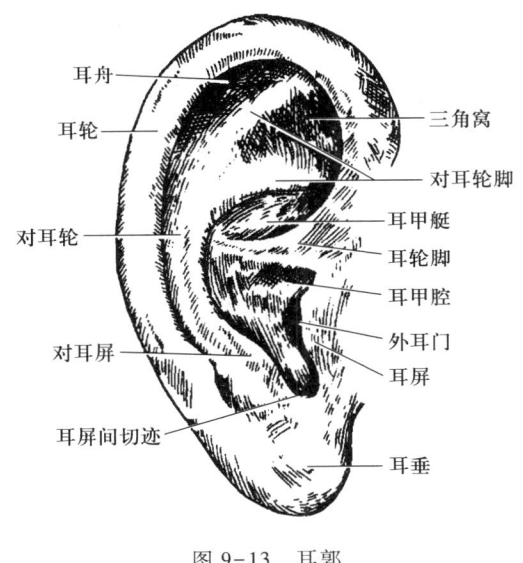

图 9-13 耳郭

> **知识链接**
>
> 耳与脏腑经络有着密切的关系。各脏腑组织在耳郭均有相应的反应区(耳穴)。耳穴就是分布于耳郭上的腧穴,也称反应点、刺激点。当人体内脏或躯体有病时,往往会在耳郭的一定部位出现局部反应,如压痛、结节、变色、导电性能改变等。这一现象可以作为诊断疾病的参考,刺激这些反应点(耳穴),对相应的脏腑疾病有一定的调治作用。刺激耳穴的主要方法有针刺、埋针、放血、耳穴贴压、磁疗、按摩等。

(二) 外耳道

外耳道为外耳门至鼓膜间的弯曲管道,成年人呈"~"形,长约 2.5 cm。但婴幼儿外耳道尚未发育完全,故短而平直。外耳道外 1/3 为软骨部,内 2/3 为骨部。表面覆以皮肤,富含感觉神经末梢、毛囊、皮脂腺和耵聍腺。该处皮肤与骨膜、软骨膜结合紧密,外伤时容易感染,且疼痛剧烈。

(三) 鼓膜

鼓膜 tympanic membrane （图 9-14）位于外耳道底与鼓室之间,为椭圆形的漏斗状半透明薄膜,是外耳和中耳之间的分界。鼓膜中部凹陷,称鼓膜脐,内附锤骨柄;上 1/4 为松弛部,活体呈红色;下 3/4 为紧张部,活体呈灰白色,鼓膜的前下方有一个三角形的反光区,称为光锥,鼓膜异常时,可引起光锥变形或消失。鼓膜能与声波同步振动,当声波停止时,鼓膜的振动也停止,故能把声音准确、真实地传到中耳。

二、中耳

中耳 middl ear 由鼓室、咽鼓管、乳突窦和乳突小房构成。

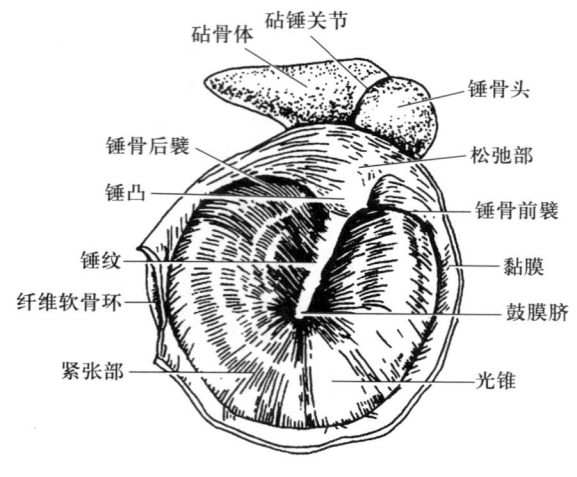

图 9-14 鼓膜(右侧)

(一) 鼓室

鼓室 tympanic cavity 为鼓膜与内耳之间的不规则含气小腔,有 6 个壁,其容积为 1~2 ml。前以咽鼓管通鼻咽部,后由乳突窦通乳突小房。内衬黏膜,与咽鼓管和乳突窦的黏膜相续。

1. 鼓室壁

（1）上壁（盖壁）：为一层密质骨板,分隔鼓室与颅中窝,由颞骨岩部的前面构成,当患中耳炎时可延此壁蔓延至颅内。

（2）下壁（颈静脉壁）：为一分隔鼓室与颈内静脉起始部的薄层骨板,故手术时要注意,以免伤及颈内动脉。

（3）前壁（颈动脉壁）：即颈动脉管的后壁。

（4）后壁（乳突壁）：上部有乳突窦的开口,经此向后通乳突小房,当患中耳炎时也可延此壁蔓延至乳突小房引起乳突炎。

（5）外侧壁（鼓膜壁）：上有鼓膜与外耳道分隔,鼓膜上方为鼓室上隐窝的外侧壁（图 9-15）,当患中耳炎时可破坏鼓膜引起穿孔。

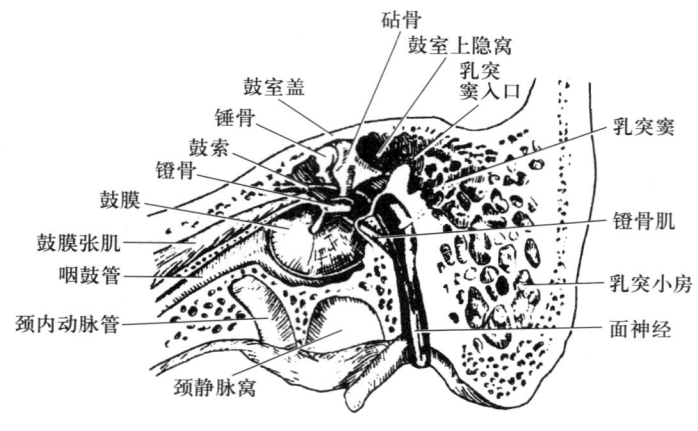

图 9-15 鼓室外侧壁

(6) 内侧壁(迷路壁):即内耳外侧壁。中部有一隆起,称**岬** promontory。岬的后上有**前庭窗** fenestra vestibule,又称卵圆窗。岬的后下有**蜗窗** fenestra cochleae,活体有一结缔组织膜封闭,称为第二鼓膜,通耳蜗鼓阶。鼓膜穿孔时,此膜可直接受到声波传动(图 9-16)。

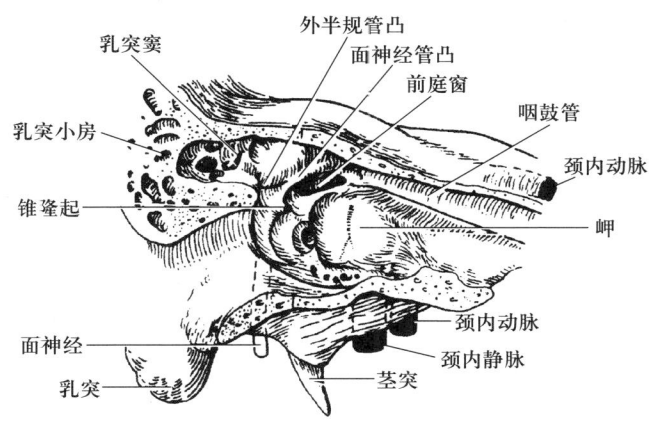

图 9-16　鼓室内侧壁

2. 内部结构(图 9-17)　鼓室内有 3 块听小骨(由外向内依次为**锤骨** malleus、**砧骨** incus 和**镫骨** stapes)及 2 块听小骨肌和血管、神经等。听小骨及相关连结构成听骨链,形成一"曲杠杆"结构,可将声波从鼓膜传至内耳。

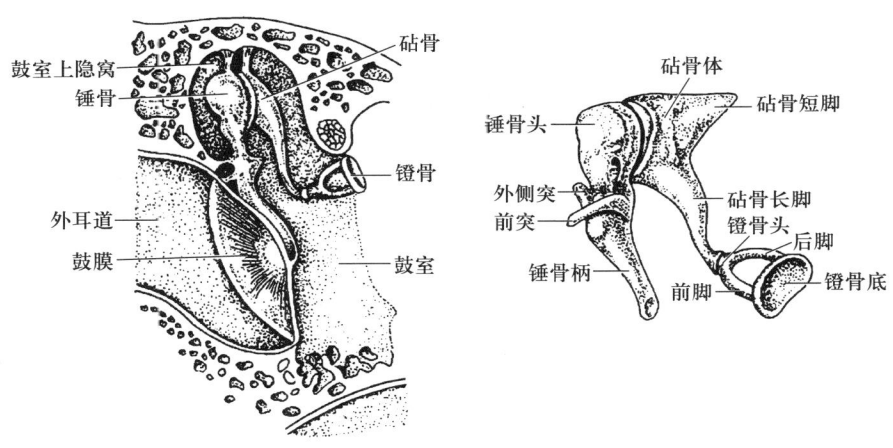

图 9-17　听小骨

(二) 咽鼓管

咽鼓管 auditory tube 为通连咽与鼓室的管道,咽鼓管鼓室开口于鼓室前壁,咽口开口于鼻咽后部,管内有黏膜与咽部黏膜和鼓室黏膜相连。平时咽鼓管咽部的开口处于闭合状态,当吞咽、张口时开放,空气进入鼓室,鼓室的气压与外界大气压相等,鼓膜两侧压力平衡,对维持鼓膜正常位置、形状及振动功能均有重要意义。

小儿咽鼓管腔大、短且直,咽部感染易沿此管侵及鼓室,引起中耳炎。咽鼓管闭塞将会影响中耳的正常功能。

（三）乳突窦与乳突小房

乳突窦是连于鼓室和乳突小房之间的空腔。**乳突小房** mastoid cells 为颞骨乳突内相互通连的蜂窝状小腔，内覆黏膜，与乳突窦和鼓室的黏膜相连。

三、内耳

内耳 internal ear 又称**迷路** labyrinth，位于颞骨岩部内，介于鼓室与内耳道底之间，为一系列结构复杂的弯曲管道，可分为骨迷路和膜迷路。骨迷路和膜迷路之间充满外淋巴，膜迷路之内充满内淋巴，两者互不相通。

（一）骨迷路

骨迷路 bony labyrinth 由相互连通的**骨半规管**、**前庭**和**耳蜗** 3 部分组成，大致沿颞骨岩部长轴由后外向前内排列。

1. **骨半规管** bony semicircular canals 为前、外、后 3 个相互垂直的半环形的小管。每个半规管均有 2 个脚与前庭后部相通，其中一个骨脚较膨大，称骨壶腹脚，另一个较小，称单骨脚。因前、后骨半规管的单骨脚合并形成一个**总骨脚**，故 3 个半规管仅有 5 个开口与前庭相通（图 9-18）。

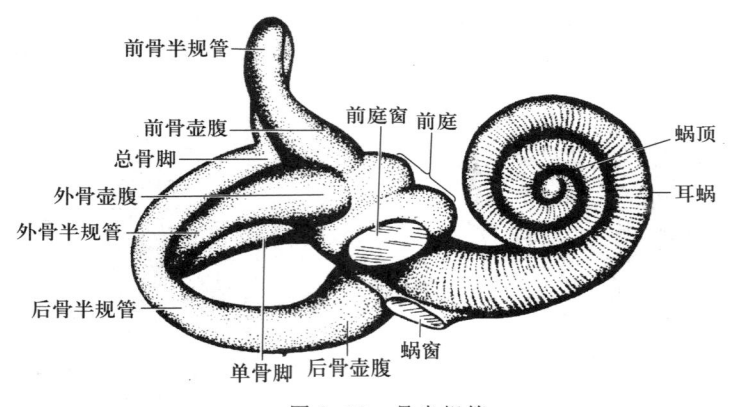

图 9-18　骨半规管

2. **前庭** vestibule　为一近椭圆形的小腔，位于骨迷路中部，内藏膜迷路的椭圆囊和球囊。其外侧壁为鼓室的内侧壁，有前庭窗和蜗窗。

3. **耳蜗** cochlea（图 9-19）　形似蜗牛壳，蜗顶朝向前外侧，蜗底向后内侧正对内耳道底，蜗顶与蜗底之间称**蜗轴**，内有蜗神经和血管穿行。耳蜗由蜗螺旋管环绕蜗轴 2.5 圈构成，蜗顶为盲端。由蜗轴向管内伸出**骨螺旋板**至管腔中部，借结缔组织膜与外壁相连，可将蜗螺旋管管腔分为上部**前庭阶**和下部**鼓阶**。前庭阶与鼓阶两者在蜗顶借蜗孔相通。

（二）膜迷路

膜迷路（membranous abyrinth）（图 9-20）由膜半规管、椭圆囊和球囊及蜗管构成，其存在于骨迷路内，内充满内淋巴，彼此连通。

1. **膜半规管**（semicircuiar ducts）　为 3 个"C"形膜管，与骨半规管同名，套于骨半规管内。

每一个膜半规管均有一膨大的膜壶腹脚,脚壁内面有嵴状黏膜突起,称**壶腹嵴**(crista ampullaris),其内有支持细胞和毛细胞,可感受头部旋转变速运动。

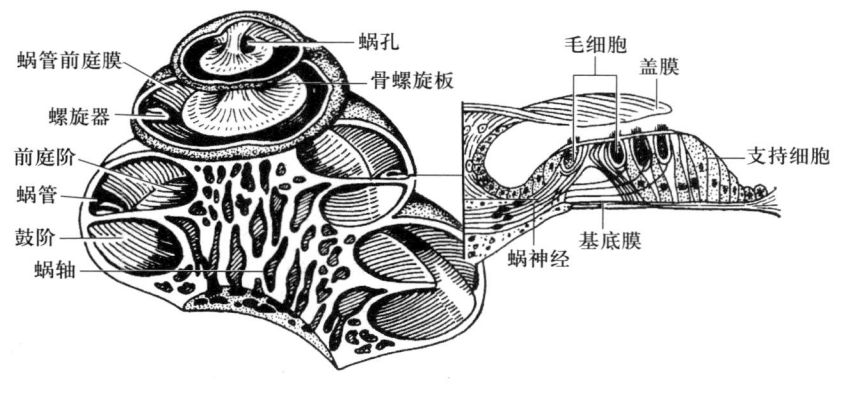

图 9-19 耳蜗

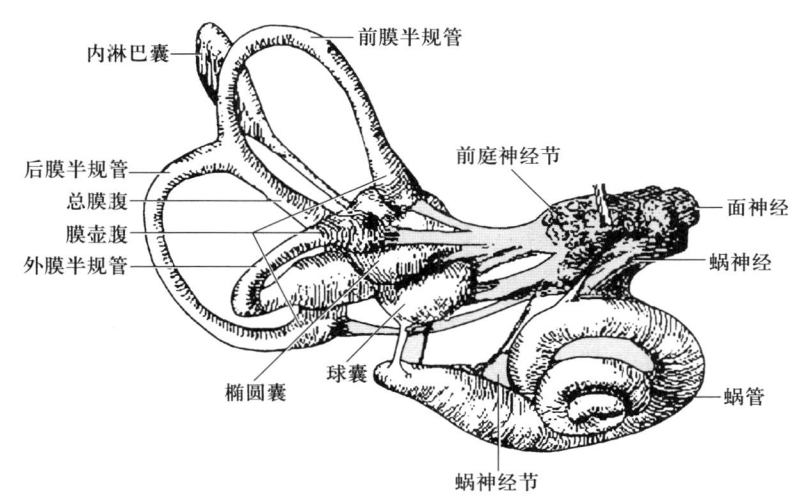

图 9-20 膜迷路

2. **椭圆囊**(utricle)和**球囊**(saccule)　位于前庭内,后上为椭圆囊,前下为球囊。椭圆囊底壁和球囊前壁上有略隆起的小斑,分别称为**椭圆囊斑**(macula utriculi)和**球囊斑**(macula sacculi),为位觉感受器,可感受直线变速运动的刺激。

3. **蜗管**(cochlearduct)位于耳蜗内,横断面呈三角形,其上壁为前庭膜。外壁为蜗螺旋管内表面增厚的骨膜,下壁为基底膜又称螺旋膜,与鼓阶相隔,在基底膜上有**螺旋器**(Corti 器),由支持细胞和毛细胞组成,为听觉感受器,能感受声波刺激。

（三）内耳的功能

1. 位觉感受　椭圆囊斑、球囊斑和壶腹嵴合称**前庭器**,可感受头部位置变化时的直线变速运动及旋转运动刺激,引起各种姿势调节反射和内脏功能的变化。

> **知识链接**
>
> 有的人极易发生晕车、晕船,出现恶心、呕吐、眩晕、皮肤苍白等症状,其原因是前庭器官受到过强、过久刺激或其功能过于敏感,引起前庭自主神经的反应。

2. 产生听觉　内耳感受声波变化、产生听觉的途径如下。

(1) **空气传导**:当声波传来由耳郭收集,通过外耳道传至鼓膜,引起鼓膜振动,听骨链将声波转为机械能并将此声波放大,传至镫骨底。由前庭窗传入内耳的外淋巴,经蜗管的前庭壁引起内淋巴振动,然后刺激螺旋器,使毛细胞的听毛与盖膜接触,毛细胞兴奋,从而产生神经冲动,再经蜗神经传至大脑的听觉中枢,产生听觉,这种传导途径为正常情况下主要的传导方式。

如鼓膜破裂和听小骨功能障碍,鼓室内空气振动可引起蜗窗处第二鼓膜振动,然后传入内耳,产生听觉。正常情况下该途径传导声波的效能甚微,只能产生微弱的听力。

正常声波入耳途径:声波→颅骨→骨迷路→前庭阶和鼓阶外淋巴→蜗管内淋巴→螺旋器→蜗神经→大脑皮质听觉中枢。

(2) **骨传导** bone conduction:声波振动直接传至颅骨,引起内耳螺旋器形成神经冲动,再经蜗神经传至大脑的听觉中枢,产生听觉。

第三节　皮　肤

皮肤 skin 覆于身体体表,由表皮、真皮和皮下组织构成,并含有附属器官及血管、淋巴管、神经等(图 9-21)。皮肤柔软而富有弹性,为表面积最大的器官,占体重的 15% 左右,不同部位皮肤的厚薄也不相同。

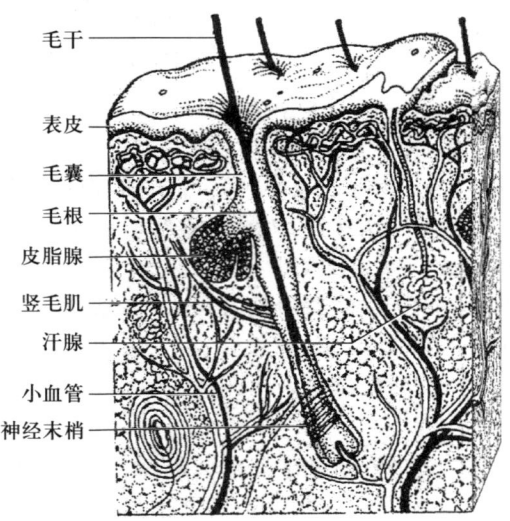

图 9-21　皮肤的构造

一、皮肤的构造

(一) 表皮

表皮 epidermis 由角化的复层鳞状上皮层构成,分布于手掌和足底的表皮最厚,无血管,有丰富的感觉神经末梢。表皮下含有黑色素,其颗粒的大小、稳定性、色素化程度及其在皮肤内的含量多少等决定人的肤色。黑色素可吸收紫外线,保护皮肤及深部器官组织免受辐射的作用。

表皮由浅入深可分为5层(图9-22)。

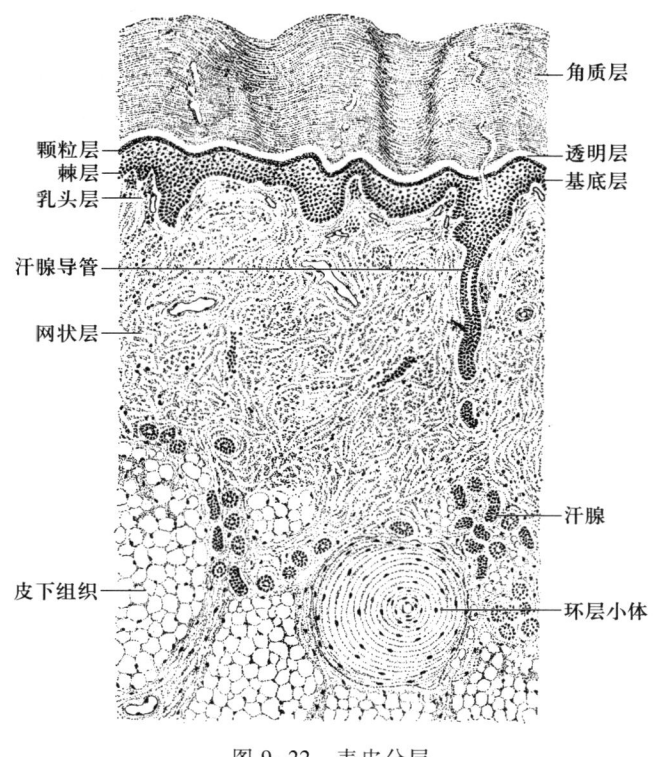

图9-22 表皮分层

1. **角质层** stratum corneum 由多层扁平的角质细胞(horny cell)构成。细胞呈均质状,嗜酸性,无细胞核和细胞器,为完全角化的死细胞,使表皮耐酸、耐碱、耐摩擦,并能阻挡外界异物和病菌侵入及体内液体丢失。

2. **透明层** stratum lucidum 由2~3层扁平细胞构成。细胞呈均质透明状,界限不清,嗜酸性,核和细胞器均已消失。

3. **颗粒层** stratum granulosum 由2~4层扁平梭形细胞构成,细胞质内有许多嗜碱性的粗大透明颗粒。

4. **棘层** stratum spinosum 由4~10层多边形的**棘细胞** spinous cell 组成。棘细胞较大,表面有许多细小的棘状突起。

5. **基底层** stratum basale 位于表皮的最深面,是附于基膜上的一层矮柱状或立方形的细胞。基底层细胞大多未分化,称表皮干细胞,分裂能力很强,其产生的新细胞不断移向浅层,补充表皮各层细胞,维持表皮的厚度,故又称生发层。该层有黑色素细胞分布。

(二)真皮

真皮 dermis 位于表皮深面,为致密结缔组织,内有毛发、腺体、血管、淋巴管、神经等。厚度为 1~2 mm,分为乳头层和网状层。

1. **乳头层** papillary layer　紧邻表皮基底层,有许多乳头状突起伸入基底层,可扩大表皮与真皮的接触面积。乳头层内有丰富的毛细血管和感受器,如游离神经末梢、触觉小体等。

2. **网状层** reticular layer　位于乳头层的深面,较厚,与乳头层之间无明显界限。胶原纤维粗大呈束状,弹性纤维夹杂其间,交织成网状,使皮肤既有弹性,又有韧性,该层有丰富的血管、淋巴管、神经,以及汗腺、皮脂腺、毛囊及环层小体等。

真皮的深面为皮下组织,即皮下筋膜。皮下组织与深面的其他组织相连,使皮肤具有一定的活动性,具有维持体温和储存能量、缓冲外界冲撞力等功能。皮下组织的厚度随年龄、性别、部位而异。

知识链接

皮内注射与皮下注射

皮内注射在临床中用于药物过敏试验、预防注射或局部麻醉起始步骤,它是将少量药物注射于表皮和真皮之间或注入真皮内。皮内注射部位:药物过敏试验在前臂下 1/3 处掌面;预防注射在上臂三角肌下缘;局部麻醉在麻醉局部皮肤。

皮下注射在临床常用于需要迅速产生药效和不能或不宜口服药物时,是将少量药物注射到皮下组织内的给药方法,临床常用于菌苗注射、胰岛素、肾上腺素或阿托品等药物注射。注射部位:上臂三角肌下缘、上臂外侧、后背、腹部、大腿内侧等部位。

二、皮肤的附属结构

皮肤的附属结构包括毛发、毛囊、皮脂腺、汗腺、指(趾)甲等。

(一)毛发和毛囊

毛发呈细丝状,除手掌和足底外,人体其余部分表面均有毛发分布。毛发由呈同心圆排列的角化上皮细胞构成,分为**毛干**和**毛根**两部分。毛根和毛囊末端的球形膨大称**毛球**,为毛发的生长点,有诱导毛发生长和营养毛发的功能。毛囊中下部和真皮乳头层之间,有一束斜行的平滑肌,称**竖毛肌**(arrector pili muscle),收缩时可使毛发竖起。

(二)皮脂腺

皮脂腺 sebaceous gland 位于毛囊和竖毛肌之间,为泡状腺,开口于毛囊,皮脂腺可分泌皮脂,润滑皮肤和毛发。

(三)汗腺

汗腺分布于全身皮肤内,为单曲管状腺,分局泌汗腺和顶泌汗腺。局泌汗腺又称小汗腺,分布较广,其分泌的汗液有湿润表皮、维持体温和调节水盐平衡等作用。顶泌汗腺又称大汗腺,主要分布于腋窝、肛周、乳晕、脐周、会阴及外耳道等处,其分泌物黏稠,含蛋白质、糖类、脂质、铁以及色素原和脂肪酸等。

(四) 指(趾)甲

指(趾)甲位于手指、足趾远端的背面,由排列紧密的角化上皮细胞构成。其外露部分为甲体,埋于皮内的为甲根,甲的下面为甲床。甲体周缘的皮肤皱襞称甲襞;甲襞与甲体之间的沟称为甲沟。甲根深部的上皮基底层细胞分裂活跃,称甲母基(质),是甲的生长点,拔甲时要注意保护。

知识链接

痤　疮

痤疮的发生主要与皮脂分泌过多、毛囊皮脂腺导管堵塞、细菌感染和炎症反应等因素密切相关。进入青春期后,人体内雄激素特别是睾酮的水平迅速升高,促进皮脂腺发育并产生大量皮脂;同时毛囊皮脂腺导管的角化异常造成导管堵塞,皮脂排出障碍,形成角质栓,即微粉刺。毛囊中多种微生物大量繁殖,尤其是痤疮丙酸杆菌,其产生的脂酶分解皮脂生成游离脂肪酸,同时趋化炎症细胞和介质,最终诱导并加重局部炎症反应。

三、皮肤线

皮肤线 skin line 即皮肤表面的沟、嵴和纹理。有些在正常情况下清晰可见,如指纹;有些只在病理情况下出现,如妊娠纹。

知识链接

皮 肤 线

正常情况下指纹一生不变,其可作为鉴别个体的重要依据,广泛应用于刑侦界、医学界和生物识别领域。

在皮肤过度牵拉的肥胖症患者、肿瘤快速生长的病人或举重运动员身上也会出现类似妊娠纹的皮肤条纹。

四、皮肤的功能

(一) 感觉

皮肤可感受痛觉、温度觉、触觉、压觉的刺激。

（二）保护

（1）皮肤可以阻止病原微生物、化学物质等体外物质的入侵，是机体免疫系统的第一道屏障，也是一道重要防线。

（2）防止体液的丢失。

（3）黑色素能吸收日光中紫外线，防止对内部器官和组织的辐射损伤。

（三）排泄

汗腺、皮脂腺分泌汗液和皮脂，能排泄代谢废物及调节水盐平衡等。

（四）吸收

皮肤可吸收一些脂类物质和挥发性液体，如有机磷和药物等。

（五）调节体温

皮肤排出汗液，可降低机体体温。

（六）参与物质代谢及合成维生素

皮肤参与胆固醇的代谢和维生素 A、维生素 D 的合成等。

课后练习

一、名词解释

1. 感受器　2. 黄斑　3. 视神经盘　4. 皮下注射

二、简答题

1. 看物体时，从光线进入眼球到视觉形成要经过哪些结构？
2. 听到一个声音，从声波进入耳到听觉形成要经过哪些结构？

三、选择题

第九章选择题

（王　芳　马　婷）

第十章　脉管系统

> **【学习目标】**
>
> **掌握**：脉管系统的组成、功能意义；心血管系统及淋巴系统的组成和功能；体循环和肺循环的概念及其循环途径；心的位置、外形及心腔的形态结构；上、下肢浅静脉的走行。
>
> **理解**：血管的微细结构及微循环，心传导系的组成和功能，左、右冠状动脉的走行、重要分支及分布；心的体表投影和心包及其临床意义。主动脉的走行及分段；颈总动脉、锁骨下动脉、上肢的动脉、胸主动脉、腹主动脉、髂内动脉和髂外动脉的主要分支和分布。上、下腔静脉系的组成、位置、主要属支和收集范围，肝门静脉的组成及其与上、下腔静脉系的交通。淋巴干的组成、胸导管的起始、走行、收集范围及注入部位，右淋巴导管的收集范围、注入部位；全身主要浅表淋巴结群的位置、收集范围及临床意义；脾、胸腺的位置，淋巴结、脾、胸腺的组织结构特点及功能。
>
> **了解**：血管吻合及侧支循环；心壁微细结构；身体各部的淋巴引流。

脉管系统是封闭的管道系统，包括心血管系统和淋巴系统，分布于人体各部。心血管系统由心、动脉、毛细血管和静脉组成，血液在其中循环流动。淋巴系统包括淋巴管道、淋巴组织和淋巴器官。淋巴液沿淋巴管道向心流动，最终汇入静脉，故将淋巴管道视为静脉的辅助管道。

脉管系统的主要功能是物质运输，即将消化管吸收的营养物质和肺吸收的氧运送到全身器官的组织和细胞，同时将组织和细胞的代谢产物、多余的水及二氧化碳等运送到肾、肺、皮肤等器官排出体外，以保证机体新陈代谢的不断运转。内分泌腺和分散在体内各处的内分泌组织所分泌的激素以及生物活性物质经脉管系统输送，并作用于相应的靶器官，以实现对人体的功能调节。淋巴系统执行对人体防卫与免疫功能的调控，脉管系统对维持人体内环境的相对稳定及实现自我保护功能等均有重要作用。

脉管系统还具有内分泌功能。心肌细胞、血管平滑肌和内皮细胞可分别产生和分泌心钠素、内皮素和血管紧张素等多种生物活性物质，参与机体多种功能的调节。脉管系统的血流动力学变化对人体的稳态产生重要的影响。

第一节 心血管系统

一、概述

(一) 心血管系统的组成及功能

心血管系统 cardiovascular system 由心、动脉、毛细血管和静脉组成。

1. **心 heart** 主要由心肌构成，是连接动、静脉的枢纽和心血管系统的"动力泵"，且具有内分泌功能。心内部被房间隔和室间隔分为互不相通的左、右两半，每半又分为心房和心室，故心有4个腔：左心房、左心室、右心房和右心室。同侧心房和心室借房室口相通。心房接受静脉，心室发出动脉。在房室口和动脉口处均有瓣膜，瓣膜如同泵的阀门，可顺流而开启，逆流而关闭，保证血液定向流动。

2. **动脉 artery** 是运送血液离心的管道，管壁较厚，可分3层：内膜菲薄，腔面为一层内皮细胞，能减少血流阻力；中膜较厚，含平滑肌、弹性纤维和胶原纤维，大动脉以弹性纤维为主，中、小动脉以平滑肌为主；外膜由结缔组织构成，含胶原纤维和弹性纤维，可防止血管过度扩张。动脉壁的结构和功能密切相关。大动脉中膜弹性纤维丰富，有较大的弹性，心室射血时，管壁被动扩张；心室舒张时，管壁弹性回缩，推动血液继续向前流动。中、小动脉，特别是小动脉中膜平滑肌可在神经体液调节下收缩或舒张，以改变管腔大小，从而调控局部血流量和血流阻力。动脉在行程中不断分支，越分越细，最后移行为毛细血管。

3. **毛细血管 capillary** 是连接动、静脉末梢间的管道，管径一般为 6~8μm，管壁主要由单层内皮细胞和基膜构成。毛细血管彼此吻合成网，除软骨、角膜、晶状体、毛发、牙釉质和被覆上皮外，遍布全身各处。毛细血管数量多，管壁薄，通透性大，管内血流缓慢，是血液与血管外组织液进行物质交换的场所。

4. **静脉 vein** 是引导血液回心的血管。小静脉由毛细血管汇合而成，在向心回流过程中不断接受属支，逐渐汇合成中静脉、大静脉，最后注入心房。静脉管壁也可以分内膜、中膜和外膜3层，但其界线常不明显。与相应的动脉比较，静脉管壁薄，管腔大，弹性小，容血量较大。

(二) 血液循环的途径

血液由心室流经动脉、毛细血管、静脉又返回心房，周而复始地循环流动，称为血液循环。根据血液循环流经的途径不同，可分为体循环和肺循环(图 10-1)。

1. **体循环 systemic circulation(又称大循环)** 血液由左心室射出，经主动脉及其分支到达全身毛细血管网，血液中的氧和营养物质透过毛细血管壁进入组织，同时组织在代谢过程中产生的废物和二氧化碳透过毛细血管壁进入血液。这样，鲜红的动脉血转变成暗红色的静脉血，再通过各级静脉，最后经上、下腔静脉及冠状窦回流入右心房。

体循环的特点是流程长，流经范围广，其主要功能是以动脉血滋养全身各器官、组织和细胞，并将全身各部的代谢产物和二氧化碳运回心。

由体循环回流入右心房的血液，经右房室口流入右心室，接续肺循环。

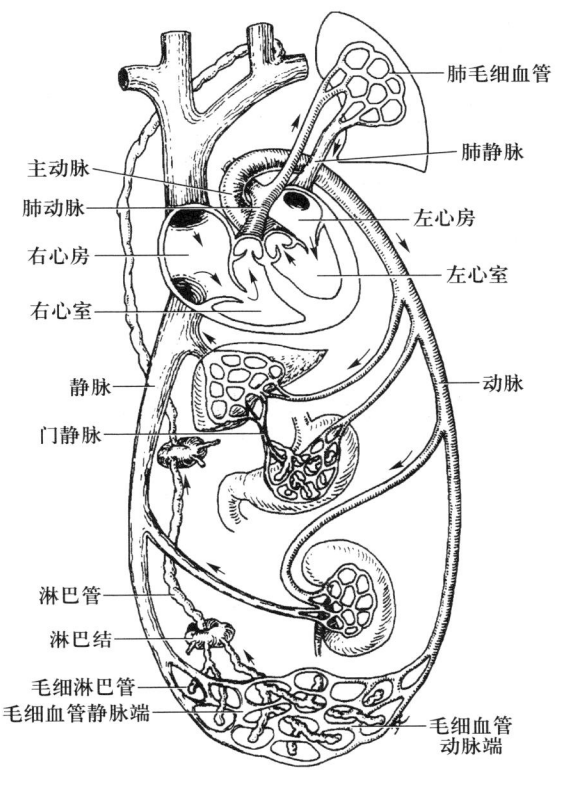

图 10-1 血液循环示意图

2. 肺循环 pulmonary circulation（又称小循环） 血液由右心室射出，经肺动脉干及其各级分支到达肺泡毛细血管网，经气体交换后，血液由暗红色的静脉血转变成鲜红色的动脉血，最后经肺静脉回流入左心房。

肺循环的特点是流程短，只经过肺，其主要功能是为血液加氧并排出二氧化碳。

由肺循环返回左心房的动脉血，再经左房室口流入左心室，接续体循环。

（三）血管的吻合及侧支循环

人体的血管除借动脉、毛细血管、静脉相通连外，在动脉与动脉之间，静脉与静脉之间，甚至动、静脉之间均可借细小的吻合管形成**血管吻合** vascular anastomosis（图 10-2），这些血管吻合具有一定的生理意义。

1. **动脉间吻合** 人体内许多部位或器官的两动脉干之间可借交通支相连，如脑底动脉之间。在经常活动或易受压部位，其邻近的多条动脉分支常互相吻合成动脉网，如关节网。在时常改变形态的器官，两动脉末端或其分支可直接吻合形成动脉弓，如掌深弓、掌浅弓、胃小弯动脉弓等。这些吻合都有缩短循环时间和调节血流量的作用。

2. **静脉间吻合** 静脉吻合远比动脉丰富，除具有和动脉相似的吻合形式外，常在脏器周围或脏器壁内形成静脉丛，以保证在脏器扩大或腔壁受压时血流通畅。在肝内可见静脉性怪网，其连接形式是小静脉、静脉性毛细血管、小静脉。

3. **动静脉吻合** 在体内的许多部位，如指尖、趾端、唇、鼻、外耳皮肤、生殖器勃起组织等处，

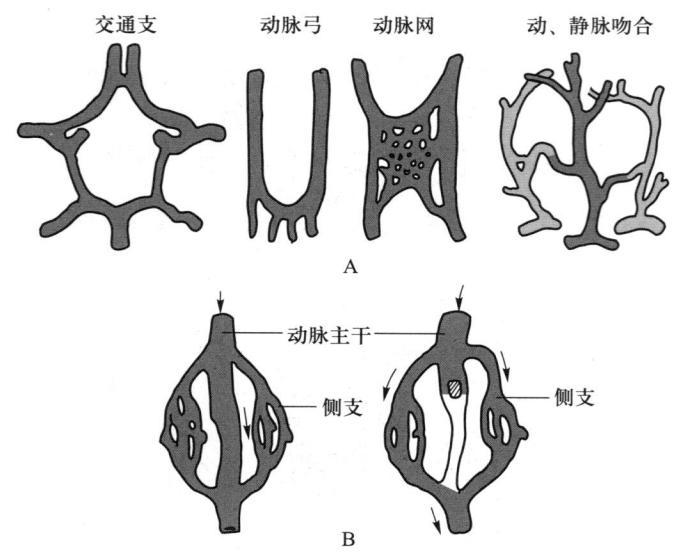

图 10-2 血管的吻合及侧支循环
A. 血管吻合；B. 侧支循环

小动脉和小静脉之间可借血管支直接相连,形成小动静脉吻合。这种吻合具有缩短循环途径,调节局部血流量和体温的作用。

4. 侧支吻合(图 10-2) 有的血管主干在行程中发出与其平行的侧副管。发自主干不同高度的侧副管彼此吻合,称侧支吻合。正常状态下侧副管比较细小,但当主干阻塞时,侧副管逐渐增粗,血流可经扩大的侧支吻合到达阻塞以下的血管主干,使血管受阻区的血液循环得到不同程度的代偿恢复。这种通过侧支建立的循环称侧支循环 colleteral circulation 或侧副循环。侧支循环的建立显示了血管的适应能力和可塑性,对于保证器官在病理状态下的血液供应有重要意义。

体内少数器官内的动脉与相邻动脉之间无吻合,这种动脉称终动脉,如视网膜中央动脉。终动脉的阻塞可导致供血区的组织缺血甚至坏死。如果某一动脉与邻近动脉虽有吻合,但当该动脉阻塞后,邻近动脉不足以代偿其血液供应,那么这种动脉称功能性终动脉,如脑、肾和脾内的一些动脉分支。

知识链接

心血管的常见变异、异常与畸形

在胚胎发育的敏感时期,由于遗传因素和环境因素的影响,可导致心血管系统的结构发生变异、异常与畸形。

心脏发育的敏感时期是胚胎 4~8 周,而目前仪器能检测出心脏有畸形是在 20 周以后。常见的相关事件有先天性房间隔或室间隔缺损、动脉导管未闭、大动脉移位、法洛四联症和右位心等。

(四) 血管壁的微细结构

根据管径的粗细,动脉和静脉都可分为大、中、小、微4级。4级血管在结构上并无明显的界限,而是逐渐移行的。大动脉是指接近心的动脉,管径最粗,如主动脉、头臂干和肺动脉等;管径在0.3～1 mm的动脉属于小动脉;而接近毛细血管,管径在0.3 mm以下的动脉称微动脉;除大动脉外,凡管径在1 mm以上的动脉属中动脉,如肱动脉、桡动脉和尺动脉等。大静脉的管径>10 mm,如上腔静脉、下腔静脉和头臂静脉等;管径<2 mm的静脉属小静脉,其中与毛细血管相连,管径在0.5～2 mm的小静脉又称微静脉;管径为2～9 mm,在大、小静脉之间的静脉属中静脉。

1. **动脉** 动脉管壁较厚,可分为内膜、中膜和外膜3层(图10-3～图10-5)。

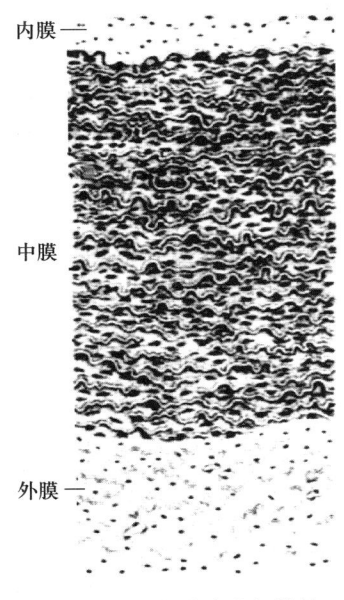

图10-3 大动脉微细结构

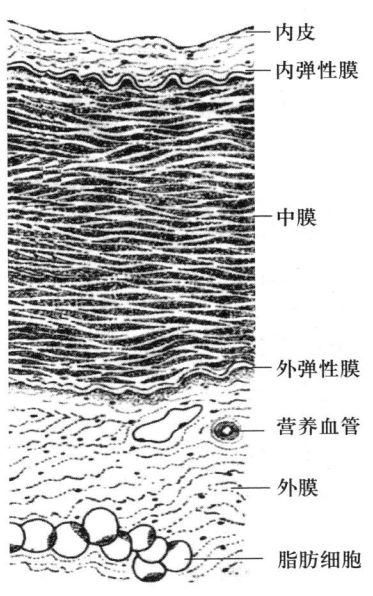

图10-4 中动脉微细结构

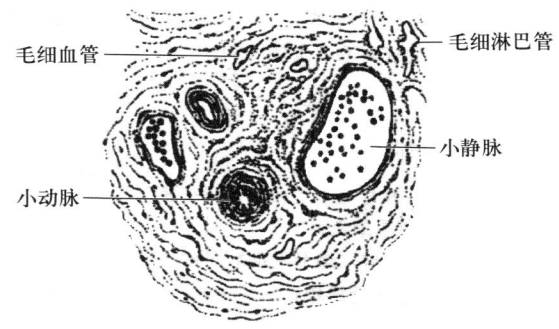

图10-5 小动脉和小静脉的微细结构

(1) **内膜** tunica intima:是管壁的最内层,较薄,由内皮和薄层结缔组织构成,内皮游离面光滑,可减少血液流动的阻力。内膜与中膜交界处有一层弹性纤维构成**内弹性膜**,此膜可作为内膜与中膜的分界线。

（2）**中膜** tunica media：较厚，主要由平滑肌和弹性纤维构成。

大动脉的中膜较厚，由 40~70 层弹性膜组成，内有少量平滑肌纤维和胶原纤维等结构，故又称**弹性动脉**。当心脏收缩射出血液时，大动脉由于其内压力增高，致使血管壁扩张，容纳血液并缓冲心射血时的压力；当心舒张时，大动脉借弹性膜的回缩作用驱使血液进一步被推向血管远侧，从而维持血液在血管内的持续流动。

中、小动脉的中膜以平滑肌为主，故中、小动脉也称**肌性动脉**。中动脉的平滑肌较发达，由 10~40 层环行排列的平滑肌组成，通过平滑肌的收缩和舒张改变其管径大小，调节分布到身体各部的血流量。小动脉的平滑肌较薄弱，仅有 3~4 层平滑肌。小动脉平滑肌的收缩和舒张可影响外周血流的阻力，从而影响血压，故小动脉也常被称为**外周阻力血管**。

（3）**外膜** tunica adventitia：较薄，主要为结缔组织，内有血管、神经和淋巴管等。

2. 静脉 静脉管壁也大致可分为内膜、中膜和外膜 3 层，其中外膜较厚，但 3 层膜常无明显的界限。静脉壁的平滑肌和弹性纤维均不及动脉丰富，结缔组织成分较多（图 10-6，图 10-7）。

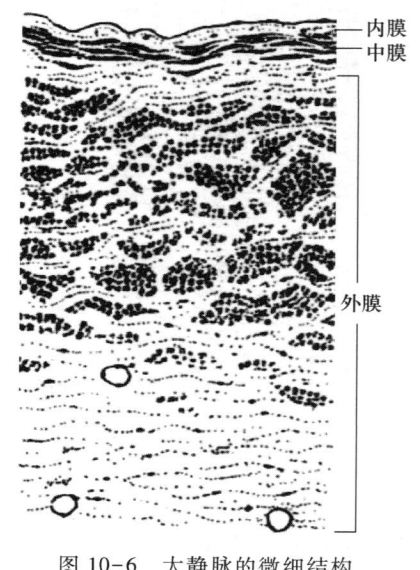

图 10-6 大静脉的微细结构

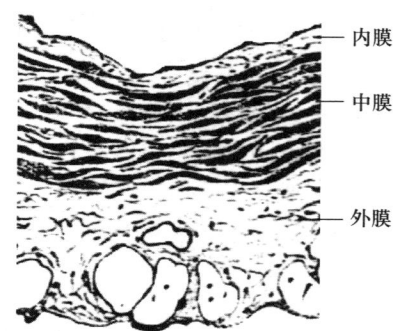

图 10-7 中静脉的微细结构

3. 毛细血管 为管径最细、分布最广的血管，它们的分支多且互相吻合成网，人体内毛细血管的表面积可达 6 000 m² 左右，毛细血管内血流缓慢，有利于血液与周围组织进行物质交换。毛细血管的疏密程度与各器官组织代谢率密切相关，如心、肝、肺、肾和黏膜等代谢旺盛，毛细血管网较密；而肌腱、韧带等代谢率较低，毛细血管稀疏。

（1）结构特点：毛细血管管径大多为 6~8 μm，管壁极薄，结构简单，仅由内皮、基膜、周细胞和少量结缔组织构成，小毛细血管仅由一个内皮细胞围成，较大的可由 2~3 个内皮细胞围成。周细胞为扁平有突起的细胞，由基膜所包裹，其突起紧贴内皮细胞基底面（图 10-8）。周细胞可以收缩，调节毛细血管的血流量。此外，在组织受损伤后，周细胞可进一步分化成平滑肌，参与血管的重建。

（2）分类：电镜下，根据其内皮细胞、基膜等结构特点，毛细血管可分为 3 种类（图 10-9）。

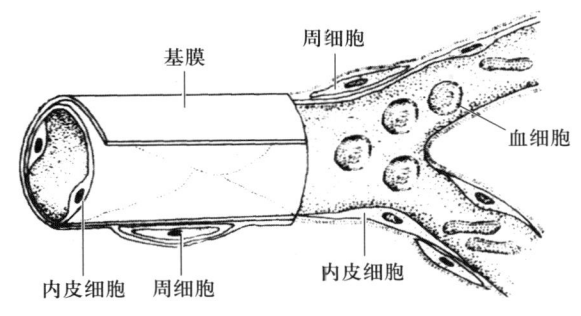

图 10-8 毛细血管模式图

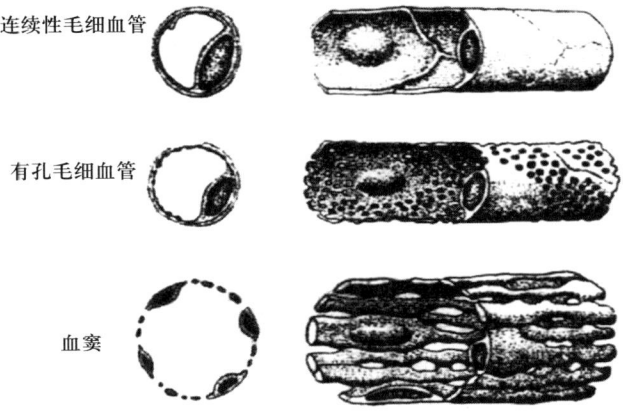

图 10-9 不同类型毛细血管结构模式图

1) **连续毛细血管** continuous capillary：由连续的内皮细胞围成，细胞间隙为 10~20 nm，其间有紧密连接封闭，内皮细胞胞质中有许多吞饮小泡，内皮外基膜完整。此种毛细血管主要以微泡小泡方式在血液和组织之间进行物质交换。这类毛细血管主要分布于结缔组织、肺、肌组织和中枢神经系统等处。

2) **有孔毛细血管** fenestrated capillary：内皮细胞不含核的部分极薄，有许多贯穿细胞的孔，有的孔常有厚达 4~6 nm 的隔膜封闭，内皮外基膜完整。此类毛细血管主要通过内皮窗孔在血管内外进行中、小分子的物质交换，有孔毛细血管分布于胃肠黏膜、内分泌腺和肾血管球等处。

3) **血窦** sinusoid：又称**窦状毛细血管** sinusoid capillary，是一种扩大了的毛细血管，其特点是腔大，形态不规则；内皮细胞上有孔，细胞间隙较大；基膜不完整或缺如，某些内分泌腺的血窦，则有完整的基膜；窦壁或窦腔中常有巨噬细胞。血窦主要分布于肝、脾、骨髓及一些内分泌腺中，血窦有利于大分子物质或血细胞进出血管。

（五）微循环

微循环 microcirculation 是指微动脉到微静脉之间的微细血管中的血液循环，是血液循环的基本功能单位。其基本功能是实现血液与组织细胞间的物质交换，同时还可调节组织器官血流量，参与维持动脉血压和影响毛细血管内外体液的分布。

微循环一般由即微动脉、中间微动脉、真毛细血管、直捷通路、动静脉吻合和微静脉组成（图10-10）。

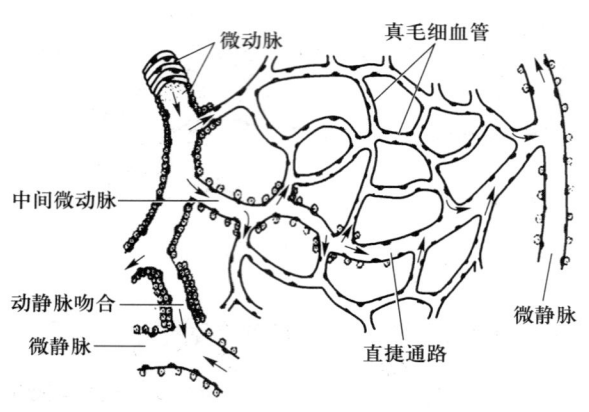

图10-10 微循环模式图

1. **微动脉** arteriole 是小动脉的分支，直径一般在 300 μm 以下，由于管壁上有完整的平滑肌层，故微动脉是控制血液进入微循环的"总闸门"。

2. **中间微动脉** metaarteriole 是微动脉的分支，管壁上平滑肌稀少，不成层。

3. **真毛细血管** true capillary 是中间微动脉的分支，互相连接成网，血流缓慢，是进行物质交换的主要部位。在真毛细血管起始处有少量环行平滑肌，称**毛细血管前括约肌**，是调节微循环的"分闸门"。一般情况下，只有小部分真毛细血管开放，当局部组织功能活跃时，毛细血管前括约肌松弛，开放较多的毛细血管，使局部的血流量增加，促进物质交换。

4. **直捷通路** thoroughfare channel 又称通毛细血管，是中间微动脉的延伸部分，直接通入微静脉。在组织处于静息状态时，微循环的血液大部分由微动脉经中间微动脉和直捷通路快速流入微静脉，只有少部分血液流经真毛细血管。

5. **动静脉吻合** arteriovenous anastomosis 是微动脉和微静脉之间直接连通的血管。动静脉吻合收缩时，血液由微动脉流入毛细血管，松弛时血液经此直接进入微静脉。

6. **微静脉** venule 是把血液导入小静脉的血管，其管壁结构与毛细血管相似，也有物质交换功能。

二、心

（一）**心的位置和外形**

心是一个中空的肌性纤维性器官，形似倒置的、前后稍扁的圆锥体，周围裹以心包，斜位于胸腔中纵隔内。我国成年男性正常心重（284±50）g，女性（258±49）g，但心重可因年龄、身高、体重和体力活动等因素不同而有差异。

心约2/3位于正中线的左侧，1/3位于正中线的右侧（图10-11）；前方对向胸骨体和第2~6肋软骨，后方平对第5~8胸椎，两侧与胸膜腔和肺相邻；上方连出入心的大血管，下方邻膈。心的长轴自右肩斜向左肋下区,与身体正中线构成45°角。心底部被出入心的大血管根部和心包反折缘所固定,心室部分则较活动。

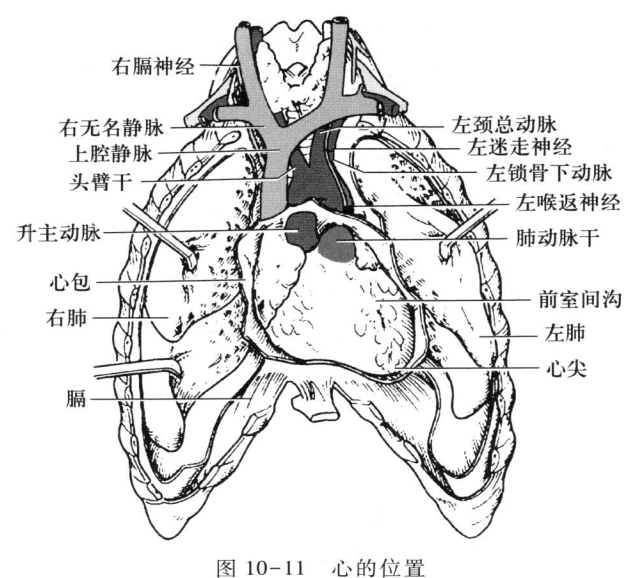

图 10-11 心的位置

知识链接

右 位 心

右位心,常同时伴有腹腔内脏器官的反位。此时心的位置偏于中线右侧,心尖指向右下方,心房和心室与大血管的关系正常,但位置倒转,宛如正常心的镜中影像,无血流动力学的改变。另一种是心位于胸腔右侧,各房室之间位置关系正常,只是心位置右移。这是由于肺、胸膜及膈的病变而引起,心并无结构和功能上的改变。

心的大小似本人拳头(图 10-12,图 10-13),可分为一尖、一底、两面、三缘,表面还有 3 条沟。

心尖 cardiac apex 钝圆,由左心室构成,朝向左前下方,与左胸前壁邻近,故在左胸前壁第 5 肋间隙,左锁骨中线内侧 1~2 cm 处可触及其搏动。

心底 cardiac base 较宽,朝向右后上方。上、下腔静脉分别从上、下方注入右心房,左、右肺静脉分别从两侧注入左心房。前面较膨隆,称为**胸肋面**;心的下面较平坦,称为**膈面**,亦称为下面或后壁,朝向后下方,近乎水平位,隔心包紧贴于膈。

右缘垂直向下,**左缘**圆钝,**下缘**较锐利,近水平位。

心的表面近心底处有一条几乎呈环形的**冠状沟** coronary sulcus,其将右上方较小的心房与左下方较大的心室分开,冠状沟是心房和心室在心表面分界的标志。在胸肋面和膈面各有一条自冠状沟向下至心尖右侧的纵沟,分别称**前室间沟** anterior interventricular groov 和**后室间沟**

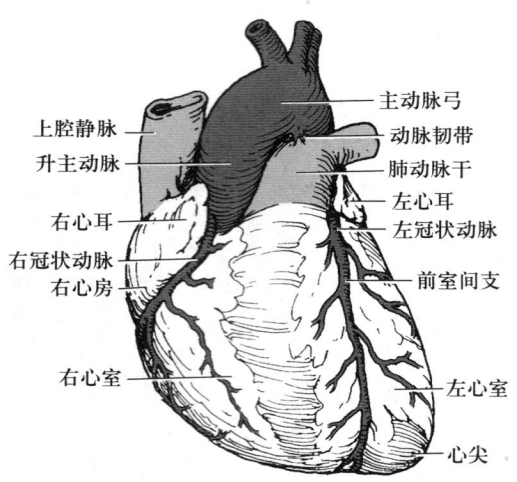

图 10-12　心的外形(前面)

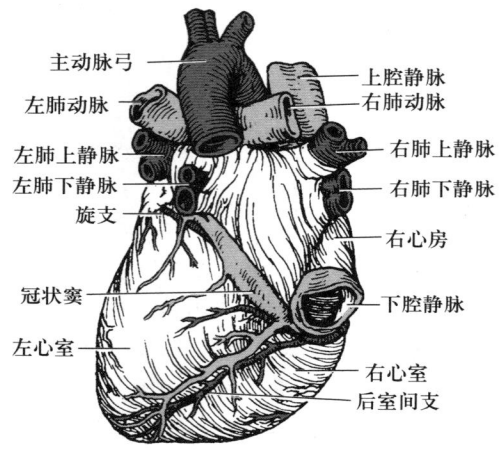

图 10-13　心的外形(后面)

posterior interventricular groov。前、后室间沟是左、右心室在心表面的分界标志。前、后室间沟在心尖右侧的会合处稍凹陷,称**心尖切迹** cardiac apical incisure。

（二）心腔的形态结构

心被心间隔分为左、右两半心,左、右半心各分成左、右心房和左、右心室4个腔,同侧心房和心室借房室口相通。

心在发育过程中出现沿心纵轴的轻度向左旋转,故左半心位于右半心的左后方。若平第4肋间隙上部,通过心作一水平切面并标以钟面数字,有助于对心腔位置关系的了解:右心室在5:00~8:00之间;右心房在8:00~11:00;左心房在11:00~1:00;左心室相当于2:00~5:00;房间隔和室间隔大致在10:30和4:30位上,与身体正中面约呈45°角。由上可知,右心房、右心室位于房、室间隔平面的右前方,右心室是最前方的心腔,右心房是最靠右侧的心腔,构成心右缘;左心房和左心室位于房、室间隔平面的左后方,左心房是最后方的心腔,左心室是最靠左侧的心腔,构成心左缘。

1. **右心房** right atrium（图10-14） 位于心的右上部,壁薄而腔大,可分为前、后两部。前部为固有心房,由原始心房衍变而来;后部为腔静脉窦,由原始静脉窦右角发育而成。位于心的右上部,右心房向左前方突出的部分称为**右心耳**。心房内面有许多互相平行的肌隆起,称**梳状肌** pectinate muscles,其起自界嵴,向前外侧走行,止于右房室口。当心功能发生障碍,血流淤滞时,易在心耳内形成血栓。血栓一旦脱落,可导致血管堵塞。右心房壁薄腔大,有3个入口:上部有**上腔静脉口**,下部有**下腔静脉口**,在下腔静脉口与右房室口之间有**冠状窦口**,它们分别导入来自上半身、下半身和心壁回流的静脉血。右心房的出口为右房室口,通向右心室。右心房的后内侧壁主要由房间隔形成,其下部有一卵圆形的浅窝,称**卵圆窝** fossa ovalis,为胚胎时期卵圆孔闭锁的遗迹。

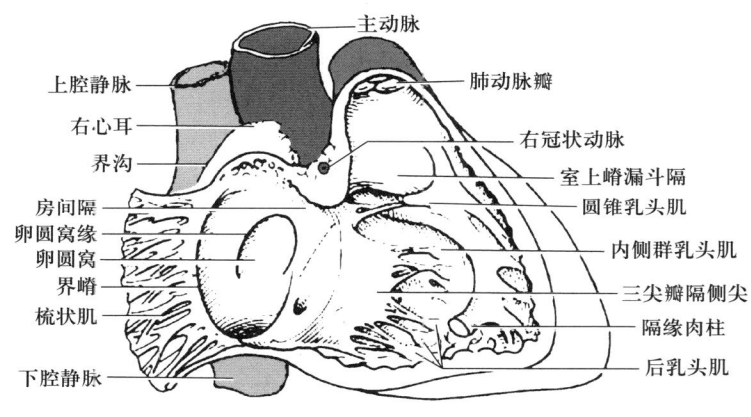

图 10-14　右心房和右心室内部结构

2. **右心室** right ventricle 位于右心房的前下方,直接位于胸骨左缘第4、5肋软骨的后方（见图10-14）,在胸骨旁左侧第4肋间隙作心内注射多注入右心室。右心室前壁介于动脉圆锥右侧的冠状沟、前室间沟、心下缘及肺动脉口平面之间,与胸廓相邻,构成胸肋面的大部分。右心室前壁较薄,仅及左心室壁厚度的1/3,供应血管相对较少,通常是右心室手术的切口部位。

右心室腔被一弓形肌性隆起,即室上嵴 supraventricular crest 分成后下方的流入道（窦部）和前上方的流出道（漏斗部）两部分。

右心室流入道又称固有心腔或窦部,从右房室口延伸至右心室尖。室壁有许多纵横交错的肌性隆起,称**肉柱** trabeculae carneae,故腔面凸凹不平。基部附着于室壁,尖端突入心室腔的锥体形肌隆起称**乳头肌** papillary muscles。右心室乳头肌分前、后和隔侧3群:**前乳头肌**1~5个,位于右心室前壁中下部,自其尖端发出腱索 tendinous cord,呈放射状分散成5~10条细索连于三尖瓣前、后尖。**后乳头肌**较小,多为2~3个,位于下壁,其发出腱索多连于三尖瓣后尖。**隔侧乳头肌**更小且数目较多,位于室间隔右侧面中上部,其中一个较大的,在**室上嵴隔带**上端附近,称圆锥状（锥状）乳头肌,有腱索连至三尖瓣前尖和隔侧尖,在其后下方有心传导系房室束的右束支通过。前乳头肌根部有一条肌束横过室腔至室间隔下部,称**隔缘肉柱** septomarginal trabecula（又称**节制索** moderator band）,为右心室流入道的下界,有防止心室过度扩张的功能。房室束的右束支及供应前乳头肌的血管可经隔缘肉柱到达前乳头肌,在右心室手术时,要防止损伤隔缘肉柱,以免导致右束支传导阻滞。

此外,在室间隔后部与右心室游离壁之间,有时还可见到含浦肯野(Purkinje)纤维的游离肌性小梁,称右心室条束,但较左心室者少。

右心室流入道的入口为**右房室口** right atrioventricular orifice,呈卵圆形,其周围由致密结缔组织构成的**三尖瓣环**围绕。**三尖瓣** tricuspid valve(**右房室瓣** right atrioventricular valve)基底附着于三尖瓣环上,瓣膜游离缘垂入心室腔。瓣膜被3个深陷的切迹分为3片类似三角形的瓣叶,依据位置分别称前尖、后尖和隔侧尖。与3个切迹相对处,两个相邻瓣膜之间的瓣膜组织称为连合,有相应3个瓣连合,即**前内侧连合、后内侧连合**和**外侧连合**,连合处亦有腱附着,瓣膜粘连多发生在连合处,造成房室口狭窄。三尖瓣的游离缘和心室面借腱索连于乳头肌。当心室收缩时,由于三尖瓣环缩小以及血液推动,使三尖瓣关闭,乳头肌收缩和腱索牵拉,使瓣膜不致翻向心房,从而防止血液倒流入右心房。三尖瓣环、三尖瓣、腱索和乳头肌在结构和功能上是一个整体,称**三尖瓣复合体** tricuspid valve complex(图10-15),其共同保证血液的单向流动,其中任何一部分结构损伤都将会导致血流动力学上的改变。

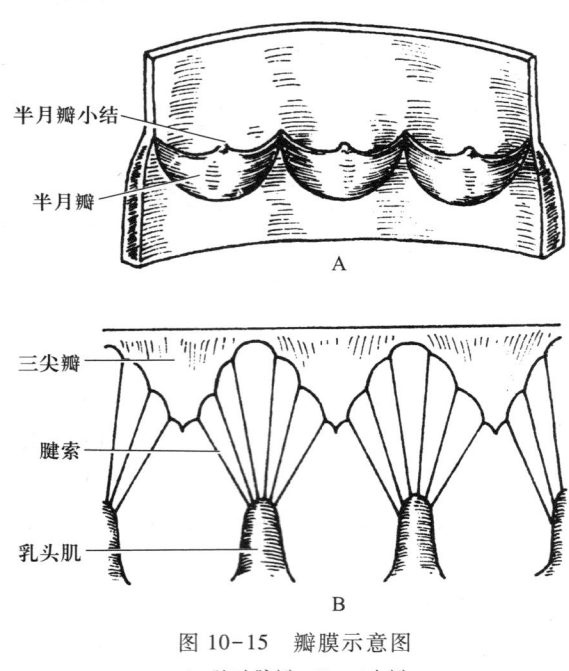

图10-15 瓣膜示意图
A. 肺动脉瓣;B. 三尖瓣

3. 左心房 left atrium 位于右心房的左后方,是最靠后的一个心腔,构成心底的大部分(图10-16),左心房有4个入口,一个出口。左心房前方有升主动脉和肺动脉,后方与食管相毗邻。根据胚胎发育来源,左心房亦可分为前部的左心耳和后部的左心房窦。

(1) **左心耳** left auricle:较右心耳狭长,壁厚,边缘有几个深陷的切迹。左心耳突向左前方,覆盖于肺动脉干根部左侧及左冠状沟前部,因与二尖瓣邻近,故为心外科最常用手术入路之一。左心耳内壁也因有梳状肌而凹凸不平,但梳状肌不如右心耳发达且分布不匀。由于左心耳腔面

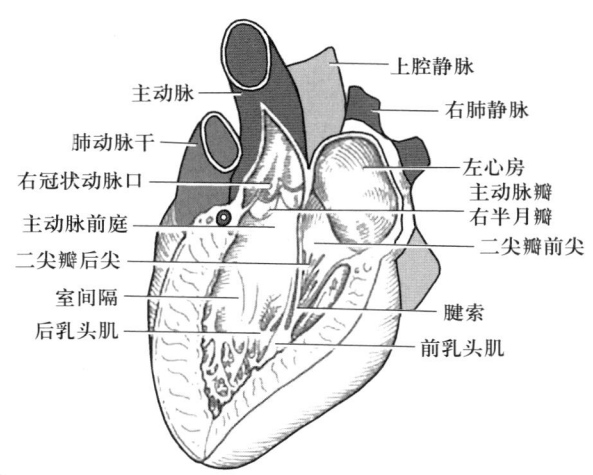

图 10-16　左心房和左心室的内部结构

凹凸不平,当心功能障碍时,心内血流缓慢,容易导致血栓形成。因此,采用左心耳手术入路时,应防止血栓脱落进入体循环。

(2) **左心房窦**:又称固有心房。腔面光滑,其后壁两侧有左、右各一对肺静脉开口,开口处无静脉瓣,但心房肌可围绕肺静脉延伸 10~20 mm,称心肌袖,具有括约肌的功能。心肌袖含有心传导组织,故临床上心房颤动的异常激动点可位于肺静脉开口周围,用射频消融方法处理肺静脉开口周围、左心耳基底的心房壁治疗心房颤动,应掌握合适的能量和时间达到透壁效果。

左心房窦前下部借**左房室口** left atrioventricular orifice 通左心室。

4. **左心室** left ventricle(图 10-16)　位于右心室的左后方,呈圆锥形,锥底被左房室口和主动脉口所占据。左心室壁厚约为右心室壁厚度的 3 倍。左心室前壁介于前室间沟、左房室沟和左冠状动脉旋支的左缘支三者之间的区域内,血管较少,是进入左心室腔的唯一壁面,被称为外科手术壁。在左心室各壁之间或室壁与乳头肌之间,常有一些游离于室腔的细索状结构,称**左室条索** left ventricular bands 或**假腱索** false tendo,多从室间隔至后乳头肌、左心室前壁和前乳头肌,其内大都有 Purkinje 纤维,为左束支分支。左心室肉柱较右心室细小,心壁肌最薄处在心尖处,临床外科手术可在此插入引流管或器械,心尖也是室壁瘤易发部位。

左心室腔以二尖瓣前尖为界分为左后方的流入道和右前方的流出道两部分。

左心室流入道,又称为左心室窦部,位于二尖瓣前尖的左后方,其主要结构为**二尖瓣复合体** mitral complex,包括二尖瓣环、二尖瓣、腱索和乳头肌。左心室流入道的入口为**左房室口**,口周围的致密结缔组织环为**二尖瓣环**。**二尖瓣** mitral valve(**左房室瓣** left atrioventricular valve)基底附于二尖瓣环,游离缘垂入室腔。瓣膜被两个深陷的切迹分为前尖与后尖。**前尖**呈半卵圆形,位于前内侧,介于左房室口与主动脉口之间;**后尖**略似长条形,位于后外侧。与二切迹相对处,前、后尖融合,称**前外侧连合**和**后内侧连合**。二尖瓣前、后尖借助腱索附着于乳头肌上。

左心室乳头肌较右心室者粗大,分为前、后两组:**前乳头肌** anterior papillary muscle 和**后乳头肌** posterior papillary muscle。前乳头肌 1~5 个,位于左心室前外侧壁的中部,常为单个粗大的锥状肌束。从前乳头肌发出 7~12 条腱索连于二尖瓣前、后尖的外侧半和前外侧连合;后乳头肌

1~5个,位于左心室后壁的内侧部。后乳头肌以6~13条腱索连于两瓣尖的内侧半和后内侧连合。乳头肌的正常位置排列几乎与左心室壁平行,这一位置关系对保证二尖瓣前、后尖有效闭合十分重要。当左心室收缩时,乳头肌对腱索产生一垂直的牵拉力,使二尖瓣有效地靠拢、闭合,心射血时又限制瓣尖翻向心房。倘若乳头肌因左心室壁扩张而发生向外侧移位,此时乳头肌与二尖瓣口的空间关系发生改变,乳头肌收缩时经腱索作用于瓣尖的拉力,由垂直方向的作用力转变成与垂直力相抗衡的侧向拉力,使二尖瓣关闭障碍,则发生二尖瓣反流。

(三)心壁的构造

心壁由3层组成,由内向外依次为心内膜、心肌膜及心外膜(图10-17)。

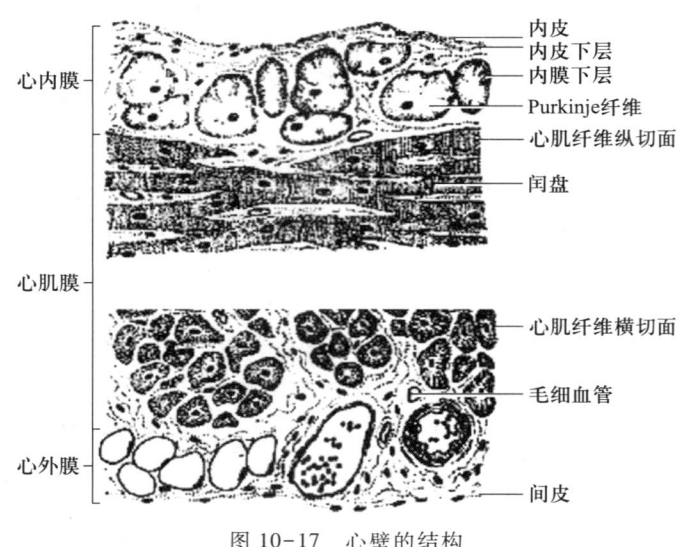

图10-17 心壁的结构

1. **心内膜** endocardium 由内皮和内皮下层组成。内皮为单层扁平上皮,表面光滑,利于血液流动。内皮下层由结缔组织构成,其外层靠近心肌膜也称心内膜下层,其中含有血管、神经和心传导系的分支。心内膜在房室口和动脉口处分别折叠形成瓣膜。风湿性疾患常易累及心瓣膜,导致瓣膜狭窄或关闭不全。

2. **心肌膜** myocardium 为心的主体,主要由心肌纤维构成。心房肌较薄,心室肌较厚,左心室肌最厚。心肌纤维呈螺旋状排列,大致可分为内纵行、中环行和外斜行3层。在心肌纤维之间的结缔组织中有丰富的血管、淋巴管和神经纤维。心房肌和心室肌的纤维不相连续,两者之间有围绕房室口和动脉口周围由致密结缔组织构成的纤维环(又称心骨骼)所隔开,心肌和心的瓣膜也附着于纤维环,所以心房肌的兴奋不能直接传给心室肌(图10-18)。

3. **心外膜** epicardium 属于浆膜,即心包的脏层。由间皮和少量的结缔组织构成,与心肌膜相连。心外膜的深层含有较多的弹性纤维、血管、神经纤维、淋巴管和脂肪组织等。

(四)心的传导系统

心传导系统由特殊分化的心肌纤维构成,包括窦房结、房室结、房室束及左、右束支等。心传导系统的功能是自动产生节律性兴奋并传导到心的各部,使心房肌和心室肌按一定的节律收缩(图10-19)。

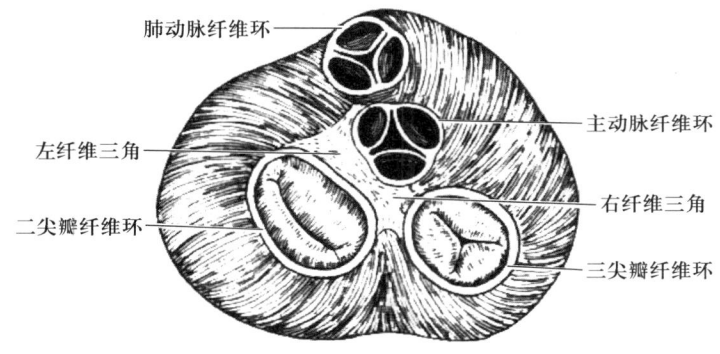

图 10-18 纤维环

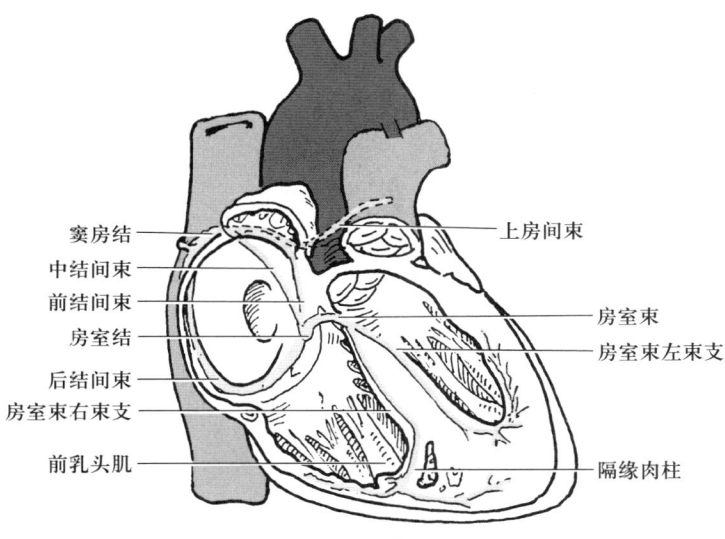

图 10-19 心传导系统

1. **窦房结** sinuatrial node 位于上腔静脉与右心房交界处界沟上部的心外膜深面,呈椭圆形小体,窦房结的中央有窦房结动脉穿过。窦房结是心自动节律性兴奋的正常起搏点。

2. **房室结** atrioventricular node 呈扁椭圆形,位于房间隔下部、冠状窦口与右房室口之间的心内膜深面,房室结的主要功能是将窦房结传来的兴奋短暂延搁,再传向心室,保证心房肌收缩后再开始心室肌收缩。

3. **房室束** atrioventricular bundle 又称希氏(His)束,从房室结前端向前行,到室间隔上部分为左、右 2 束支。

4. **束支** 分左束支和右束支。

(1) **左束支** left bundle branch:呈扁带状,沿室间隔左侧心内膜深面走行,约在室间隔上、中 1/3 交界处分为 2 支,分别至前、后乳头肌根部,分散交织于 Purkinje 纤维,分布于左心室壁及室间隔。

(2) **右束支** right bundle branch:呈现单一圆索状,沿室间隔右侧心内膜深面下行,分支分布于右心室壁。

5. Purkinje 纤维网 左、右束支的分支在心内膜深面交织成心内膜下 Purkinje **纤维网**，最后与一般心肌纤维相连接。房室束、左、右束支和 Purkinje 纤维网的功能是将心房传来的兴奋迅速传播到整个心室。

正常心节律性兴奋由窦房结发出，冲动传至心房肌引起心房收缩，同时兴奋也传至房室结，再经房室束，左、右束支及 Purkinje 纤维传至心室肌，引起心室收缩，从而维持心肌收缩的节律性和心房、心室收缩的有序性。

（五）心的体表投影

心的边界在胸前壁的体表投影大致可以下列 4 点及其连线来确定（图 10-20）。

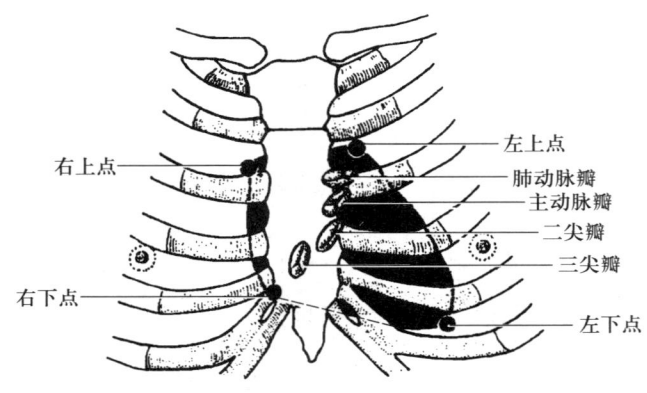

图 10-20 心的体表投影

左上点：在左侧第 2 肋软骨下缘，距胸骨左缘约 1.2 cm 处。

右上点：在右侧第 3 肋软骨上缘，距胸骨右缘约 1 cm 处。

右下点：在右侧第 6 胸肋关节处。

左下点：在左侧第 5 肋间隙，锁骨中线内侧 1~2 cm 处（或距前正中线 7~9 cm 处）。

4 个边界：左上点到右上点引一横线，为心的上界；右上点到右下点引一微向右凸的弧线，为心的右界；左上点到左下点引一微向左凸的弧线，为心的左界；右下点到左下点引一横线，为心的下界。

了解胸在心前壁的体表投影，对叩诊判断心界是否扩大有实用意义。

（六）心的血管

心的血液供应来自左、右冠状动脉；回流的静脉血绝大部分经冠状窦汇入右心房，一部分直接流入右心房，极少部分流入左心房和左、右心室。心本身的循环称为冠状循环。尽管心质量仅约占体重的 0.5%，但总的冠脉血流量却占心排血出量的 4%~5%。因此，冠状循环具有十分重要的地位。

1. 冠状动脉 分为左冠状动脉及右冠状动脉。

（1）左冠状动脉 left coronary artery：起于主动脉的左冠状动脉窦，主干很短，长 5~10 mm，向左行于左心耳与肺动脉干之间，然后分为前室间支和旋支。左冠状动脉主干的分叉处常发出对角支，向左下斜行，分布于左心室前壁，粗大者也可至前乳头肌。

1) 前室间支 anterior interventricular branch：也称前降支，似为左冠状动脉的直接延续，沿前室间沟下行，其始段位于肺动脉始部的左后方，被肺动脉始部掩盖，其末梢多数绕过心尖切迹止于后室间沟下 1/3，部分止于中 1/3 或心尖切迹，可与后室间支末梢吻合。前室间支及其分支分布于左心室前壁、前乳头肌、心尖、右心室前壁一小部分、室间隔的前 2/3 以及心传导系的右束支和左束支的前半。

前室间支的主要分支有：① 左心室前支，3~5 支者多见，分别向心左缘或心尖斜行，主要分布于左心室前壁、左心室前乳头肌和心尖部。② 右心室前支，很短小，分布于右心室前壁靠近前室间沟区域。右心室前支最多有 6 支，第 1 支往往在近肺动脉瓣水平处发出，分布至肺动脉圆锥，称为左圆锥支。此支与右冠状动脉右圆锥支互相吻合，形成动脉环，称为 Vieussens 环，是常见的侧支循环。③ 室间隔前支，以 12~17 支多见，起自前室间支的深面，穿入室间隔内，分布至室间隔的前 2/3。第 1 间隔支较粗大，在切取自体肺动脉瓣行主动脉瓣替换术（Ross 手术）时，应避免损伤该血管。

2) 旋支 circumflex branch：也称左旋支。从左冠状动脉主干发出后即行走于左侧冠状沟内，绕心左缘至左心室膈面，多在心左缘与后室间沟之间的中点附近分支而终。旋支及其分支分布于左心房、左心室前壁一小部分、左心室侧壁、左心室后壁的一部或大部，甚至可达左心室后乳头肌，约 40% 的人分布于窦房结。

旋支的主要分支有：① 左缘支，于心左缘处起于旋支，斜行至心左缘。该支较恒定，也较粗大，分支供应心左缘及邻近的左心室壁。② 左心室后支，多数为 1 支，分布于左心室膈面的外侧部。较大的旋支发出的左心室后支也可分布至左心室后乳头肌。③ 窦房结支，约 40% 起于旋支的起始段，向上经左心耳内侧壁，再经左心房前壁向右至上腔静脉口，多以逆时针方向从上腔静脉口后方绕至前面，从尾端穿入窦房结。④ 心房支，为一些细小分支，分别供应左心房前壁、外侧壁和后壁。⑤ 左心房旋支，起于旋支近侧段，与主干平行，向左后行于旋支上方，分布于左心房后壁。

(2) 右冠状动脉 right coronary artery：起于主动脉的右冠状动脉窦，行于右心耳与肺动脉干之间，再沿冠状沟右行，绕心锐缘至膈面的冠状沟内。一般在房室交点附近或右侧，分为后室间支和右旋支。右冠状动脉一般分布于右心房、右心室前壁大部分、右心室侧壁和后壁的全部、左心室后壁的一部分和室间隔后 1/3，包括左束支的后半以及房室结（93%）和窦房结（60%）。

右冠状动脉的分支有：① 窦房结支，约 60% 起于右冠状动脉发出处 1~2 cm 范围内，向上经右心房内侧壁至上腔静脉口，多以逆时针方向，或以顺时针方向绕上腔静脉口穿入窦房结。② 右缘支，较粗大、恒定，沿心下缘左行，分布至附近心室壁。左、右缘支较粗大、恒定，冠状动脉造影时可作为确定心缘的标志。③ 后室间支 posterior interventricular branch，亦称后降支，约 94% 的人该支起于右冠状动脉，其余者起于旋支，自房室交点或其右侧起始后，沿后室间沟下行，多数止于后室间沟下 1/3，小部分止于中 1/3 或心尖切迹，可与前室间支的末梢吻合。该支除分支供应后室间沟附近的左、右心室壁外，还发 7~12 支室间隔后支，穿入室间隔，供应室间隔后 1/3。④ 右旋支，为右冠状动脉的另一终支，起始后向左行越过房室交点，止于房室交点与心左缘之间，也可有细支与旋支（左旋支）吻合。⑤ 右房支，分布于右心房，并形成心房动脉网。⑥ 房室结支，约 93% 的人房室结支起于右冠状动脉。右冠状动脉的右旋支经过房室交点时，常形成倒"U"形弯曲，房室结支多起于该弯曲的顶端，向深部进入 Koch 三角的深面，其末端穿入房室结,供应房室结和房室束的近侧段。该支还向下分出细小分支,供应室间隔上缘的小部分。右冠状动脉的"U"形弯曲出现率为69%,其一旦出现,就是冠状动脉造影的一个有用的辨认标志。

冠状动脉粥样硬化性心脏病(冠心病)可造成冠状动脉所分布区域心肌坏死,即心肌梗死。临床通常将前降支、旋支、右冠状动脉称为3支血管,心肌梗死的范围基本上与动脉的分布区一致,如前壁和室间隔前部心肌梗死主要因前降支阻塞,左心室侧壁和后壁心肌梗死主要因旋支阻塞,下壁心肌梗死主要因右冠状动脉阻塞。当冠状动脉主干狭窄大于50%时易致心源性猝死,主要分支狭窄大于75%时冠状动脉血流储备减少,出现心绞痛。冠状动脉病变较短、支数较少者,可行经皮冠状动脉成形术(PTCA)和支架术。经左侧桡动脉心导管支架植入的介入疗法:按桡动脉→肱动脉→腋动脉→左锁骨下动脉→主动脉弓→升主动脉→左冠状动脉窦顺序,支架放入前降支或旋支。左主干病变、3支血管病变、合并前降支高度狭窄者,需行冠状动脉旁路移植术,常用的血管移植物有胸廓内动脉、大隐静脉、桡动脉、胃网膜右动脉、腹壁下动脉和小隐静脉等。标准术式为胸廓内动脉移植至左前降支,大隐静脉移植至其他目标血管。

(3) 冠状动脉的分布类型:左、右冠状动脉在心胸肋面的分布变异不大,而在心膈面的分布范围则有较大的变异。按Schlesinger分型原则,以后室间沟为标准,将我国人群冠状动脉分布类型分为3型。

1) 右优势型(65.7%):右冠状动脉在心室膈面的分布范围,除右心室膈面外,还越过房室交点和后室间沟,分布于左心室膈面的一部或全部。后室间支来自右冠状动脉。

2) 均衡型(28.7%):左、右心室的膈面各由本侧的冠状动脉供应,互不越过房室交点。后室间支为左或右冠状动脉的末梢支,或同时来自左、右冠状动脉。

3) 左优势型(5.6%):左冠状动脉较大,除发分支分布于左心室膈面外,还越过房室交点和后室间沟分布于右心室膈面的一部分,后室间支和房室结动脉均发自左冠状动脉。

我国人群右冠状动脉第10级以上分支的长度大于左冠状动脉,而左冠状动脉第10级以上分支的直径却大于右冠状动脉。左、右冠状动脉累计总容积之比为1.81,第1级分支数目之比为1.82。人的左心室壁厚、工作量大、所需氧及营养物质多,左冠状动脉的管径大、分支多、总容积大是适应功能的需要,故认为左冠状动脉是心的首要供血动脉,即生理上的优势动脉。左优势型出现率低,但若其左主干或旋支及前室间支同时受累,则症状相当严重,可发生广泛性左心室心肌梗死,且窦房结、房室结、左右束支均可受累,发生严重的心律失常。

案例分析

某退休教师,男,65岁。因胸前区闷痛不适,反复发作1月余入院。主诉:6周前的一天午餐后突感剑突处闷胀、疼痛,同时有左臂内侧酸痛,20分钟后自行缓解。发作时出汗、心悸、胸闷、全身无力、气喘,发作后有疲乏感。以后有多次发作,均在体力劳动和进餐后出现。查体:血压160/86 mmHg,心率82次/分。

1. 胸前区闷痛不适,首先考虑的是哪个器官的病变?
2. 胸腔内与这个器官毗邻的脏器有哪些?

2. 静脉　心的静脉多与动脉伴行,最后汇入冠状窦。

冠状窦 coronary sinus 接收绝大部分心壁的静脉回流(见图10-13,图10-14),位于冠状沟后部、左心房和左心室之间,其右端开口于右心房。

(七)心包

心包 pericardium 是包裹心及大血管根部的膜性囊,可分外层的纤维性心包和内层的浆膜性心包(图10-21)。**纤维性心包**是坚韧的结缔组织囊,向上与出入心的大血管外膜相续,向下则附着于膈中心腱上。**浆膜性心包**薄而光滑,为一密闭的浆膜囊,分脏、壁两层。脏层即心外膜,壁层衬于纤维心包内面,与纤维心包紧密相贴。脏、壁两层在出入心的大血管根部互相移行,围成密闭的腔隙,称为**心包腔** pericardium cavity,心包腔内含少量浆液,起润滑作用,以减少心搏时的摩擦,同时心包还有防止心过度扩张、保持血容量相对恒定的作用。

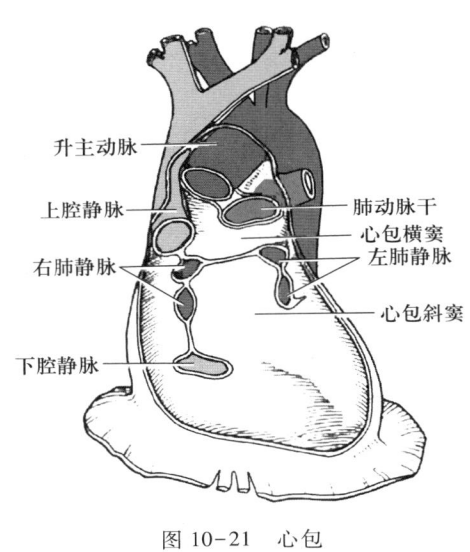

图 10-21　心包

三、血管

(一)肺循环的血管

1. 肺循环的动脉　**肺动脉干** pulmonary trunk 起自右心室,经主动脉起始部的右前方向左后上方斜行,至主动脉弓下方分为左、右肺动脉,**左肺动脉**较短,水平向左至肺门,分2支进入肺的上、下叶。**右肺动脉**较长,水平向右至肺门,分3支进入右肺上、中、下叶。

在肺动脉干分叉处稍左侧有一结缔组织索,连于主动脉弓的下缘,称**动脉韧带** arterial ligament(见图10-13),是胚胎时期动脉导管闭锁后的遗迹。动脉导管若在出生后6个月尚未闭锁,则称**动脉导管未闭**,是最常见的先天性心脏病之一。

2. 肺循环的静脉　**肺静脉** pulmonary veins 由肺泡周围的毛细血管逐级汇集而成,在肺门处形成左肺上、下静脉和右肺上、下静脉,向内注入左心房后部的两侧。肺静脉将含氧量高的鲜红色动脉血输送到左心房。

(二) 体循环的动脉

1. **主动脉** aorta 是体循环的动脉主干。主动脉由左心室发出,起始段为**升主动脉** ascending aorta,向右前上方斜行,达右侧第2胸肋关节高度移行为**主动脉弓** aortic arch,再转向左后方,达第4胸椎椎体下缘处移行为**胸主动脉** thoracic aorta,沿脊柱左侧下行并转至其前方,达第12胸椎高度穿膈的主动脉裂孔,移行为**腹主动脉** abdominal aorta,在腹腔内沿脊柱左前方下降,至第4腰椎椎体下缘处分为**左、右髂总动脉** left and right common iliac artery。髂总动脉 common iliac artery 沿腰大肌内侧下行,至骶髂关节处分为**髂内动脉** internal iliac artery 和**髂外动脉** external iliac artery(图10-22)。

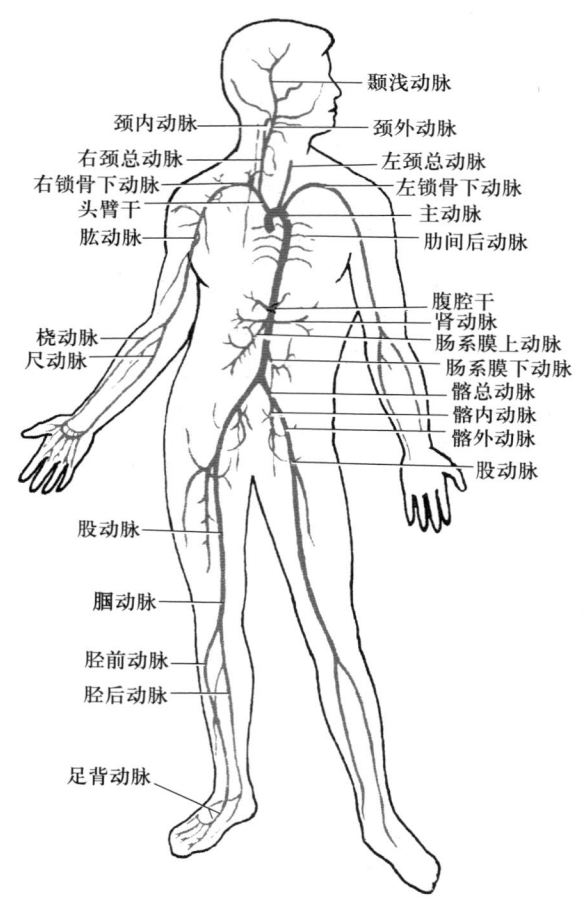

图 10-22 全身动脉

升主动脉发出左、右冠状动脉。主动脉弓壁外膜下有丰富的游离神经末梢,称**压力感受器**,能感受血压的变化。主动脉弓下,靠近动脉韧带处有2~3个粟粒样小体,称**主动脉小球** aortic glomera,为**化学感受器**,能感受血液中氧和二氧化碳浓度的变化,参与调节呼吸。主动脉弓凹侧发出数条细小的支气管动脉支和气管支。主动脉弓凸侧从右向左发出3大分支:**头臂干** brachiocephalic trunk、**左颈总动脉** left common carotid artery 和**左锁骨下动脉** left subclavian artery

（图10-23）。**头臂干** brachiocephalic trunk 为一粗短干，向右上方斜行至右胸锁关节后方分为**右颈总动脉和右锁骨下动脉**。

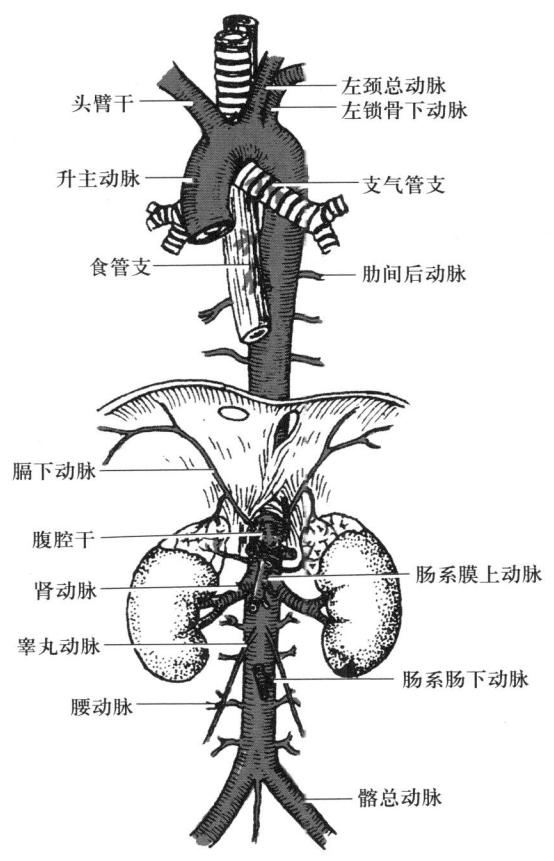

图 10-23　主动脉走行及分布概况

2. **颈总动脉** common carotid artery　是头颈部的动脉主干（图10-24）。左颈总动脉发自主动脉弓，右颈总动脉起于头臂干。两侧颈总动脉均在胸锁关节的后方进入颈部，经胸锁乳突肌的深面，沿气管及喉的外侧上行，至甲状软骨上缘处，分为颈内动脉和颈外动脉。颈总动脉上段位置表浅，在活体上可摸到其搏动。颈总动脉分叉处有两个重要结构：① **颈动脉窦** carotid sinus，是颈总动脉末端和颈内动脉起始处稍膨大部分，窦壁内有特殊的感觉神经末梢，为**压力感受器**，能感受血压的变化。② **颈动脉小球** carotid glomus，是一扁椭圆形小体，借结缔组织连于颈总动脉分叉处后方，为**化学感受器**，其功能与主动脉小球相同。

（1）**颈内动脉** internal carotid artery：由颈总动脉发出后，垂直上升至颅底，经颈动脉管入颅腔，分支分布于脑和视器。颈内动脉在颅外一般无分支。

（2）**颈外动脉** external carotid artery：初居颈内动脉的前内侧，后经其前方绕至其前外侧，上行至腮腺实质内，达下颌颈处，分为颞浅动脉和上颌动脉两终支。其主要分支有甲状腺上动脉、舌动脉、面动脉、颞浅动脉和上颌动脉等。

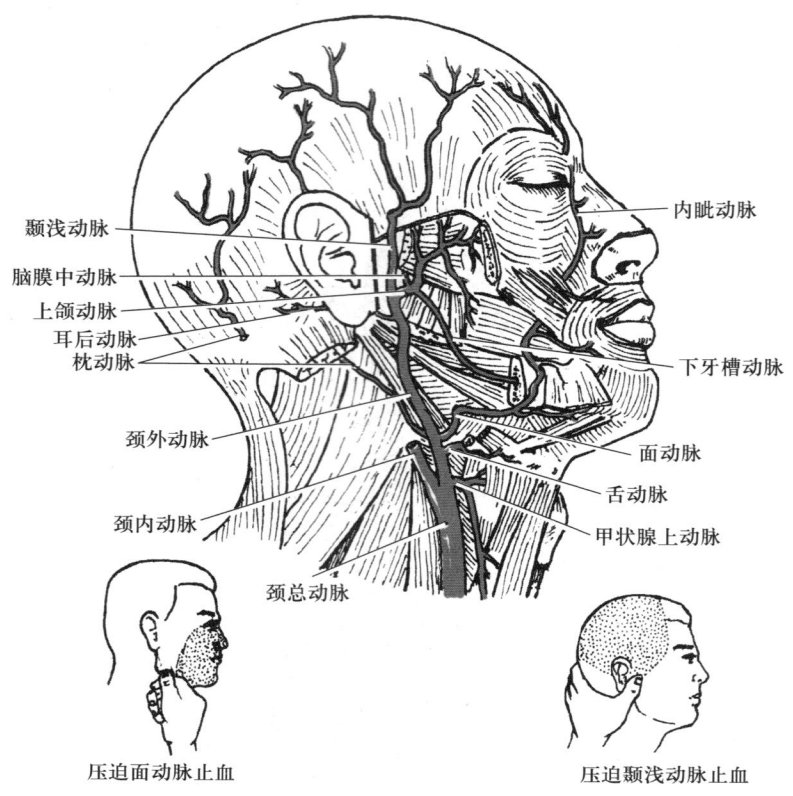

图 10-24 头颈部的动脉及其分支

1)**面动脉** facial artery：约在下颌角平面，由颈外动脉发出后，向前经咬肌前缘处，绕过下颌骨下缘至面部，经口角和鼻翼的外侧上行到内眦，易名为内眦动脉。面动脉沿途分支分布于下颌下腺、面部和腭扁桃体等处。面动脉在下颌体下缘与咬肌前缘交界处位置表浅，在活体可摸到面动脉搏动，当面部出血时，可在该处压迫面动脉进行止血（见图 10-24）。

2)**颞浅动脉** superficial temporal artery：经外耳门前方颧弓根部上行至颅顶，分支分布于额、顶、颞部软组织及腮腺等。颞浅动脉在外耳门前上方位置表浅，此处是临床上触摸脉搏的常用部位，也是颅顶部出血的压迫止血点（见图 10-24）。

3)**上颌动脉** maxillary artery：经下颌支的深面入颞下窝，分支分布于口腔、鼻腔、牙及牙龈、外耳道、鼓室和硬脑膜等处。其中分布于硬脑膜的分支为**脑膜中动脉**，该动脉经颅底的棘孔入颅腔。当翼点骨折时，常可损伤该动脉的分支而形成硬膜外血肿。故在临床上对此类脑外伤患者，应仔细观察其病情变化。

3. 锁骨下动脉 subclavian artery　右侧起自头臂干，左侧发自主动脉弓。锁骨下动脉向外上出胸廓上口至颈根部，呈弓形弯曲行向外侧，至第 1 肋外缘处延续为腋动脉。上肢出血时可在锁骨中点上方向后下方将该动脉压向第 1 肋进行止血。锁骨下动脉的主要分支如下（图 10-25）。

(1) **椎动脉** vertebral artery：起于锁骨下动脉的上壁，向上穿第 6 颈椎至第 1 颈椎横突孔，经

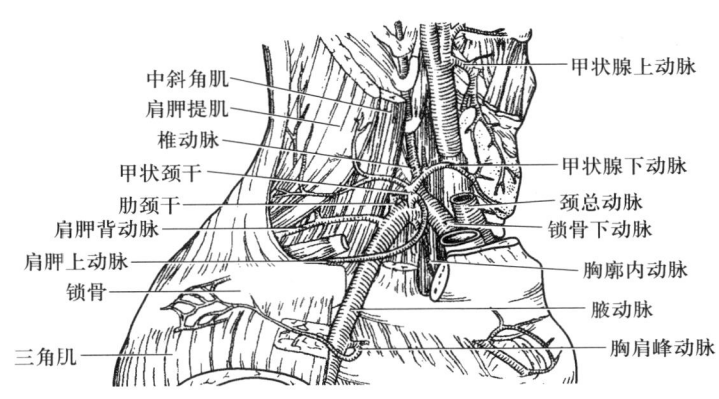

图 10-25 锁骨下动脉的分支

枕骨大孔入颅腔,分支分布于脑和脊髓。

(2) **胸廓内动脉** internal thoracic artery:起于锁骨下动脉的下壁,向下入胸腔于胸骨外侧缘约 1.5 cm 处沿第 1~7 肋软骨后面下行,沿途分支分布于胸前壁、心包、膈及乳房等处。胸廓内动脉的终支是腹壁上动脉,沿腹直肌后面下降,分布于腹直肌和腹膜,并与腹壁下动脉吻合。

4. 上肢的动脉(图 10-26)

(1) **腋动脉** axillary artery:于第 1 肋外缘续于锁骨下动脉,经腋窝深部至大圆肌下缘移行为肱动脉。其主要分支:① **胸肩峰动脉**,在胸小肌上缘处起于腋动脉,穿过锁胸筋膜,即分为数支分布于三角肌、胸大肌、胸小肌和肩关节。② **胸外侧动脉**,沿胸小肌下缘走行,分布到前锯肌、胸大肌、胸小肌和乳房。③ **肩胛下动脉**,在肩胛下肌下缘附近发出,行向后下,分为**胸背动脉**和**旋肩胛动脉**。前者供应背阔肌和前锯肌;后者穿过三边孔至冈下窝,营养附近诸肌,并与肩胛上动脉吻合。④ **旋肱后动脉**,伴腋神经穿四边孔,绕肱骨外科颈的后外侧至三角肌和肩关节等处。腋动脉还发出**胸上动脉**至第 1、2 肋间隙;**旋肱前动脉**至肩关节及邻近肌。

(2) **肱动脉** brachial artery:沿肱二头肌内侧下行至肘窝,平桡骨颈高度分为桡动脉和尺动脉。肱动脉位置比较表浅,可触知其搏动,当前臂和手部出血时,可在臂中部将肱动脉压向肱骨以暂时止血。肱动脉最主要分支是**肱深动脉** deep brachial artery。肱深动脉斜向后外侧,伴桡神经绕桡神经沟下行,分支营养肱三头肌和肱骨,其终支参与肘关节网。肱动脉还发出**尺侧上副动脉**、**尺侧下副动脉**、肱骨滋养动脉和肌支,营养臂肌和肱骨。当前臂或手部出血时,可在臂中部将肱动脉压向肱骨进行止血(图 10-27)。

(3) **桡动脉** radial artery:先经肱桡肌与旋前圆肌之间,继而在肱桡肌腱与桡侧腕屈肌腱之间下行,绕桡骨茎突至手背,穿第 1 掌骨间隙到手掌,与尺动脉掌深支吻合构成掌深弓。桡动脉下段仅被皮肤和筋膜遮盖,是临床触摸脉搏的部位。桡动脉在行程中除发支参与肘关节网和营养前臂肌外,主要分支有:① **掌浅支**:从桡腕关节处发出,穿鱼际肌或沿其表面至手掌,与尺动脉末端吻合成掌浅弓。② **拇主要动脉**:分为 3 支,至拇指掌面两侧缘和示指桡侧缘。

(4) **尺动脉** ulnar artery:在尺侧腕屈肌与指浅屈肌之间下行,经豌豆骨桡侧至手掌,与桡动

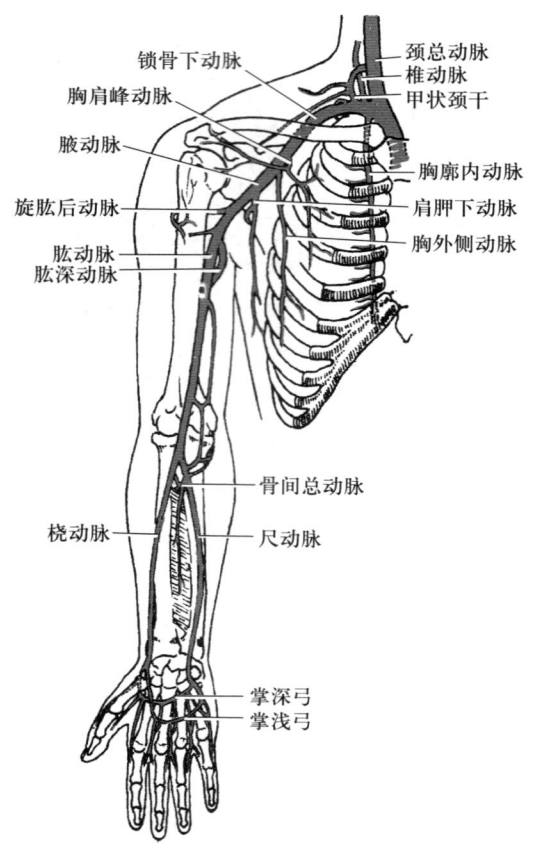

图 10-26 上肢的动脉

脉掌浅支吻合成掌浅弓。尺动脉在行程中除发分支至前臂尺侧诸肌和肘关节网外,主要分支有:① **骨间总动脉**,在肘窝处起自尺动脉,行于指深屈肌与拇长屈肌之间,在前臂骨间膜近侧端分为**骨间前动脉**和**骨间后动脉**,分别沿前臂骨间膜前、后面下降,途中分支至前臂肌和尺骨、桡骨。② **掌深支**,在豌豆骨远侧起自尺动脉,穿小鱼际至掌深部,与桡动脉末端吻合形成掌深弓。

(5) **掌浅弓和掌深弓**

1) **掌浅弓** superficial palmar arch:由尺动脉末端与桡动脉掌浅支吻合而成。位于掌腱膜深面,弓的凸缘约平掌骨中部。从掌浅弓发出 3 条指掌侧总动脉和 1 条小指尺掌侧动脉。3 条指掌侧总动脉行至掌指关节附近,每条再分为 2 条指掌侧固有动脉,分别分布至第 2~5 指相对缘;小指尺掌侧动脉分布于小指掌面尺侧缘(图 10-28)。

2) **掌深弓** deep palmar arch:由桡动脉末端和尺动脉的掌深支吻合而成(图 10-28)。位于屈指肌腱深面,弓的凸缘在掌浅弓的近侧,约平腕掌关节高度。由弓发出 3 条**掌心动脉**,行至掌指关节附近,分别注入相应的指掌侧总动脉。

5. **胸部的动脉** 胸主动脉 thoracic aorta 是胸部的动脉主干(图 10-29)。位于脊柱的左前方,其分支有壁支和脏支两种。

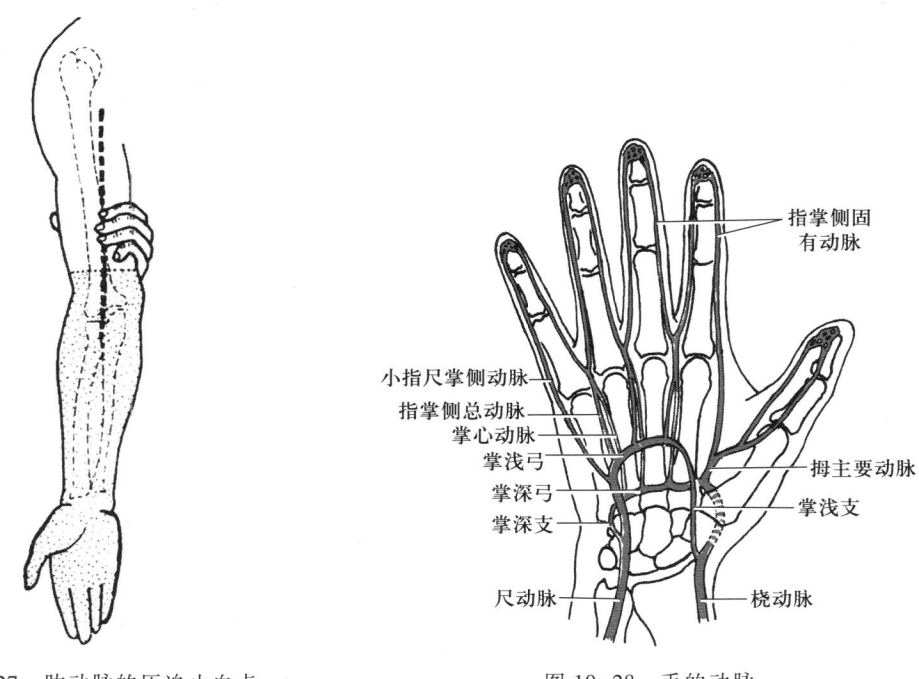

图 10-27 肱动脉的压迫止血点　　　　图 10-28 手的动脉

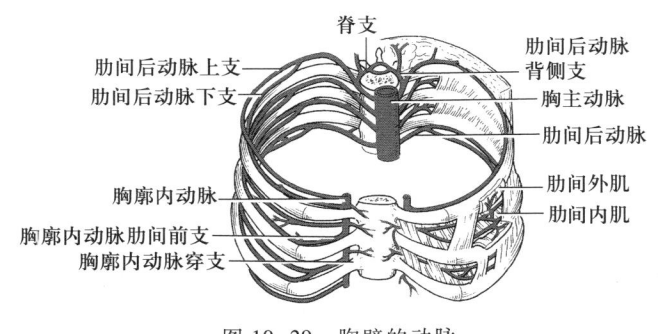

图 10-29 胸壁的动脉

（1）壁支：主要有**肋间后动脉**和**肋下动脉**。肋间后动脉位于肋间隙内，主干沿肋骨下缘的肋沟内前行，在肋角处，肋间后动脉发出分支沿下位肋上缘前行。肋下动脉沿第 12 肋的下缘走行。肋间后动脉和肋下动脉分支分布于脊髓、背部、胸壁和腹壁的上部等处。临床行胸膜腔穿刺抽液时，根据肋间隙内神经、血管走行及位置的特点，应注意：① 不宜在肋角内侧进针。② 在肋角外侧穿刺时，应靠近肋骨上缘进针。③ 在肋间隙前部穿刺时，应在肋间隙中部进针。

（2）脏支：脏支都很细小，主要有支气管支、食管支和心包支，分别分布于气管、支气管、食管和心包等处。

6. 腹部的动脉　**腹主动脉** abdominal aorta 是腹部的动脉主干。腹主动脉沿脊柱的左前方下行，其分支亦有脏支和壁支之分。壁支细小，主要有 4 对腰动脉、膈下动脉等。分支分布于腹后壁、背肌、脊髓、膈下面、肾上腺和盆腔后壁等处。

脏支较粗大,包括成对脏支和不成对脏支两种,成对的有肾上腺中动脉、肾动脉、睾丸动脉或卵巢动脉(女);不成对的有腹腔干、肠系膜上动脉和肠系膜下动脉。主要的脏支如下。

（1）**腹腔干** coeliac trunk:腹腔干为一粗短动脉干,在主动脉裂孔稍下方,发自腹主动脉前壁,迅即分为3支(图10-30,图10-31),分支分布于肝、胆、胰、脾、胃、十二指肠和食管腹段等上腹部器官。

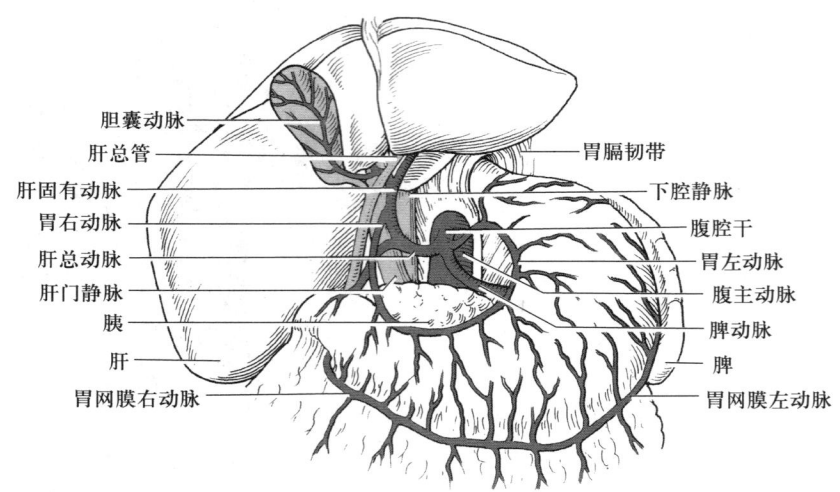

图10-30　腹腔干及其分支(胃前面)

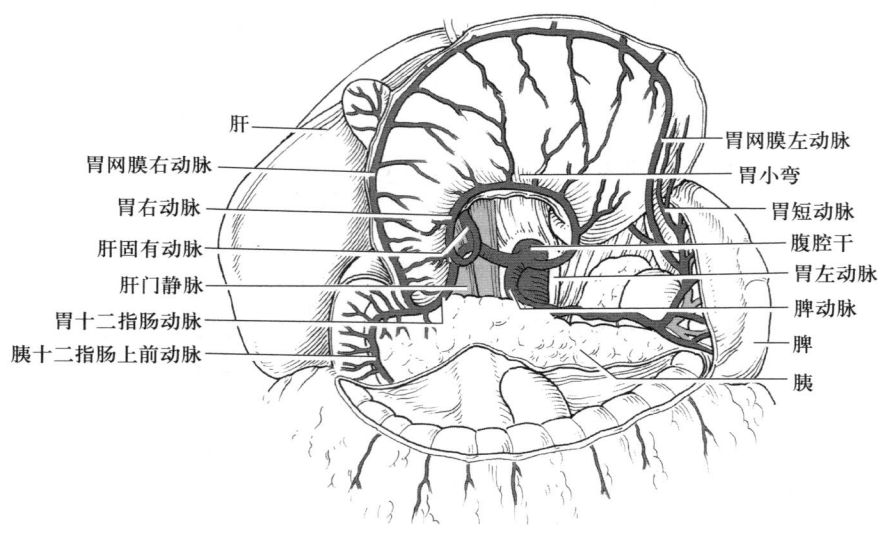

图10-31　腹腔干及其分支(胃后面)

1）**胃左动脉** left gastric artery:向左上方行至胃的贲门部,沿胃小弯向右行,走行于小网膜两层之间,与胃右动脉吻合。分布于食管下段、贲门和胃小弯附近的胃壁。

2）**肝总动脉** common hepatic artery:向右前方走行,在十二指肠上部的上缘处,进入肝十二指肠韧带内,然后分为 2 支:肝固有动脉分布于肝、胆囊和胃小弯侧的胃壁;胃十二指肠动脉在十二指肠上部后方下降,分支分布于胃大弯侧的胃壁、大网膜和十二指肠降部、胰头。

3) **脾动脉** splenic artery:沿胰上缘左行,至脾门附近分数支入脾,沿途发出数支胰支分布于胰体和胰尾,发出胃短动脉 3~5 支分布于胃底,发出胃网膜左动脉分布于胃大弯左侧的胃壁和大网膜。

(2) **肠系膜上动脉** superior mesenteric artery(图 10-32):肠系膜上动脉在腹腔干的稍下方起自腹主动脉前壁,向下经胰头和十二指肠水平部之间进入小肠系膜根,呈弓状向右髂窝下行。其主要分支有:① 空回肠动脉,共有 12~16 支,分布于空肠和回肠;② 回结肠动脉,分布于回肠末端、盲肠、阑尾(阑尾动脉)和升结肠;③ 右结肠动脉,分布于升结肠;④ 中结肠动脉,分布于横结肠。空回肠动脉在肠系膜内分支彼此吻合成血管弓,该弓在空肠为 1~2 级,在回肠可达 2~5 级。

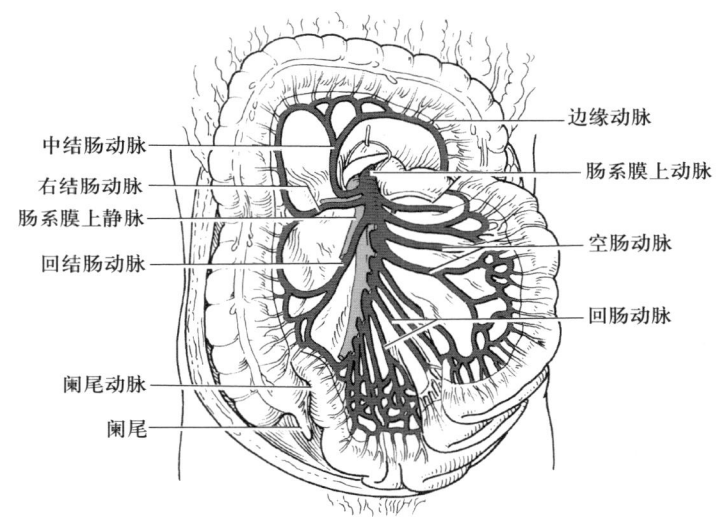

图 10-32　肠系膜上动脉及其分支

(3) **肠系膜下动脉** inferior mesenteric artery(图 10-33):肠系膜下动脉约平第 3 腰椎高度起自腹主动脉,沿腹后壁向左下方走行。其主要分支有:① 左结肠动脉,分布于降结肠;② 乙状结肠动脉,分布于乙状结肠;③ 直肠上动脉,分布于直肠上部。

(4) **肾动脉** renal artery:左、右各一,较粗大,由主动脉发出后,向外侧横行,经肾门入肾。肾动脉在入肾以前发出 1 支肾上腺下动脉至肾上腺。

(5) **睾丸动脉** testicular artery:细长,自肾动脉稍下方起于主动脉前壁,左、右各一。沿腰大肌前方行向外下,跨过输尿管前面,经腹股沟管至阴囊,分布于睾丸和附睾。在女性则为卵巢动脉,在卵巢悬韧带内下降入盆腔,分布于卵巢和输卵管。

7. **髂总动脉** common iliac artery　腹主动脉在第 4 腰椎椎体下缘平面分为左、右髂总动脉。髂总动脉斜向外下方,至骶髂关节前方分为髂内动脉和髂外动脉(图 10-34)。

(1) **髂内动脉** internal iliac artery:是盆部动脉的主干,斜向内下至小骨盆,发出壁支和脏支。

1) 主要的壁支:① **臀上动脉** superior gluteal artery 和**臀下动脉** inferior gluteal artery,分别经

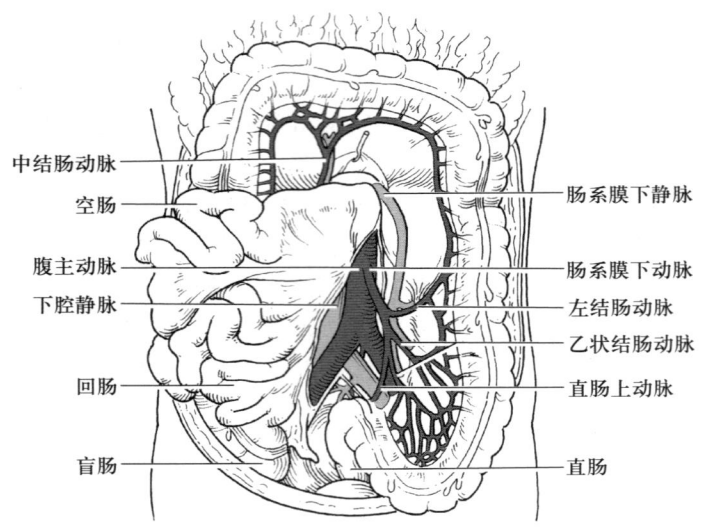

图 10-33　肠系膜下动脉及其分支

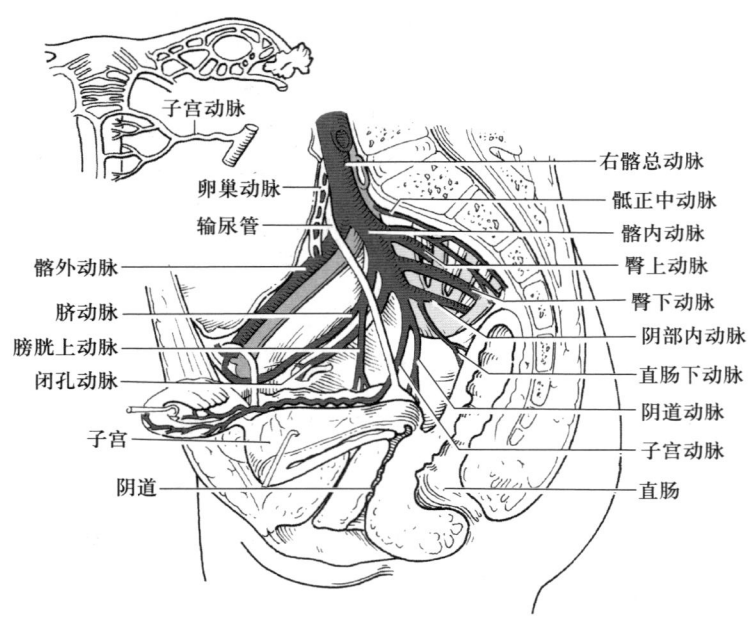

图 10-34　盆腔的动脉（右侧，女性）

梨状肌上孔和下孔穿出至臀部。分支营养臀肌和髋关节。② **闭孔动脉** obturator artery，沿骨盆侧壁向前下行，穿闭膜管出盆腔，分支营养大腿内侧肌群和髋关节。

2）主要的脏支：① **膀胱下动脉** inferior vesical artery，分支在男性分布于膀胱底、精囊腺、前列腺和输尿管下段，在女性则分布于膀胱和阴道壁。② **直肠下动脉** inferior rectal artery，分布于直肠下部，与直肠上动脉和肛动脉的分支吻合。③ **子宫动脉** uterine artery，沿盆腔侧壁下行,进入子宫阔韧带两层之间,在子宫颈外侧 1~2 cm 处跨过输尿管的前方与之交叉后,沿子宫颈上行至子宫底,分支营养子宫、输卵管、卵巢和阴道等。在子宫切除术结扎子宫动脉时,要注意该动脉与输尿管的关系。④ **阴部内动脉** internal pudendal artery,从梨状肌下孔出骨盆,经坐骨小孔入坐骨肛门窝。分支分布于肛门、会阴部和外生殖器。其中分布于肛门及其周围的分支称肛动脉。

(2) **髂外动脉** extrenal iliac artery:沿腰大肌内侧缘下行,经腹股沟韧带中点深面进入股前部,移行为股动脉。髂外动脉在腹股沟韧带的稍上方发出**腹壁下动脉**,该动脉向内上进入腹直肌鞘,分布于腹直肌并与腹壁上动脉吻合。此外,发出 1 支旋髂深动脉,斜向外上,分支营养髂嵴及邻近肌。

8. 下肢的动脉(图 10-35)

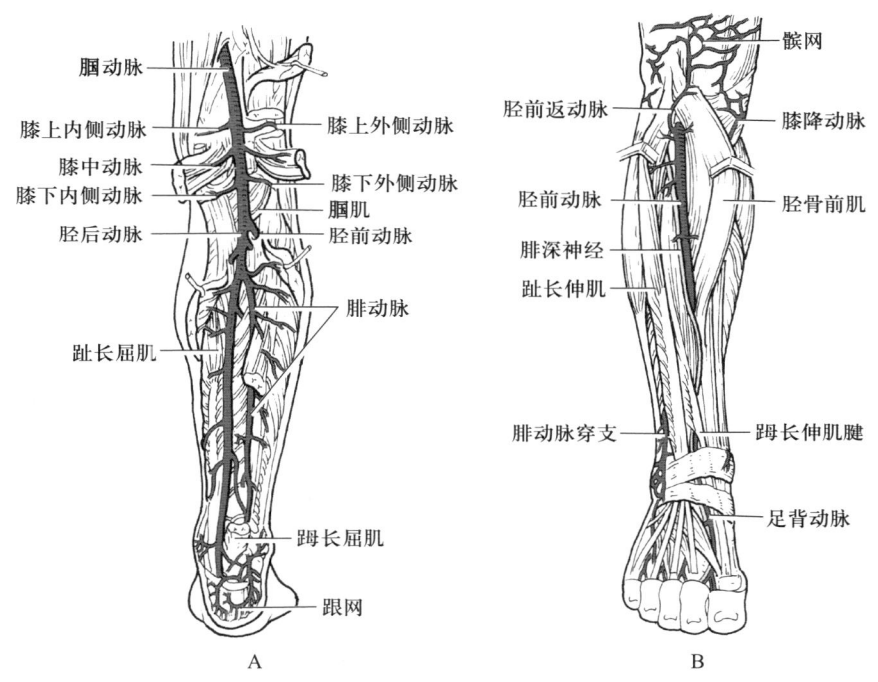

图 10-35　小腿的动脉
A. 右侧后面观;B. 右侧前面观

(1) 股动脉及其分支:**股动脉** femoral artery 是下肢动脉的主干。在股三角内下行,穿过收肌管,出收肌腱裂孔至腘窝,移行为腘动脉。在腹股沟韧带稍下方,股动脉位置表浅,活体上可摸到搏动,当下肢出血时,可在该处将股动脉压向耻骨下支进行压迫止血(图 10-36)。股动脉的主要分支为**股深动脉**,在腹股沟韧带下方 2~5 cm 处起于股动脉,经股动脉后方走向后内下方,发出**旋股内侧动脉**至大腿内侧群肌;**旋股外侧动脉**至大腿前群肌;3~4 条穿动脉至大腿后群肌、内侧群肌和股骨。

此外,由股动脉发出的**腹壁浅动脉**和**旋髂浅动脉**,分别至腹前壁下部和髂前上棘附近的皮肤及浅筋膜。临床常以上述动脉为轴心的分布区作为供区进行带血管蒂皮瓣移植。

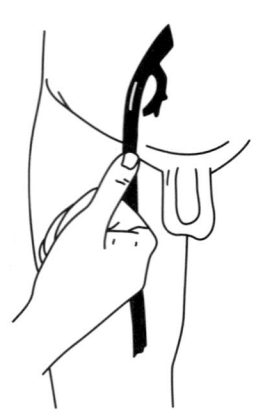

图 10-36 股动脉压迫止血点

> **知识链接**
>
> **股动脉插管**
>
> 因为股动脉位置表浅,容易穿刺,与髂外动脉、髂总动脉、主动脉之间所成夹角较大,容易导入,所以临床上常选用此动脉进行插管。在显影机器监视下,经股动脉导入一定型号的导管(不透 X 线的)进入血管腔内,使其到达心、脑、肺、肾等器官的血管,进行血管造影或者注射一定的药物对疾病进行治疗。

(2) **腘动脉** popliteal artery:在腘窝深部下行,至腘肌下缘,分为胫前动脉和胫后动脉。腘动脉在腘窝内发出数条关节支和肌支,分布于膝关节及邻近肌,参与膝关节网的构成。

(3) **胫前动脉** anterior tibial artery:向前穿小腿骨间膜,在小腿前群肌之间下降,至踝关节前方移行为**足背动脉**。胫前动脉沿途分支至小腿前群肌。足背动脉分布于足背和足趾等处。在踝关节前方,内、外踝连线中点处,可触及足背动脉的搏动。

(4) **胫后动脉** posterior tibial artery:沿小腿后面浅、深屈肌之间下行,经内踝后方转至足底,分为足底内侧动脉和足底外侧动脉 2 个终支。胫后动脉主要分支是腓动脉。

体循环的主要动脉见图 10-37。

(三) **体循环的静脉**

静脉与动脉在结构和分布上有许多相似之处,但由于功能不同,又有区别,静脉的特点如下:① 静脉起于毛细血管,其中的血液压力低,流速缓慢,管壁较薄,数量多。② 体循环的静脉有浅、深之分。浅静脉位于皮下筋膜内,称皮下静脉。较大的浅静脉可透过皮肤看到,临床上可通过浅静脉取血检查或输入液体、药物。深静脉位于深筋膜深面或体腔内,多与动脉伴行,其名称和收集范围大多数与其伴行动脉相一致。③ 静脉之间有丰富的吻合支。浅静脉之间,浅、深静脉之间均有广泛吻合。浅静脉一般都吻合成静脉网,深静脉则在器官周围形成静脉丛,如手背静脉网、食管和盆腔器官周围的静脉丛等。④ 静脉管壁内有向心开放的静脉瓣(图 10-38),可阻止血液逆流。四肢的浅静脉、深静脉静脉瓣数量较多,大静脉、肝门静脉和头部的静脉一般无静

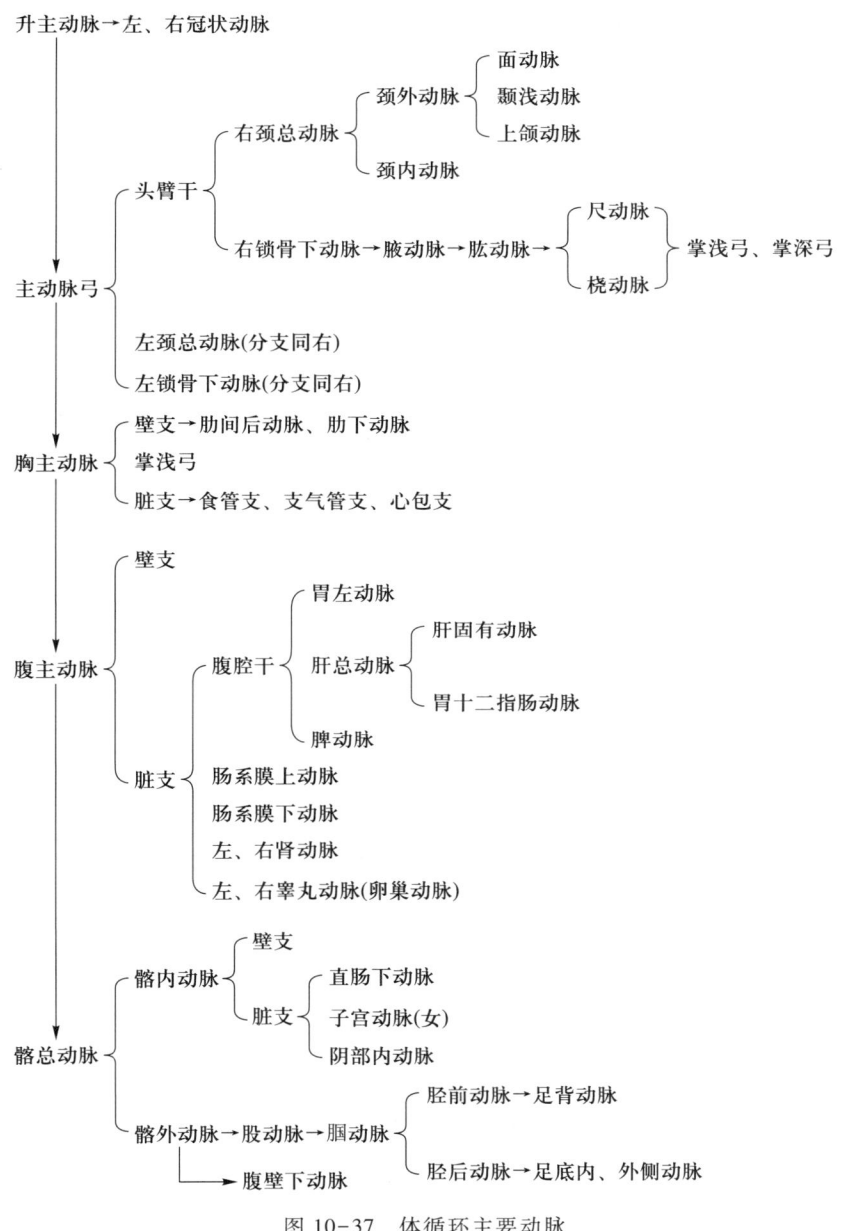

图 10-37 体循环主要动脉

脉瓣。

体循环的静脉主要包括上腔静脉系、下腔静脉系和心静脉系(已述于心)。

1. 上腔静脉系　由上腔静脉及其属支组成。**上腔静脉** superior vena cava 是上腔静脉系的主干,由左、右头臂静脉 brachiocephalic 在第 1 胸肋关节后方汇合而成,沿升主动脉右侧下行,注入右心房。**头臂静脉**由同侧的颈内静脉和锁骨下静脉在胸锁关节后方汇合而成。汇合处的夹角称**静脉角** venous angle,是淋巴导管注入静脉的部位。上腔静脉主要收集头颈部、上肢和胸部(除

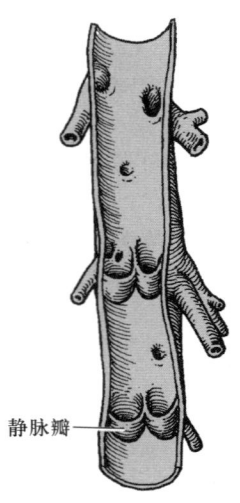

图 10-38 静脉瓣

心外)等处的静脉血。

(1) 头颈部的静脉(图 10-39):头颈部的浅静脉包括面静脉、下颌后静脉、颈外静脉和颈前静脉,深静脉包括颅内静脉、颈内静脉和锁骨下静脉等。

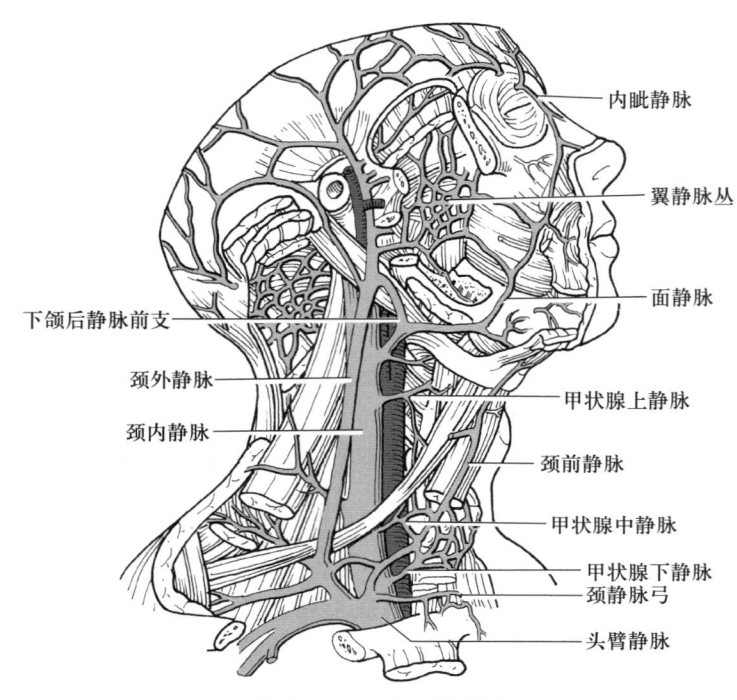

图 10-39 头颈部的静脉

1) **面静脉** facial vein,位置表浅,起自**内眦静脉** angular vein,在面动脉的后方下行。在下颌角下方跨过颈内、外动脉的表面,下行至舌骨大角附近注入颈内静脉。面静脉通过眼上静脉和眼下静脉与颅内的海绵窦交通,并通过**面深静脉** deep facial vein 与翼静脉丛交通,继而与海绵窦交通。面静脉缺乏静脉瓣。因此,面部发生化脓性感染时,若处理不当(如挤压等),可导致颅内感染。故将鼻根至两侧口角的三角区称为"危险三角"。

2) **下颌后静脉** retromandibular vein,由颞浅静脉和**上颌静脉**在腮腺内汇合而成。上颌静脉起自翼内肌和翼外肌之间的**翼静脉丛** pterygoid venous plexus。下颌后静脉下行至腮腺下端处分为前、后 2 支,前支注入面静脉,后支与耳后静脉和枕静脉汇合成颈外静脉。下颌后静脉收集面侧区和颞区的静脉血。

3) **颈外静脉** external jugular vein,由下颌后静脉的后支、耳后静脉和枕静脉在下颌角处汇合而成,沿胸锁乳头肌表面下行,在锁骨上方穿深筋膜,注入锁骨下静脉或静脉角。颈外静脉主要收集头皮和面部的静脉血。静脉末端有一对瓣膜,但不能防止血液反流。正常人站位或坐位时,颈外静脉常不显露。当心脏疾病或上腔静脉阻塞引起颈外静脉回流不畅时,在体表可见静脉充盈轮廓,称颈静脉怒张。

4) **颈前静脉** anterior jugular vein,起自颏下方的浅静脉,沿颈前正中线两侧下行,注入颈外静脉末端或锁骨下静脉。左、右颈前静脉在胸骨柄上方常吻合成**颈静脉弓** jugular venous arch。

5) **颈内静脉** internal jugular vein,于颈静脉孔处续于乙状窦,在颈动脉鞘内沿颈内动脉和颈总动脉外侧下行,至胸锁关节后方与锁骨下静脉汇合成头臂静脉。颈内静脉的颅内属支有乙状窦和岩下窦,收集颅骨、脑膜、脑、泪器和前庭蜗器等处的静脉血。颅外属支包括面静脉、舌静脉、咽静脉、甲状腺上静脉和甲状腺中静脉等。颈内静脉壁附着于颈动脉鞘,并通过颈动脉鞘与周围的颈深筋膜和肩胛舌骨肌中间腱相连,故管腔经常处于开放状态,有利于血液回流。颈内静脉外伤时,由于管腔不能闭锁和胸腔负压对血液的吸引,可导致空气栓塞。

6) **锁骨下静脉** subclavian vein,在第 1 肋外侧缘续于腋静脉,向内行于腋动脉的前下方,至胸锁关节后方与颈内静脉汇合成头臂静脉。两静脉汇合部称**静脉角** venous angle,是淋巴导管的注入部位。锁骨下静脉的主要属支是腋静脉和颈外静脉。临床上常经锁骨上或锁骨下入路做锁骨下静脉导管插入。

(2) **上肢静脉**:分为浅静脉和深静脉。

1) 上肢浅静脉(图 10-40):包括头静脉、贵要静脉、肘正中静脉及其属支。临床上常用手背静脉网(图 10-41)、前臂和肘部前面的浅静脉取血、输液和注射药物。① **头静脉** cephalic vein,起自手背静脉网的桡侧,沿前臂下部的桡侧、前臂上部和肘部的前面以及肱二头肌外侧沟上行,再经三角胸肌间沟行至锁骨下窝,穿深筋膜注入腋静脉或锁骨下静脉。头静脉在肘窝处通过肘正中静脉与贵要静脉交通。头静脉收集手和前臂桡侧浅层结构的静脉血。② **贵要静脉** basilic vein,起自手背静脉网的尺侧,沿前臂尺侧上行,至肘部转至前面,在肘窝处接受肘正中静脉,再经肱二头肌内侧沟行至臂中点平面,穿深筋膜注入肱静脉,或伴肱静脉上行,注入腋静脉。贵要静脉收集手和前臂尺侧浅层结构的静脉血。③ **肘正中静脉** median cubital vein,变异较多,通常在肘窝处连接头静脉和贵要静脉。④ **前臂正中静脉** median vein of forearm,起自手掌静脉丛,沿前臂前面上行,注入肘正中静脉。前臂正中静脉有时分叉,分别注入头静脉和贵要静脉,因而不存在肘正中静脉。前臂正中静脉收集手掌侧和前臂前部浅层结构的静脉血。

2) 上肢深静脉:与同名动脉伴行,且多为 2 条。上肢的静脉血主要由浅静脉引流,深静脉较细。两条肱静脉在大圆肌下缘处汇合成腋静脉 axillary vein。腋静脉位于腋动脉的前内侧,在第

1 肋外侧缘续为锁骨下静脉。腋静脉收集上肢浅静脉和深静脉的全部血液。

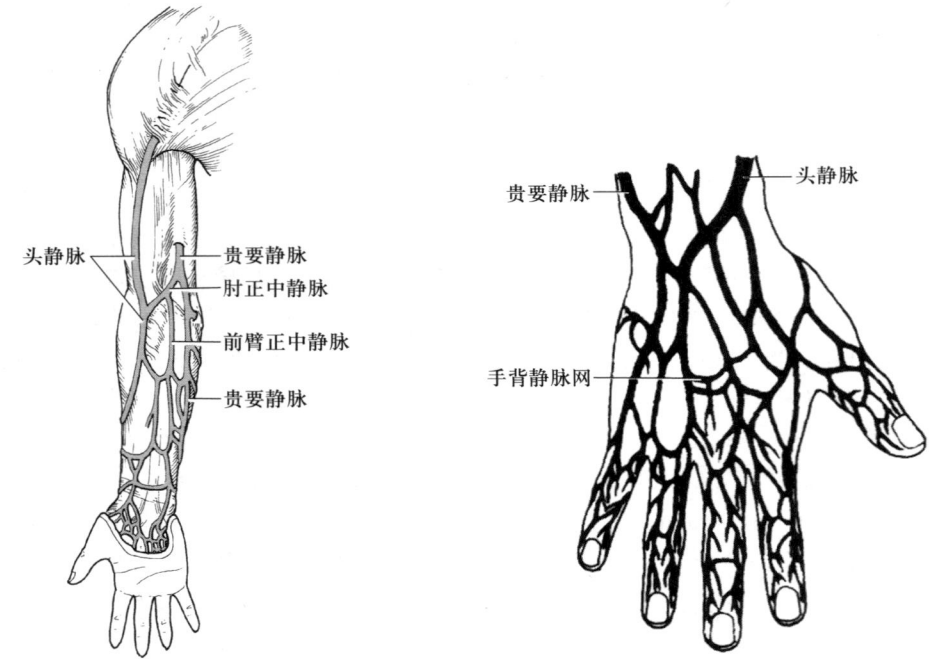

图 10-40　上肢浅静脉　　　　　图 10-41　手背静脉网

（3）胸部的静脉：**奇静脉** azygos vein 是胸部静脉的主干,该静脉起自右腰升静脉,穿膈后,沿脊柱右侧上行,至第 4 胸椎高度,向前绕右肺根上方,注入上腔静脉。半奇静脉和副半奇静脉位于脊柱左侧,收集左侧肋间后静脉血液,注入奇静脉。奇静脉收集胸壁、食管、支气管和脊髓等处的静脉血(图 10-42),汇入上腔静脉。

2. 下腔静脉系　由下腔静脉及其属支组成。**下腔静脉** inferior vena cava 是下腔静脉系的主干,由左、右髂总静脉汇合而成,是人体最粗大的静脉干(图 10-43)。下腔静脉沿脊柱右前方、腹主动脉的右侧上升,穿膈的腔静脉孔进入胸腔,注入右心房。下腔静脉主要收集下肢、盆部和腹部等处的静脉血。

（1）下肢静脉：下肢静脉比上肢静脉瓣膜多,浅静脉与深静脉之间的交通丰富。下肢浅静脉包括小隐静脉和大隐静脉及其属支(图 10-44)。下肢深静脉主要是胫前静脉和胫后静脉汇合的腘静脉及股静脉。

1）**小隐静脉** small saphenous vein：在足外侧缘起自**足背静脉弓**,经外踝后方,沿小腿后面上行,至腘窝下角处穿深筋膜,再经腓肠肌两头之间上行,注入腘静脉。小隐静脉收集足外侧部和小腿后部浅层结构的静脉血。

2）**大隐静脉** great saphenous vein：是全身最长的静脉。在足内侧缘起自足背静脉弓,经内踝前方,沿小腿内侧面、膝关节内后方、大腿内侧面上行,至耻骨结节外下方 3~4 cm 处穿阔筋膜的**隐静脉裂孔**,注入股静脉。大隐静脉在注入股静脉之前接受**股内侧浅静脉**、**股外侧浅静脉**、**阴部外静脉**、**腹壁浅静脉**和**旋髂浅静脉**等 5 条属支。大隐静脉收集足、小腿和大腿的内侧部以及大腿前部浅层结构的静脉血。大隐静脉在内踝前方的位置表浅而恒定,是静脉注射输血、输液的常用部位。大隐静脉

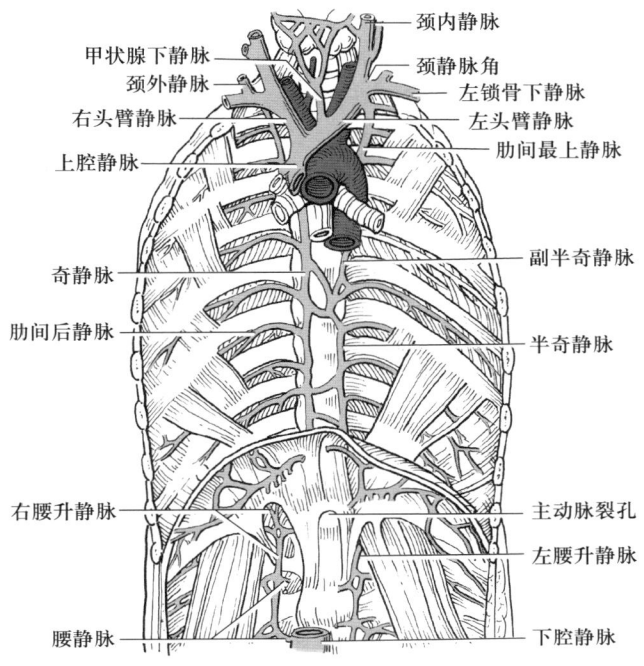

图 10-42 上腔静脉及其属支

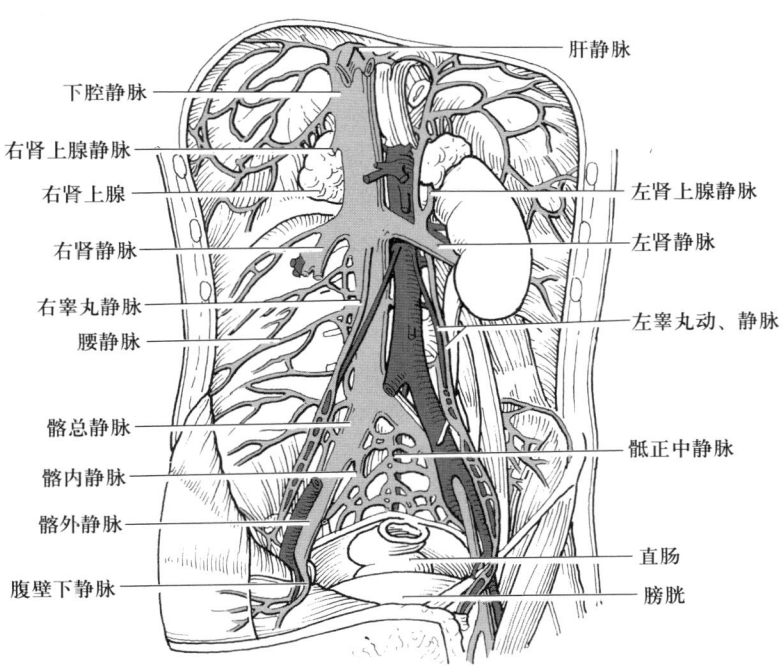

图 10-43 下腔静脉及其属支

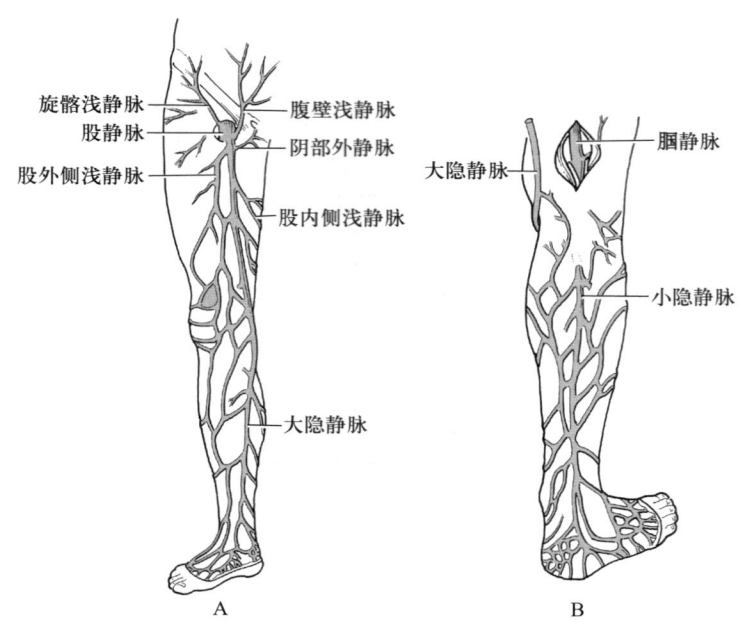

图 10-44 下肢的浅静脉
A. 大隐静脉；B. 小隐静脉

和小隐静脉借穿静脉与深静脉交通。穿静脉的瓣膜朝向深静脉，可将浅静脉的血液引流入深静脉。当深静脉回流受阻时，穿静脉瓣膜关闭不全，深静脉血液反流入浅静脉，导致下肢浅静脉曲张。

3）下肢深静脉：足和小腿的深静脉与同名动脉伴行，均为 2 条。胫前静脉和胫后静脉汇合成一条腘静脉。腘静脉穿收肌腱裂孔移行为**股静脉** femoral vein。股静脉伴股动脉上行，经腹股沟韧带后方续为髂外静脉。股静脉接受大隐静脉和与股动脉分支伴行的静脉。股静脉在腹股沟韧带的稍下方位于股动脉内侧，临床上常在此处做静脉穿刺插管。

> **知识链接**
>
> **右心导管检查**
>
> 　　先在腹股沟韧带中点稍下方触摸到股动脉搏动，然后在股动脉内侧做股静脉穿刺，插入导管。导管经股静脉、髂外静脉、髂总静脉、下腔静脉进入右心房，可检查房间隔和右心。如果存在房间隔缺损，可将心导管经缺损处插入左心房，同时检查左心。

（2）盆部的静脉：与同名动脉伴行，收集同名动脉供血区的静脉血。

（3）腹部的静脉：大多直接或间接注入下腔静脉。腹部的静脉壁支与同名动脉伴行。主要的脏支如下。

1）**肾静脉** renal vein，与肾动脉伴行，汇入下腔静脉。左侧肾静脉比右侧长，并接受左肾上腺静脉和左睾丸（卵巢）静脉。

2）**睾丸静脉** testicular vein，起于睾丸和附睾，在精索内形成蔓状静脉丛，最后合为睾丸静脉。右侧汇入下腔静脉，左侧向上呈直角汇入左肾静脉。在女性则为**卵巢静脉**，其汇入处与男性相同。

3）**肝静脉** hepatic vein，2～3 支，在肝后缘处汇入下腔静脉。收集肝血窦回流的血液。

4）**肝门静脉** hepatic portai vein，肝门静脉为肝的功能性血管，长 6～8 cm，由肠系膜上静脉和脾静脉在胰头后方汇合而成（图 10-45），向上经肝十二指肠韧带至肝门，分左、右 2 支入肝。它收集除肝以外腹腔内不成对器官的静脉血。肝门静脉的结构特点为：起、止端均为毛细血管，主干及其属支内均无瓣膜，故在肝门静脉高压时，血液可逆流。

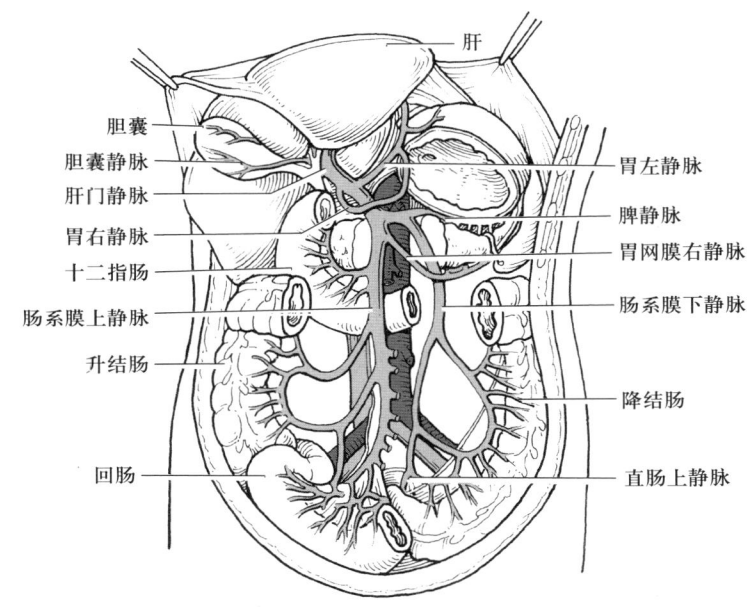

图 10-45　肝门静脉及其属支

肝门静脉的属支与上、下腔静脉之间有丰富的吻合，当肝门静脉因病变而回流受阻时，通过这些吻合可形成侧支循环，因此，肝门静脉与上、下腔静脉的吻合有重要临床意义，其中主要吻合部位有以下 3 处（图 10-46）。① **食管静脉丛**：位于食管下端及胃贲门部，它汇合成食管静脉入奇静脉。食管静脉丛与胃左静脉吻合，构成肝门静脉与上腔静脉之间的交通。② **直肠静脉丛**：位于直肠下段，汇入髂内静脉，与直肠上静脉有吻合，构成肝门静脉与下腔静脉之间的交通。③ **脐周静脉网**：位于脐周皮下组织内，借胸腹壁浅、深静脉分别注入腋静脉和股静脉，通过附脐静脉构成肝门静脉与上、下腔静脉之间的交通。

正常情况下，上述 3 处的吻合支细小，血流量较少，各自分流到所属静脉系统。当肝门静脉血流受阻时（如肝硬化），血液不能畅流入肝，则经过上述吻合支形成侧支循环，流入上、下腔静脉，回流入心。由于大量血液流经吻合部位的细小静脉，致使吻合支逐渐增粗而弯曲，出现食管静脉丛、直肠静脉丛和脐周静脉网曲张，一旦食管和直肠等处的静脉破裂，则出现呕血、便血，亦可导致脾和胃肠静脉淤血，出现脾大和腹水等。

门静脉侧支循环见图 10-47，体循环主要静脉回流见图 10-48。

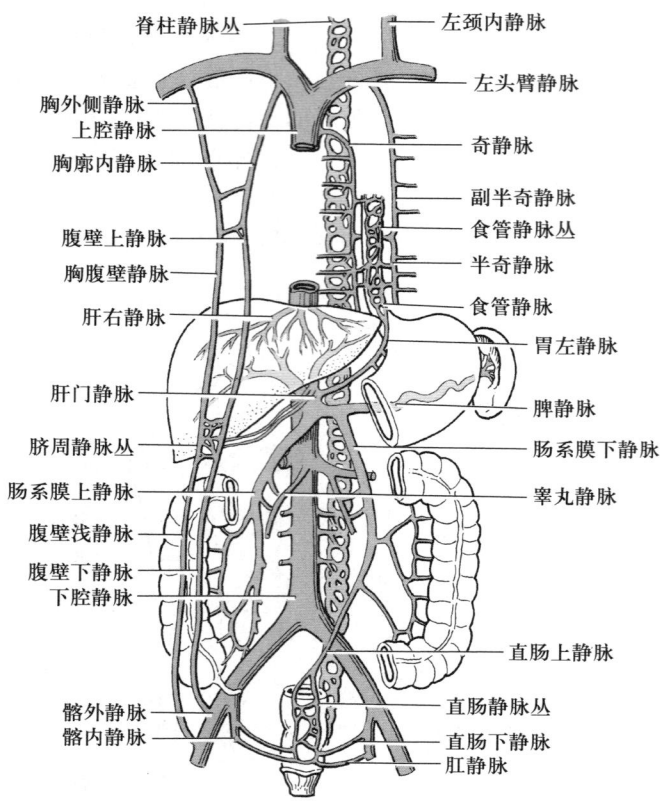

图 10-46　肝门静脉与上、下腔静脉交通

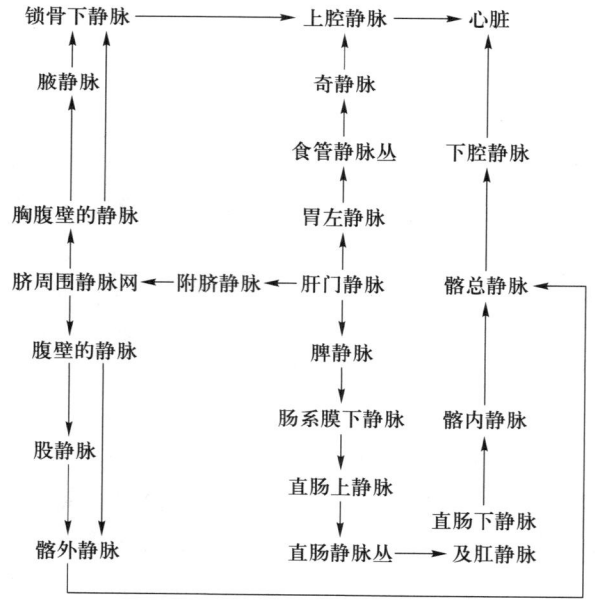

图 10-47　门静脉侧支循环

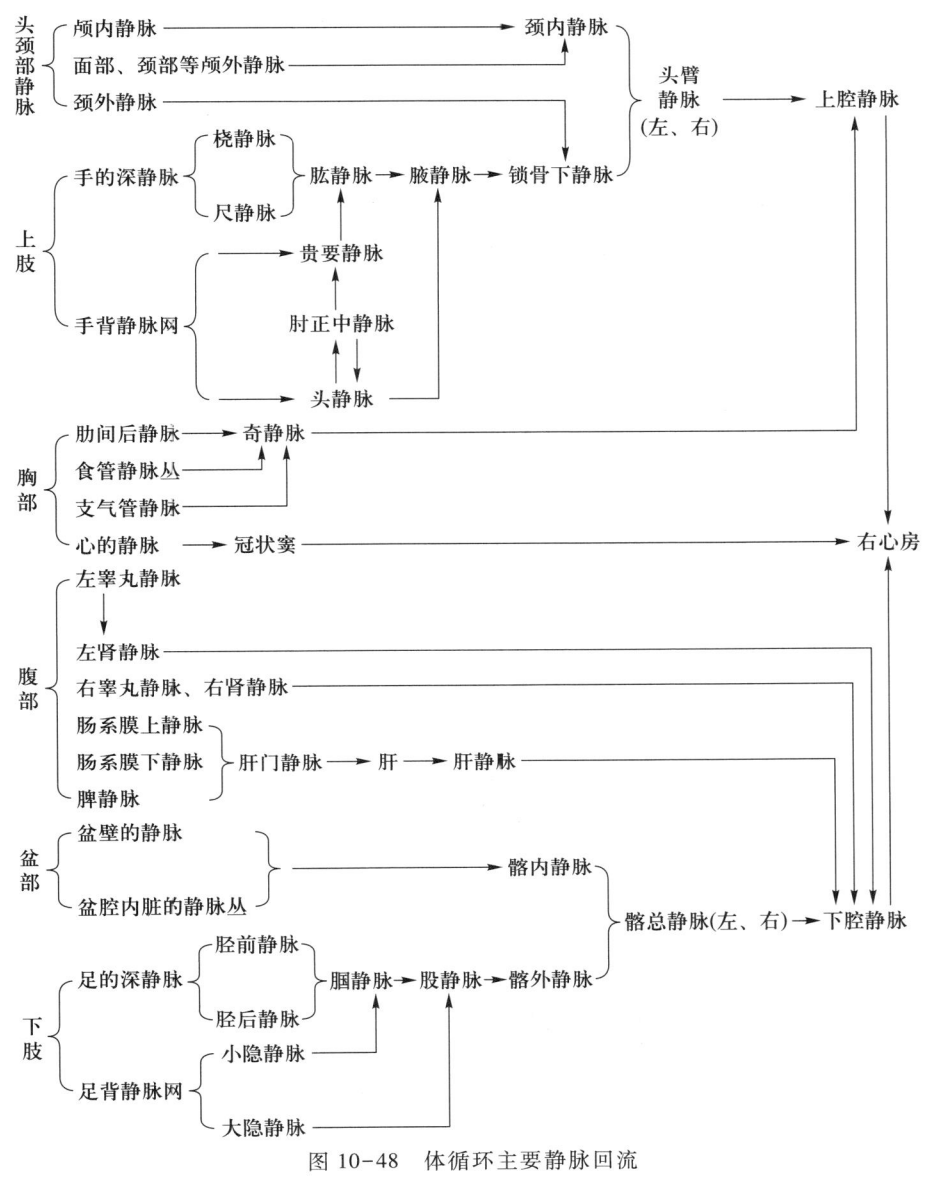

图 10-48 体循环主要静脉回流

第二节 淋巴系统

淋巴系统由淋巴管道、淋巴组织和淋巴器官组成（图 10-49）。淋巴管道和淋巴结的淋巴窦内含有淋巴液，简称为淋巴 lymph。自小肠绒毛中的中央乳糜池至胸导管的淋巴管道中的淋巴因含乳糜微粒而呈乳白色，其他部位的淋巴管道中的淋巴无色透明。血液流经毛细血管动脉端时，一些成分经毛细血管壁进入组织间隙，形成组织液。组织液与细胞进行物质交换后，大部分经毛细血管静脉端吸收入静脉，小部分水分和大分子物质进入毛细淋巴管，形成淋巴。

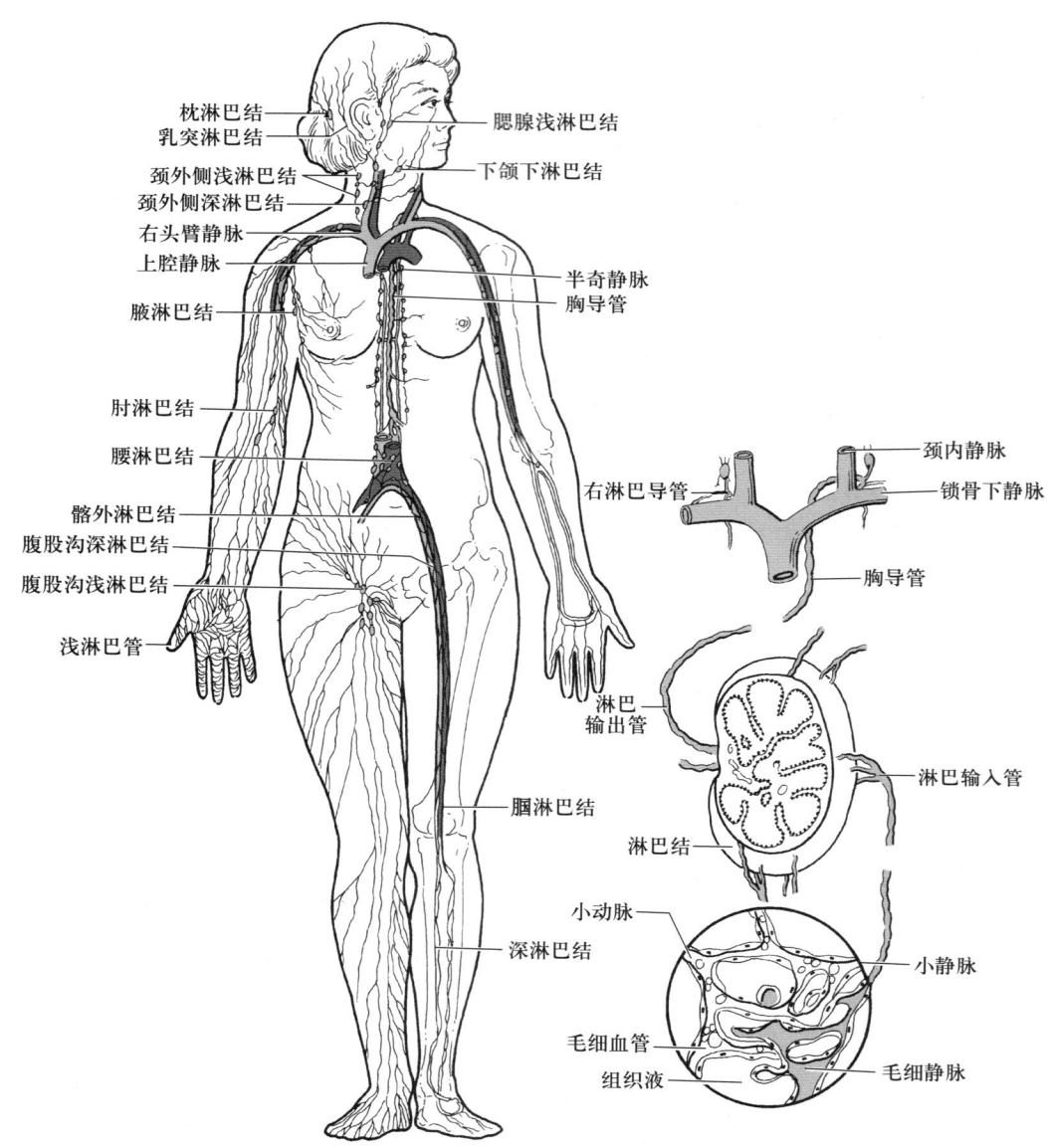

图 10-49　全身淋巴系统示意图

淋巴沿淋巴管道和淋巴结的淋巴窦向心流动,最后流入静脉。因此,淋巴系统是心血管系统的辅助系统,协助静脉引流组织液。此外,淋巴组织和淋巴器官具有产生淋巴细胞、过滤淋巴液和进行免疫应答的功能。

一、淋巴管道

淋巴管道包括毛细淋巴管、淋巴管、淋巴干和淋巴导管。

（一）毛细淋巴管

毛细淋巴管 lymphatic capillary（图10-50）以膨大的盲端起始，互相吻合成毛细淋巴管网，然后汇入淋巴管。在上皮、角膜、晶状体、软骨、脑和脊髓等处无毛细淋巴管。与毛细血管比较，毛细淋巴管丰富，内皮细胞较薄，细胞间隙较大，基膜不完整，无周细胞。内皮细胞外面有纤维细丝牵拉，使毛细淋巴管处于扩张状态。蛋白质、细胞碎片、尘粒、细菌、炎性细胞和肿瘤细胞等容易进入毛细淋巴管。毛细淋巴管内皮特异性表达血管内皮细胞生长因子受体-3（vascular endothelial growth factor receptor-3，VEGFR-3）和淋巴管内皮透明质酸受体-1（lymphatic vessel endothelial hyaluronan receptor-1，LYVE-1）等。毛细淋巴管在肿瘤淋巴转移等方面起着重要病理作用。

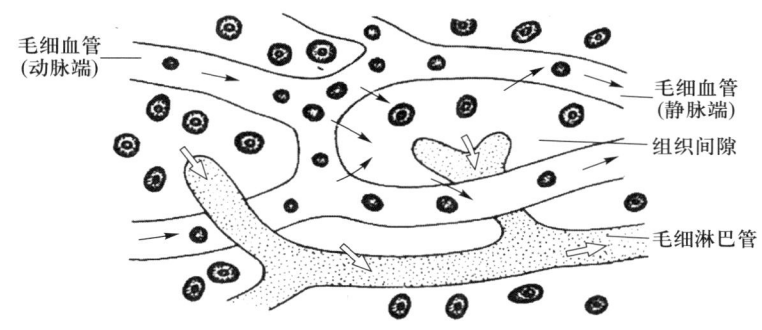

图10-50　毛细淋巴管的结构

（二）淋巴管

淋巴管 lymphatic vessel 由毛细淋巴管吻合而成，管壁结构与静脉相似。淋巴管内有很多瓣膜，具有防止淋巴液逆流的功能。由于相邻两对瓣膜之间的淋巴管段扩张明显，故淋巴管外观呈串珠状或藕节状。淋巴管分浅淋巴管和深淋巴管两类。**浅淋巴管**位于浅筋膜内，与浅静脉伴行。**深淋巴管**位于深筋膜深面，多与血管神经伴行。浅、深淋巴管之间存在丰富的交通。

（三）淋巴干

淋巴管注入淋巴结，由淋巴结发出的淋巴管在膈下和颈根部汇合成淋巴干。淋巴干包括腰干、支气管纵隔干、锁骨下干、颈干各2条和1条肠干，共9条。

（四）淋巴导管

由9条淋巴干最终汇集成2条**淋巴导管** lymphatic dutc，即胸导管和右淋巴导管，它们分别注入左、右静脉角。

1. **胸导管** thoracic duct　是人体最粗大的淋巴管道，长30~40cm，通常在第1腰椎椎体前面由左、右腰干和肠干合成，起始处常膨大，称**乳糜池** cisterna chyli。胸导管向上穿主动脉裂孔入胸腔，在食管后方沿脊柱前方上行至左颈根部，接纳左颈干、左锁骨下干和左支气管纵隔干后，汇入左静脉角。胸导管收集人体下半身和左侧上半身的淋巴液回流（图10-51）。

2. **右淋巴导管** right lymphatic duct　长约1.5cm，由右颈干、右锁骨下干和右支气管纵隔干合成，汇入右静脉角。右淋巴导管收集人体右侧上半身的淋巴液回流。

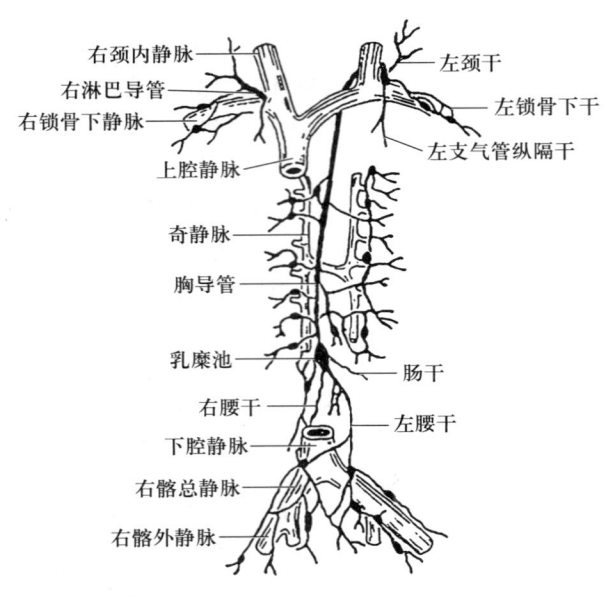

图 10-51　淋巴干及右淋巴导管

二、淋巴器官

淋巴器官 lymphoid organ 主要由淋巴组织构成,包括淋巴结、扁桃体、脾和胸腺。

淋巴器官分为中枢淋巴器官和周围淋巴器官两类。中枢淋巴器官包括胸腺和骨髓,它们是培育各类不同淋巴细胞的场所,淋巴细胞进入其内,在特殊的微环境影响下,在多种因子的作用下,经历不同的分化发育途径,最后在胸腺形成成熟的淋巴细胞,称胸腺依赖淋巴细胞(T 细胞),在骨髓形成骨髓依赖淋巴细胞(B 细胞)。人在出生前数周,由中枢淋巴器官产生的成熟 T 细胞和 B 细胞即源源不断地输送至周围淋巴器官和淋巴组织,在那里受抗原激活后能产生免疫应答。

周围淋巴器官包括淋巴结、脾、扁桃体等,其发生较中枢淋巴器官晚,在出生数月后才逐渐发育完善。周围淋巴器官是成熟淋巴细胞定居的部位,也是这些细胞对外来抗原产生免疫应答的主要场所,无抗原刺激时其体积相对较小,受抗原刺激后则迅速增大,结构成分也发生变化,免疫过后又逐渐复原。

(一)淋巴结

1. 淋巴结的形态　淋巴结 lymph nodes 为大小不等的圆形或椭圆形小体,质软,色灰红。其一侧隆凸,有数条输入淋巴管穿入;一侧凹陷为淋巴结门,有输出淋巴管、神经、血管出入(图 10-52)。

2. 淋巴结的微细结构　淋巴结表面有结缔组织构成的被膜。结缔组织分支伸入实质形成小梁,小梁再分支互相连接,构成淋巴结的支架。实质可分为浅层的皮质和深层的髓质两部分。皮质和髓质内都有淋巴窦通过(图 10-53)。淋巴液经输入淋巴管流经淋巴窦,再进入输出淋巴管。

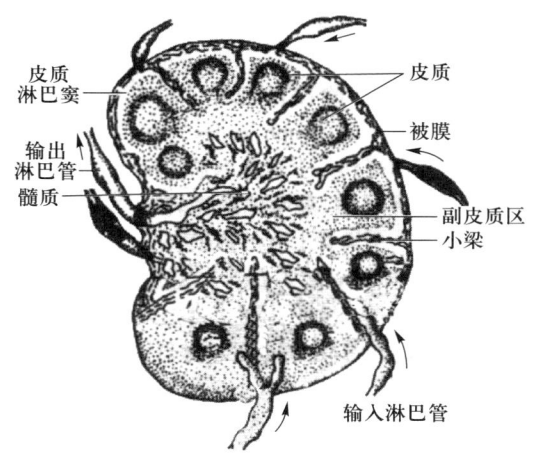

图 10-52 淋巴结结构模式图

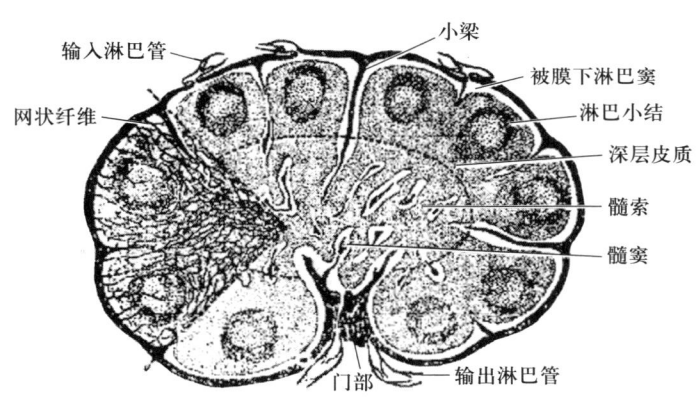

图 10-53 淋巴结的微细结构

(1) **皮质** cortex：位于被膜下方，由浅层皮质、副皮质区及皮质淋巴窦构成。

浅层皮质的淋巴组织密集成团，形成许多**淋巴小结**。淋巴小结主要由 B 细胞构成。在细菌、病毒等抗原的刺激下，淋巴小结中央的 B 细胞能分裂、分化形成生发中心，产生新的 B 细胞。当受到抗原刺激时，B 细胞转变为浆细胞。

副皮质区位于皮质深层，为大片的弥散淋巴组织，又称**胸腺依赖区**，主要由胸腺迁移来的 T 细胞聚集而成。也有少量交错突细胞、巨噬细胞等，在细胞免疫应答时，此区的细胞分裂相增多，区域迅速扩大。

皮质淋巴窦包括被膜下窦和小梁周窦两部分，两者互相连续。窦壁由内皮细胞构成，窦腔内有网状细胞、较多的淋巴细胞和巨噬细胞等。巨噬细胞有清除细菌、异物及处理抗原物质的作用。

(2) **髓质** medulla：位于淋巴结深部，由髓索及其间的髓窦构成。**髓索**呈条索状的，其内有 B 细胞、浆细胞和巨噬细胞等。**髓窦**是不规则的腔隙，位于髓索之间。腔内的巨噬细胞较多，有较强的滤过作用。

3. 淋巴结的功能

（1）滤过淋巴液：可滤过流经淋巴结内淋巴液中的细菌、病毒、毒素等抗原，正常时对细菌的清除率达 99.5%。

（2）免疫应答：病菌等抗原物质进入淋巴结，首先被巨噬细胞吞噬、处理，然后将抗原信息传递给 B 细胞，产生抗体，行使体液免疫功能。被处理的抗原物质也可激活 T 细胞，使其分裂、增生，形成效应 T 细胞，行使细胞免疫功能。所以淋巴结是重要的免疫器官。

4. 人体各部主要的淋巴结群　淋巴结常聚集成群，大多沿血管分布，位于身体较隐蔽的部位，收纳一定器官或区域的淋巴液（图 10-54）。因此，局部感染可引起相应淋巴结群肿大或疼痛，癌细胞也常沿淋巴管转移，并停留在淋巴结内分裂增生，致使淋巴结逐渐肿大。故了解局部淋巴结的位置及其引流范围，有重要的临床意义。

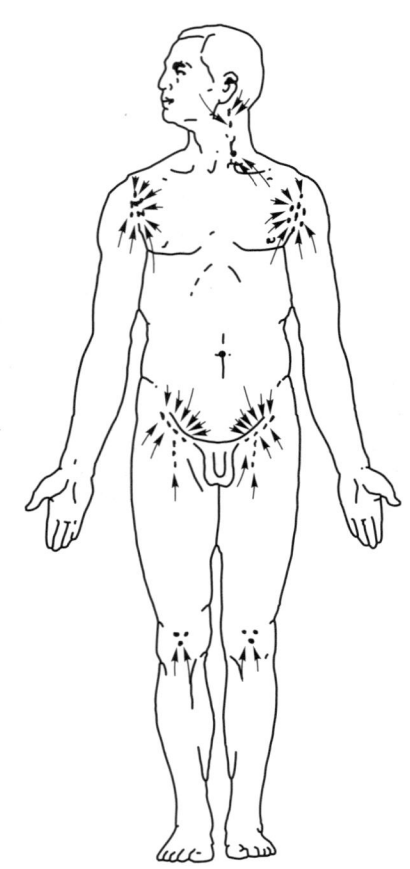

图 10-54　全身淋巴的流注关系

（1）头颈部的淋巴结群：头颈部的淋巴结较多，大部分分布于头颈交界处和颈内、外静脉的周围。主要包括下颌下淋巴结、颈外浅淋巴结（图 10-55）和颈外深淋巴结。头颈部各淋巴结的输出管都直接或间接地汇入颈外侧深淋巴结。其输出管合成颈干。颈外深淋巴结上端位于鼻咽后方的为咽后淋巴结，鼻咽癌患者的癌细胞首先转移至此。下端位于锁骨上窝内沿锁骨下动脉和臂丛排列的为**锁骨上淋巴结**(图 10-56)。胃癌或食管癌患者的癌细胞常经胸导管由颈干逆行或通过侧支转移到左锁骨上淋巴结,引起该群淋巴结肿大。

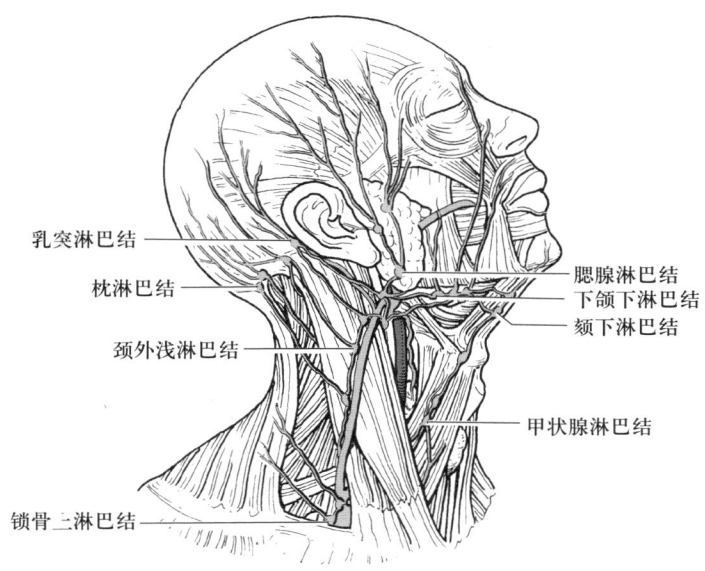

图 10-55 头颈部淋巴管及淋巴结

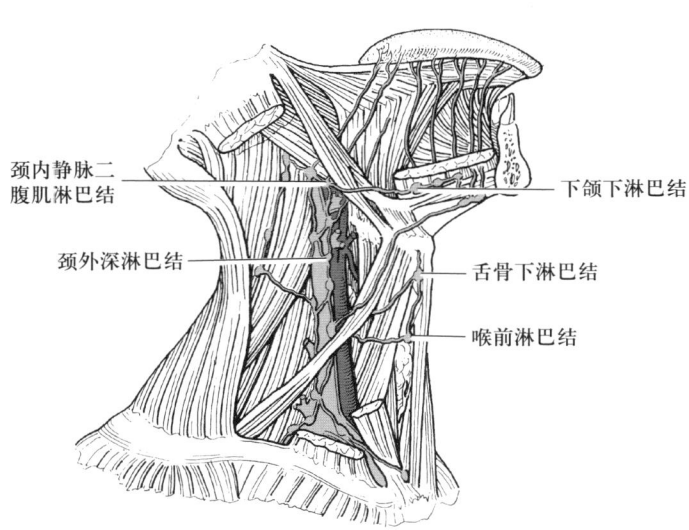

图 10-56 颈深部淋巴管及淋巴结

(2) 上肢的淋巴结群:上肢浅、深淋巴管均直接或间接地汇入**腋淋巴结**(图 10-57)。腋淋巴结位于腋窝内,收纳上肢、脐以上腹壁浅层以及乳房上部和外侧部等处的淋巴液,其输出管合成锁骨下干。

(3) 胸部的淋巴结群:位于胸骨旁、气管和主支气管旁、肺门附近及纵隔等处,主要收纳脐以上胸腹壁深层、乳房内侧和胸腔脏器的淋巴液,它们的输出管合成支气管纵隔干。

（4）腹部的淋巴结群:数目较多,主要分布于腹腔脏器周围和大血管根部。① 腰淋巴结:沿腹主动脉和下腔静脉排列,收纳腹后壁、腹腔内成对器官的淋巴液及髂总淋巴结的输出管。腰淋巴结的输出管构成左、右腰干,注入乳糜池。② 腹腔淋巴结和肠系膜上、下淋巴结:均位于同名动脉起始处的周围,引流相应动脉分布区内的淋巴,互相汇合成单一的肠干,注入乳糜池。

（5）盆部的淋巴结群:位于髂总动脉及髂内、外动脉周围,分别称为髂总淋巴结、髂内淋巴结、髂外淋巴结,收纳盆壁、盆腔脏器和下肢的淋巴管。最后经髂总淋巴结的输出管注入腰淋巴结。

（6）腹股沟淋巴结群:腹股沟淋巴结分浅、深2组,分别位于腹股沟韧带稍下方和股静脉根部周围(图10-58),收纳腹前壁下部、臀部、会阴、外生殖器和下肢的淋巴,其输出管汇入髂外淋巴结,最后注入腰淋巴结。

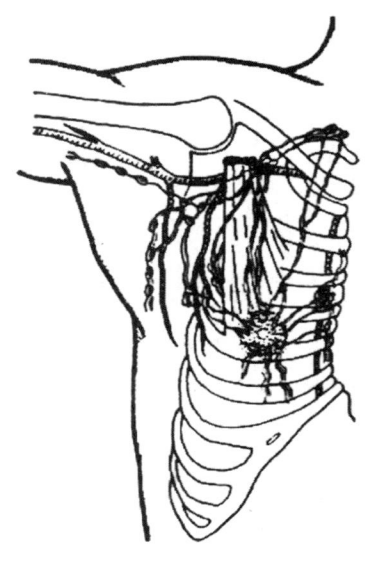

图10-57　腋窝淋巴结

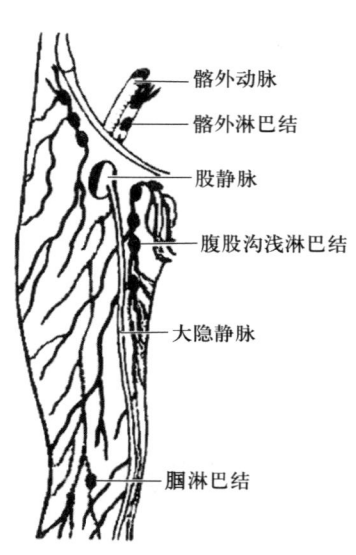

图10-58　腹股沟淋巴结

知识链接

淋巴水肿是由于淋巴循环障碍及富含蛋白质的组织间液持续积聚而导致的一种慢性进展性疾病,好发于四肢,下肢尤其多见。因各种原因导致淋巴管和淋巴结损伤,如淋巴结切除术,放疗后某些肿瘤的侵袭导致淋巴管浸润或阻塞,丝虫病、继发感染或结核病等,可引起淋巴回流障碍,淋巴滞留于组织间隙中而出现水肿,表现为自肢体远端向近端扩展的慢性进展性无痛性水肿。体表淋巴管阻塞,长期水肿,可引起皮下纤维组织大量增生,使皮肤、浅筋膜逐渐肥厚,皮肤过度角化,质硬如象皮,称"象皮病"。

淋巴回流关系见图10-59。

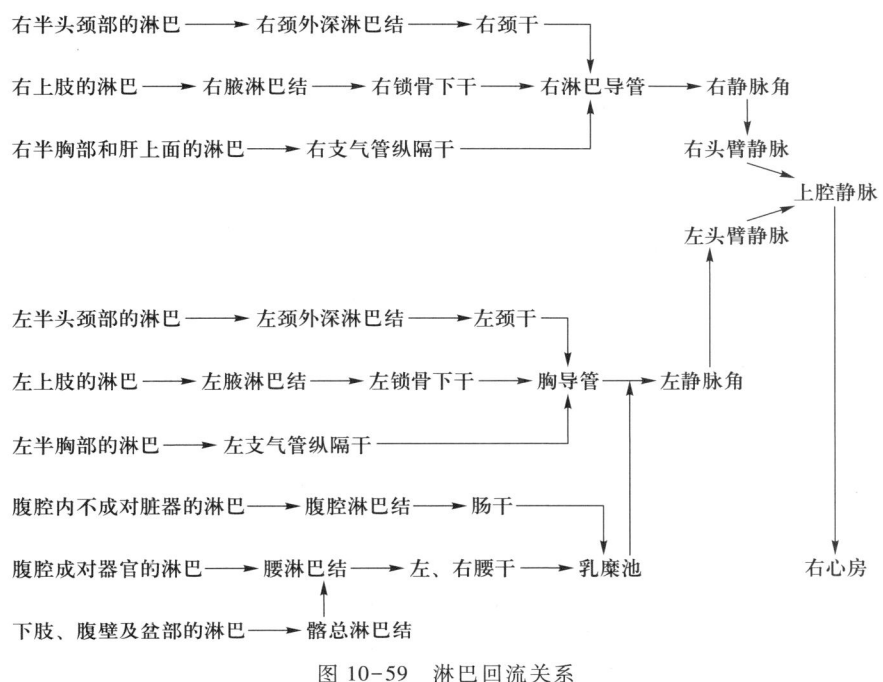

图 10-59 淋巴回流关系

(二)脾

1. 脾的形态和位置(图 10-60)　脾是人体最大的淋巴器官,具有储血、造血、清除衰老红细胞和进行免疫应答的功能。

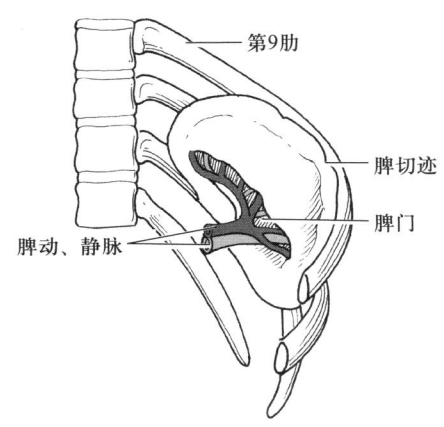

图 10-60 脾的形态和位置

脾位于左季肋部,胃底与膈之间,第 9~11 肋深面,长轴与第 10 肋一致。正常时在左肋弓下触不到脾。脾的位置可随呼吸和因体位不同而变化,站立比平卧时低 2.5 cm。脾由胃脾韧带、脾肾韧带和膈结肠韧带支持固定。脾呈暗红色,质软而脆。

脾可分为膈、脏两面,前、后两端和上、下两缘。膈面光滑隆凸,对向膈。脏面凹陷,中央处有

脾门 splenic hilum，是血管、神经和淋巴管出入之处。在脏面，脾与胃底、左肾、左肾上腺、胰尾和结肠左曲相毗邻。前端较宽，朝向前外方，达腋中线。后端钝圆，朝向后内方，距离正中线 4~5 cm。上缘较锐，朝向前上方，前部有 2~3 个**脾切迹** splenic notch。脾大时脾切迹是触诊脾的标志。脾下缘较钝，朝向后下方。

在脾的附近，特别在胃脾韧带和大网膜中存在**副脾** accessory spleen，出现率为 10%~40%。副脾的位置、大小和数目不定。因脾功能亢进而做脾切除术时，应同时切除副脾。

2. 脾的微细结构（图 10-61） 脾的表面有致密结缔组织构成的被膜，内含少量平滑肌纤维，外覆一层间皮。被膜的结缔组织和平滑肌向实质内伸入，形成小梁。小梁的分支互相连接成网，构成脾的支架。

脾实质含有大量淋巴组织，可分为红髓、边缘区和白髓三部分。

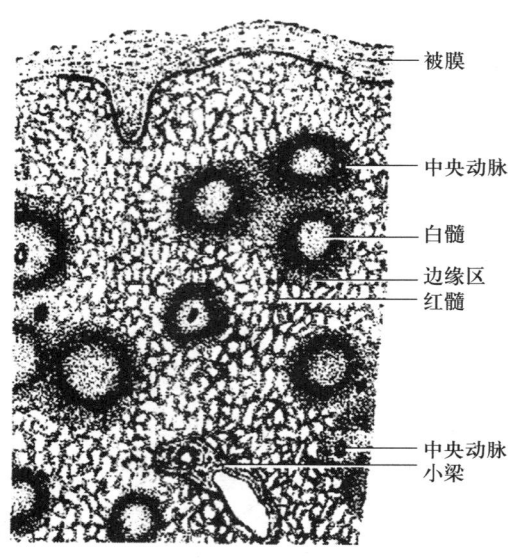

图 10-61 脾的微细结构

（1）**白髓** white pulp：主要由淋巴细胞密集的淋巴组织构成，它又可分为**动脉周围淋巴鞘**和**淋巴小结**两部分。前者主要由 T 淋巴细胞构成，后者主要是 B 细胞分布区。

（2）**边缘区** marginal zone：位于白髓红髓交界处，以 B 细胞为主，并有较多巨噬细胞及一些血细胞。边缘区内有一些微小动脉直接开口，所以，既是淋巴细胞从血液进入淋巴组织的重要通道，也是脾首先接触抗原并引起免疫应答的重要部位。

（3）**红髓** red pulp：由脾索和髓窦构成。**脾索**由含血细胞的索状淋巴组织构成，脾索在血窦之间相互连接成网，索内有许多 B 细胞、网状细胞、巨噬细胞及红细胞等。**脾窦**位于脾索之间，为不规则的腔隙，窦壁附近有较多的巨噬细胞。

3. 脾的功能

（1）滤血：脾的巨噬细胞能吞噬进入血中的细菌和异物，以及衰老的红细胞和血小板。当脾功能亢进时，因其吞噬过度而引起红细胞和血小板减少。

（2）造血：在胚胎时期，脾能制造各种血细胞。出生后，通常只能产生淋巴细胞。

（3）贮血：红髓血窦是储存红细胞和血小板的部位，当机体需要时，被膜内平滑肌收缩，可将血细胞释放入循环血液。

（4）参与免疫应答：侵入血液内的病原体，可使脾内 T 细胞、B 细胞发生免疫应答。

（三）胸腺

1. 胸腺的位置和年龄变化　胸腺 thymus 位于胸骨柄后方，前纵隔的上部（图 10-62）。新生儿及幼儿时期胸腺较大，随着年龄的增大，胸腺继续发育，至青春期以后，则逐渐萎缩退化。胸腺实质主要由 T 淋巴细胞和上皮性网状细胞构成。胸腺作为中枢淋巴器官，具备培育、选择和向周围淋巴器官（淋巴结、脾和扁桃体）和淋巴组织（淋巴小结）输送 T 细胞的功能，以及内分泌功能。

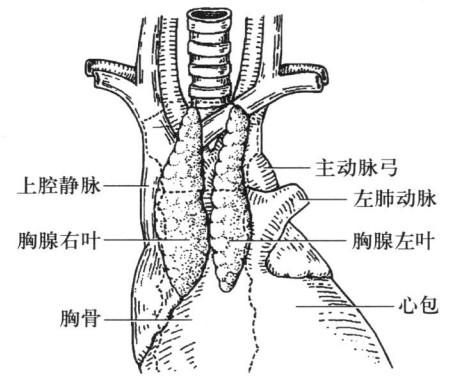

图 10-62　胸腺

2. 胸腺的微细结构　由被膜和实质构成，实质又分为皮质和髓质。

（1）**皮质** cortex：以胸腺上皮细胞为支架（图 10-63），间隙内含量有大量胸腺细胞和巨噬细胞等结构。胸腺上皮细胞（又称上皮样网状细胞）呈星形、扁平状或多边形，相邻细胞的胞突以桥粒相连成网，有内分泌功能。胸腺细胞即胸腺内分化发育的早期 T 细胞，它密集于皮质内，占皮质总数的 85%～90%。在发育中的胸腺细胞，凡能与机体自身抗原发生反应的（约占 95%），均将被淘汰而凋亡。仅 5% 的胸腺细胞能继续分化为成熟的 T 细胞，具有正常的免疫应答潜能。

（2）**髓质** medulla：内含大量胸腺上皮细胞，少量初始 T 细胞，巨噬细胞等。髓质内常见**胸腺小体** thymic corpuscle，它是胸腺髓质的特征性结构。呈圆形或卵圆形，直径 30～150 μm，由数层至数十层呈同心圆状排列的扁平上皮性网状细胞组成。胸腺小体的功能尚不太明确，但缺乏胸腺小体的胸腺不能培育出 T 细胞。

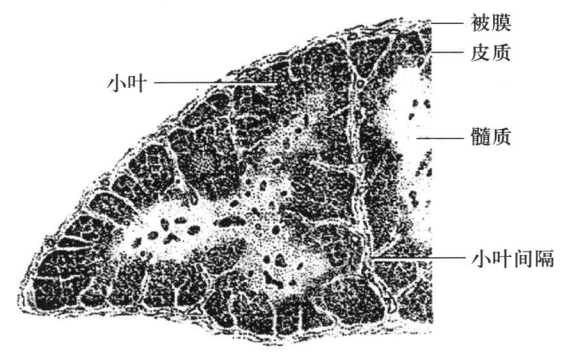

图 10-63　胸腺的微细结构

血-胸腺屏障 blood-thymus barrier：胸腺皮质的毛细血管及其周围的结构具有屏障作用，称血-胸腺屏障（图 10-64）。其结构包括：① 连续性的毛细血管内皮。② 内皮周围连续的基膜。

③ 血管间隙,内含有巨噬细胞。④ 上皮基膜。⑤ 一层连续的胸腺上皮细胞。血液内一般抗原物质和药物不易透过此屏障,这对维持胸腺内环境的稳定、保证胸腺细胞的正常发育起着极其重要的作用。

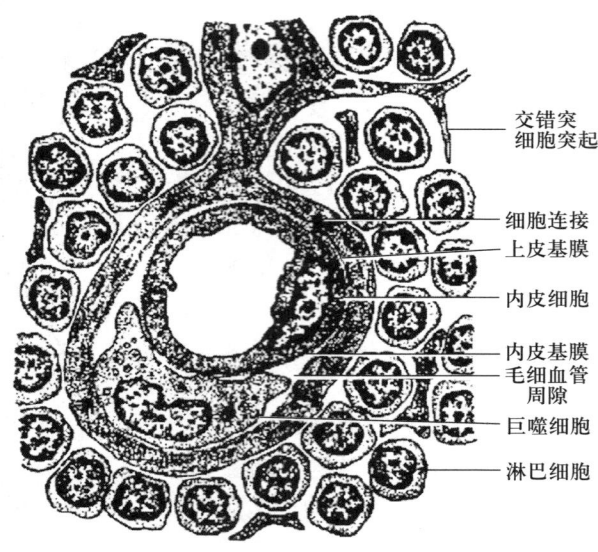

图 10-64　血-胸腺屏障结构示意图

3. 胸腺的功能　① 分泌激素:胸腺上皮细胞能产生多种激素,如胸腺素、胸腺细胞生成素及胸腺体液因子等。这些激素对 T 细胞增殖和发育成熟起重要作用。② 培育 T 细胞:胸腺是 T 细胞培育成熟的主要部位。

附:

血管的临床应用

1. 全身主要动脉的触脉搏部位和压迫止血点及其止血范围

名称	触脉搏部位和压迫止血点	止血范围
面动脉	下颌角稍前方,咬肌前缘,靠近下颌骨下缘处,将面动脉压在下颌体上,有时需要两侧同时压迫方能止血	面部 (眼以下、颊部、下颌部)
颞浅动脉	耳屏前方、颧弓根部可触摸到搏动,对向下颌关节用指压迫	头部 (颞部、头顶部)
颈总动脉	颈根部、气管外侧触摸到搏动时避开气管,压向后内颈椎横突上。但不可同时压迫两侧颈总动脉,以防脑缺血	头颈部 (头颈部大出血)
锁骨下动脉	锁骨上窝中央,触摸到血管搏动时压向后下方,将锁骨下动脉压在第 1 肋骨上	上肢 (肩部、臂部)
肱动脉	上臂中部、肱二头肌内侧沟触摸到搏动,用拇指或中指向外将肱动脉压迫在肱骨上	上肢 (臂远侧端、前臂出血)

续表

名称	触脉搏部位和压迫止血点	止血范围
指掌侧固有动脉	受伤手指根部两侧直接压迫指掌侧固有动脉	手指（指尖出血）
股动脉	腹股沟韧带中点稍下方约1 cm,触摸到股动脉搏动,用两拇指重叠,将股动脉压在耻骨上支,或在此处垫一硬物,用力屈曲髋关节,也可起到止血作用	下肢（大腿、膝部、腘窝）
足背动脉	在足背内外踝连线的中点处,触摸到足背动脉搏动,向后下压迫	足背

2. 全身主要浅静脉的起止、走行及注入部位

静脉名称	起点	走行	止点	注入部位
颈外静脉	下颌角	胸锁乳突肌表面	锁骨中点上方	锁骨下静脉
头静脉	手背外侧	前臂与上臂外侧	肩部胸大三角肌间沟	腋静脉
贵要静脉	手背内侧	前臂与上臂内侧	臂内侧中份	肱静脉
肘正中静脉	肘部	肘窝	连于头静脉和贵要静脉之间	
大隐静脉	足背内侧	内踝前方小腿及股内侧面	股部	股静脉
小隐静脉	足背外侧	外踝后方小腿后面	腘窝	腘静脉

3. 颈内静脉穿刺置管术的应用解剖　颈内静脉穿刺置管术是在穿刺基础上插管,进行全胃外高能营养疗法、中心静脉压测定、建立体外循环的重要方法之一,广泛用于临床。对四肢及头皮静脉塌陷或硬化而难以穿刺成功者,也可选择该途径。

4. 外周中心静脉导管(PICC)置管　外周中心静脉导管置管适用于补液、全胃肠外营养、抗生素治疗、化疗、疼痛治疗等。部位选择:一般在肘部选择头静脉、肘正中静脉或贵要静脉,以贵要静脉为最佳选择。

淋巴结与肿瘤转移

淋巴转移是恶性肿瘤最常见的转移途径之一,由于毛细淋巴管壁通透性大,故恶性肿瘤细胞很容易进入毛细淋巴管。恶性肿瘤细胞侵入淋巴管后,随淋巴液首先到达局部淋巴结。例如乳腺外上部发生的乳腺癌首先到达同侧腋窝淋巴结;肺癌首先到达肺门淋巴结。恶性肿瘤细胞到达局部淋巴结后,使淋巴结肿大。有时由于瘤组织侵出被膜而使多个淋巴结相互融合成团块。局部淋巴结转移后,可继续转移至下一站其他淋巴结,最后可经胸导管进入血液,再继发血道转移。

课后练习

一、名词解释

1. 动脉　2. 血液循环　3. 肺循环　4. 颈动脉窦　5. 肝门静脉　6. 乳糜池

二、简答题

1. 试述左、右心房与左、右心室的内部结构。
2. 试述左、右冠状动脉的起始、走行、分支与分布。
3. 试述冠状窦的位置、收纳的静脉名称及开口部位。
4. 试述心传导系的组成。
5. 试述主动脉的起止、走行、分布与分支。
6. 试述胃的动脉来源和神经支配。
7. 试述颈总动脉、锁骨下动脉走行和分支。
8. 试述腹腔干的分支与供血部位。
9. 试述肠系膜上、下动脉的来源,供血范围。
10. 试述髂内、外动脉的来源、走行、分支与分布。
11. 试述淋巴系统的组成和结构特点。
12. 试述胸导管和右淋巴导管的收纳范围和注入部位。

三、选择题

第十章选择题

（潘　勇　施　瑶　江　鹏）

第十一章 神经系统

【学习目标】

掌握：神经系统的区分；脊髓、脑干和小脑的位置与外形；端脑的分叶和大脑半球的重要沟、回；大脑皮质功能定位；内囊的形态结构；12对脑神经的名称。

理解：神经系统的活动方式和常用术语；脊髓和脑干的内部结构；间脑各部的结构和功能；基底核的组成；纹状体的概念；脑、脊髓被膜及周围间隙；脑室系统及脑脊液循环途径；脑动脉的来源及分支、分布；颈丛、臂丛、腰丛和骶丛的主要分支、分布；各对脑神经的主要分支、分布；牵涉痛的概念及临床意义。

了解：神经系统的基本功能和神经系统的活动方式；脊髓和脑干的功能；小脑的内部结构和功能；脊髓的血管；血-脑屏障的概念；脑和脊髓的传导通路；脊神经的纤维成分；各神经丛的位置及组成，胸神经前支的分布特点；各对脑神经的性质、连脑部位和出入颅部位；内脏运动神经与躯体运动神经相比较的特点；交感神经和副交感神经的结构与功能特点；内脏感觉神经的特点。

第一节 概 述

神经系统 nervous system 由中枢部分及外周部分所组成。中枢部分包括脑和脊髓,分别位于颅腔和椎管内,两者在结构和功能上紧密联系,组成中枢神经系统。外周部分包括12对脑神经和31对脊神经,它们组成周围神经系统。

神经系统在人体各项生命活动中起着主导的调节作用,其功能可以概括为:控制和调节各器官、系统的功能活动,使人体成为一个完整的有机体;维持机体与外环境相互适应,以利于人类的生存;在长期的进化过程中,大脑皮质不仅进化成为调节控制人体活动的最高中枢,而且进化成为能进行思维活动的器官。因此,人类不但能适应环境,还能认识和改造世界。

一、神经系统的划分

神经系统在形态和功能上是一个不可分割的整体,为了学习方便,可从不同角度将其区分。

1. 按位置不同划分 可分为中枢神经系统和周围神经系统(图 11-1)。

(1) **中枢神经系统** central nervous system:简称 CNS,是神经系统的主要部分,包括位于椎管内的**脊髓**和位于颅腔内的**脑**;脑分为**端脑**、**间脑**、**小脑和脑干** 4 部分。大脑还分为左、右两个半球,分别管理人体不同的部位。脊髓主要是传导通路,能把外界的刺激及时传送到脑,然后再把脑发出的命令及时传送到周围器官,起到了上通下达的桥梁作用。

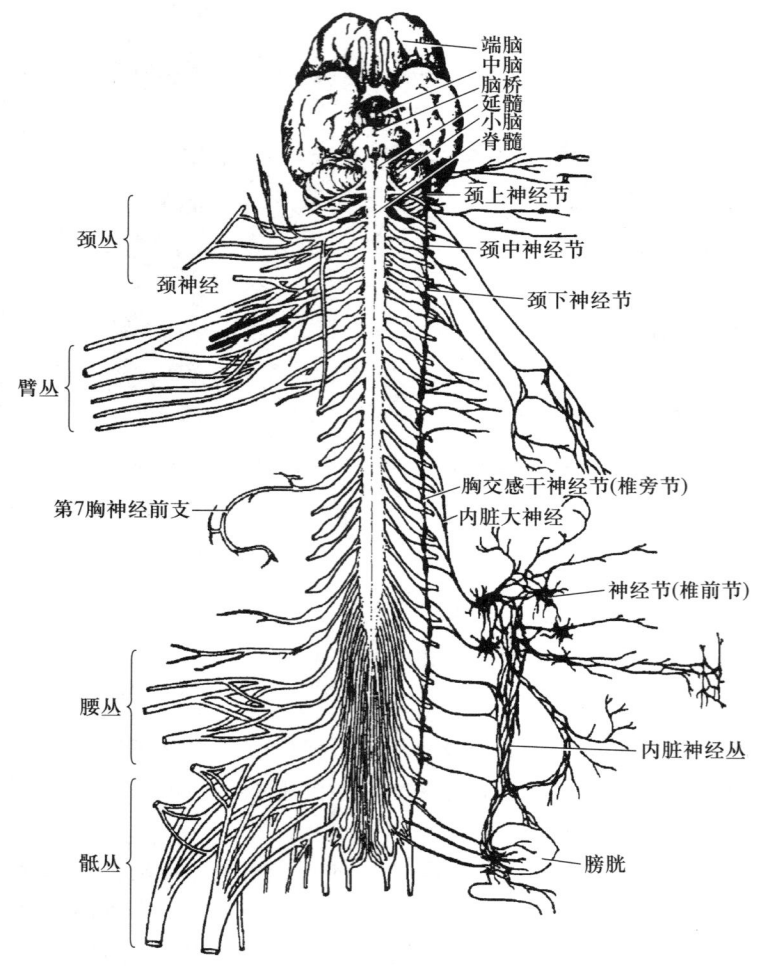

图 11-1 神经系统概况

(2) **周围神经系统** peripheral nervous system:简称 PNS,从中枢神经系统发出,导向人体各部分,可分为躯体神经系统和自主神经系统。周围神经系统担负着与身体各部分的联络工作,起传入和传出信息的作用。

周围神经系统与脑相连的神经称为**脑神经**,共有 12 对,绝大部分位于头部的感觉器官、皮肤和肌肉等处,只有一对很长的迷走神经沿颈部下行,分布在胸腔的大部分腹腔的内脏器官上。与脊髓相连的神经称为**脊神经**,共有 31 对,其在躯干、四肢的皮肤和肌肉中的分布很有规律,上部的脊神经分布在颈部、上肢和躯干上部;下部的脊神经分布在下肢和躯干下部。脊神经可以调节躯干和四肢的感觉和运动。

2. 按分布的对象不同划分　可分为躯体神经系统和自主神经系统。

（1）**躯体神经系统** somatic nervous system:其中枢部在脑和脊髓内;周围部称**躯体神经** somatic nerves,包括躯体感觉和躯体运动两种纤维成分,主要分布于皮肤和运动器(骨、骨连结和骨骼肌),管理皮肤的感觉和运动器的运动及感觉。

（2）**内脏神经系统** visceral nervous system:其中枢部也在脑和脊髓内;周围部称**内脏神经** visceral nerves,包括内脏感觉和内脏运动两种纤维成分,分布于内脏、心血管和腺体,管理它们的感觉和运动。其中支配平滑肌、心肌运动和腺体分泌的内脏运动神经又分为交感神经和副交感神经。神经系统的划分见图 11-2。

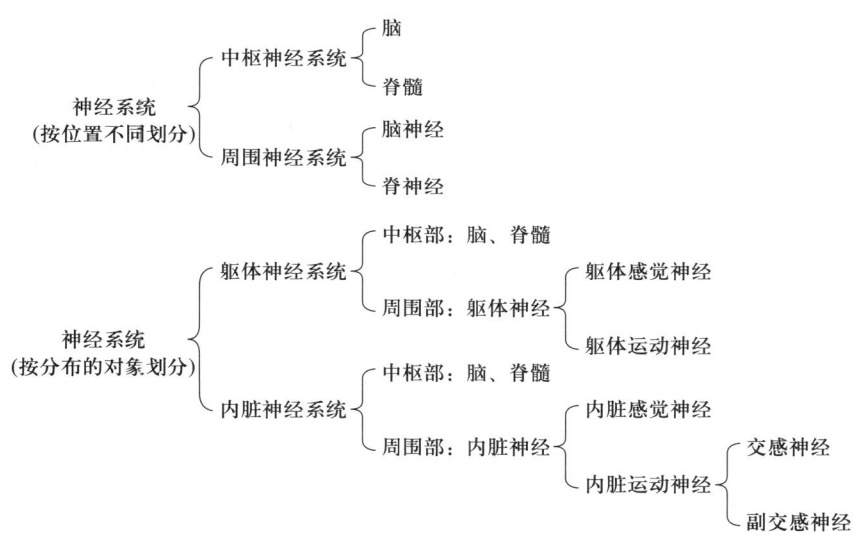

图 11-2　神经系统

二、神经系统的活动方式

神经系统的功能活动非常复杂,但基本的活动方式是**反射** reflex。反射是机体对内、外环境的刺激所做出的反应。反射活动的结构基础是**反射弧** reflex arc。反射弧由感受器、传入神经、中枢、传出神经和效应器 5 个部分组成(图 11-3)。反射弧中结构和功能发生障碍,反射活动将减弱或消失。临床上常用检查反射的方法来诊断神经系统疾病。

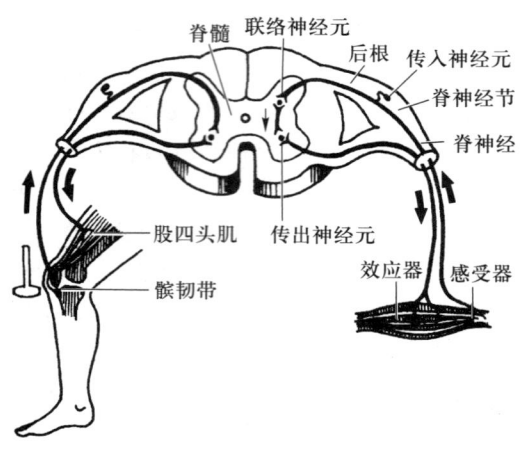

图 11-3　反射弧示意图

知识链接

常用病理反射检查的反射弧

1. **角膜反射**　用棉絮刺激一侧眼球的角膜,会出现双侧闭眼的反应。具体反射通路是:刺激角膜(感受器)——→三叉神经的眼神经(传入神经)——→脑桥(三叉神经脑桥核、脊束核,面神经核)(中枢)——→双侧面神经(传出神经)——→眼轮匝肌(效应器)。

2. **瞳孔对光反射**　光照一侧眼球,引起双侧瞳孔缩小的反应称为瞳孔对光反射。被光照射一侧的反应称直接对光反射,未被照射侧的反应称间接对光反射。此反射的传入神经为视神经,传出神经为动眼神经,反射中枢在中脑。其反射路径可概括为:光线——→视网膜——→视神经——→视交叉——→视束——→中脑上丘——→双侧动眼神经副核——→动眼神经——→睫状神经节——→节后纤维——→瞳孔括约肌——→双侧瞳孔缩小。

3. **咽反射**　用压舌板轻轻触及咽后壁,引起软腭上提及呕吐的动作,称为咽反射。其反射路径概括为:咽后壁(感受器)——→舌咽神经及迷走神经(传入神经)——→延髓(孤束核、疑核)中枢——→舌咽神经及迷走神经(传出神经)——→软腭肌、咽肌(效应器)。

4. **膝跳反射**　用叩诊锤叩击髌韧带,出现向前踢腿的反应。具体反射通路是:髌韧带(感受器)——→股神经(传入神经)——→脊髓第 2～4 腰节段(中枢)——→股神经(传出神经)——→股四头肌(效应器)。

三、神经系统的常用术语

在神经系统中,由于神经元胞体和突起聚集的部位和排列方式不同,故用不同的术语表示。

1. **灰质** gray matter　在中枢神经系统内,神经元胞体和树突聚集的部位,在新鲜标本上色泽灰暗,称灰质。大脑和小脑表面的灰质成层分布,称**皮质** cortex。

2. **白质** white matter 在中枢神经系统中,神经纤维聚集的部位,因神经纤维的外面包有髓鞘,色泽白亮,称白质。大脑和小脑的白质位于皮质深部,称为**髓质** medulla。

3. **神经核** nucleus 和**神经节** ganglion 在中枢神经系统中,形态和功能相同的神经元胞体聚集而成的灰质块,称神经核。在周围神经系统中,神经元胞体聚集的部位,形状略膨大,称神经节。

4. **纤维束** fasciculus 和**神经** nerve 在中枢神经系统内,起止、行程和功能相同的神经纤维集聚在一起,称纤维束。在周围神经系统,神经纤维集聚成粗细不等的束状结构,称神经束。若干神经束聚集在一起,外包结缔组织膜(神经外膜)构成神经。

5. **网状结构** reticular formation 在中枢神经系统内神经纤维交织成网,网眼内有散在的神经元胞体,这些白质和灰质混杂而成的区域称网状结构。

第二节 中枢神经系统

一、脊髓

(一) 脊髓的位置与外形

脊髓 spinal cord 位于椎管内,呈圆柱形,前后稍扁,外包被膜,与脊柱的弯曲一致,上端平枕骨大孔与延髓相连,成人下端平第 1 腰椎下缘,长约 45 cm,新生儿脊髓下端可达第 3 腰椎水平。

脊髓呈前后略扁的圆柱形,全长粗细不等,有 2 个膨大,上部的称颈膨大,在颈 5 至胸 1 节段处,由此发出到上肢的神经;下部的称腰骶膨大,于腰 2 至骶 3 节段处,由此发出到下肢的神经。脊髓膨大与肢体发达程度有关。腰骶膨大以下逐渐缩细成圆锥状,称**脊髓圆锥** conus medullaris。由脊髓圆锥下端向下延续为无神经组织的**终丝** filum terminale,将脊髓下端固定在尾骨背面(图 11-4)。

脊髓的表面有几条纵行的沟裂,分别是**前正中裂**、**后正中沟**、**前外侧裂**和**后外侧裂**。前外侧裂有**脊神经前根**发出,由运动纤维组成;后外侧裂有**脊神经后根**附着,由感觉纤维组成。每个后根上有膨大的**脊神经节**,内含假单极神经元胞体。相应的前、后根在椎间孔处合成一条脊神经,由相应的椎间孔穿出椎管(图 11-5)。

脊髓在外观上并无明显的节段性,通常把每对脊神经前、后根所对应的一段脊髓称为一个**脊髓节段**。因脊髓连有 31 对脊神经,所以脊髓被人为分成 31 个节段,即 8 个颈节($C_1 \sim C_8$)、12 个胸节($T_1 \sim T_{12}$)、5 个腰节($L_1 \sim L_5$)、5 个骶节($S_1 \sim S_5$)和 1 个尾节(Co_1)。

在人胚早期,脊髓几乎与脊柱等长。从胚胎第 4 个月起,脊柱的生长速度比脊髓快,因而脊髓下端逐渐相对上移。到出生时,脊髓下端平第 3 腰椎,成人达第 1 腰椎下缘。由于脊髓的相对上移,原先呈水平伸向椎间孔的脊神经根丝需在椎管内垂直下行一段距离后才能从相应的椎间孔穿出。

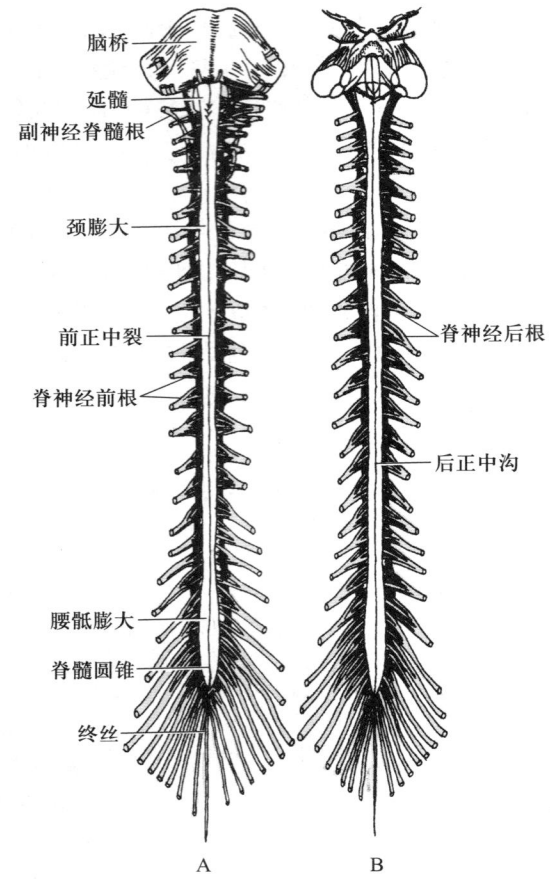

图 11-4 脊髓的形态
A. 腹面；B. 背面

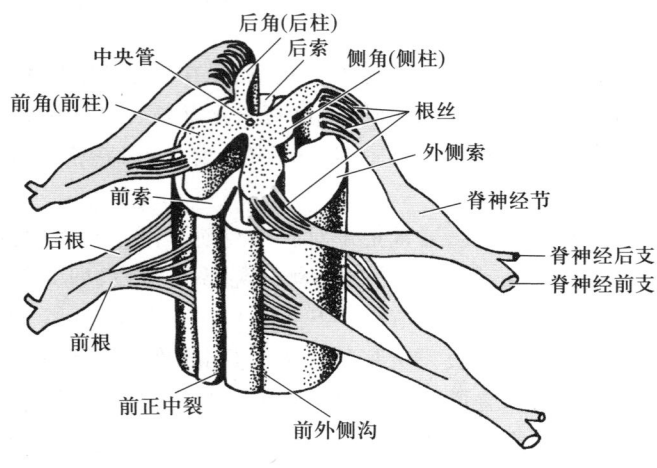

图 11-5 脊髓结构示意图

在脊髓圆锥下方,由腰、骶、尾神经根围绕终丝形成了**马尾** cauda equina。在成人,第1腰椎以下的椎管内已无脊髓,只有浸泡在脑脊液中的马尾和终丝,故临床上常在第3~4腰椎或第4~5腰椎棘突之间进行腰椎穿刺,以免伤及脊髓(图11-6、图11-7)。

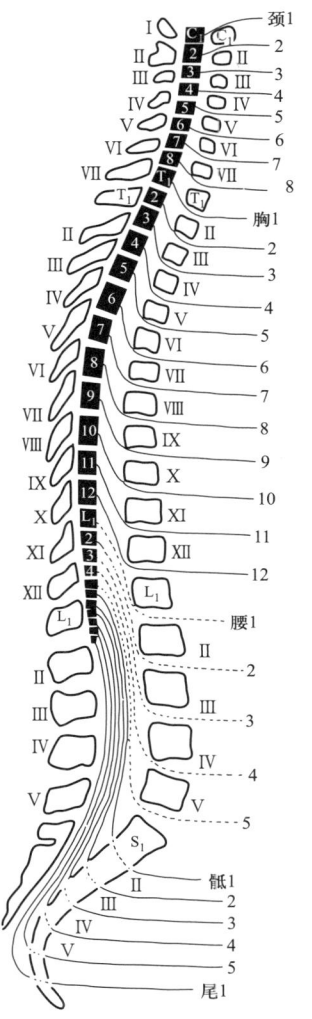

图11-6 脊髓节段与椎骨的对应关系

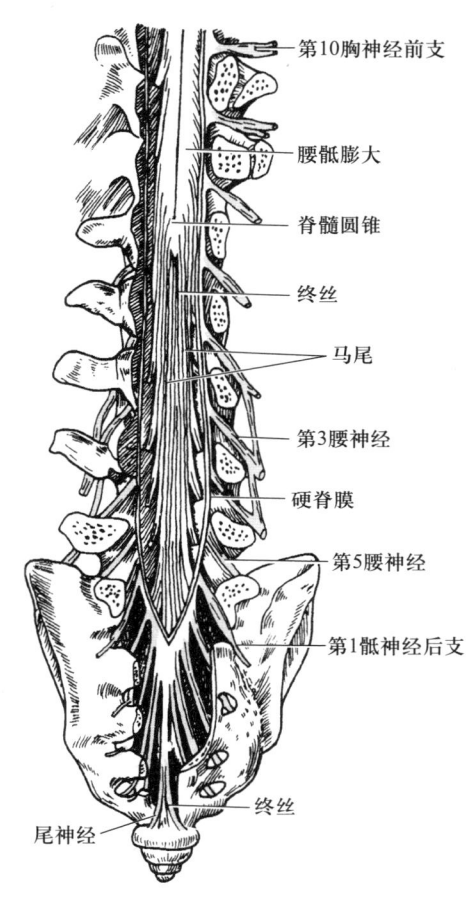

图11-7 马尾

(二) 脊髓的内部结构

从横切面观察脊髓,可见脊髓的正中央有**中央管** central canal,管腔窄小不通畅。围绕中央管可见"H"形或蝶形的**灰质**,其周围是**白质**。每一侧灰质可见分别向前、后方向伸出的**前角** anterior horn 和**后角** posterior horn,在胸髓和上部腰髓($L_1 \sim L_3$)还可见向外伸出细小的**侧角** lateral horn(见图11-4)。前、后角之间的宽阔区域为中间带。位于中央管周围,连接双侧的灰质称灰质连合。白质借脊髓的纵沟分为三个索:前正中裂与前外侧沟之间为**前索**,前、后外侧沟之间为**外侧索**,后外侧沟与后正中沟之间为**后索**。在中央管前方,左、右前索间有纤维横越,称白质前连合。在灰质后角基部外侧与外侧索白质之间,灰质和白质混合交织,此处称为**网状结构**。不同节段脊髓的灰质和白质构成形态是不同的,这是由于不同节段脊髓因其所支配的身体部位不同而含有的神经元数量不同所致。

1. 灰质

(1) **前角** anterior horn:又称前柱。短宽,主要由运动(传出)神经元(前角运动细胞)组成。一般将前角运动神经元分为两群,内侧群的神经元支配躯干肌,外侧群的神经元支配四肢肌。位于前角浅部的神经元支配伸肌,深部的神经元支配屈肌。前角运动神经元按其大小和所支配骨骼肌的部位不同,可分为大、小两型:大型为α运动神经元发出的纤维,经前根和脊神经支配肌梭外的骨骼肌纤维,直接引起关节运动。小型为r运动神经元,支配肌梭内的骨骼肌纤维,其作用是调节肌纤维的张力,对保持肌张力起重要作用。

(2) **后角** posterior horn:又称后柱。细长,主要由中间神经元组成。后角的神经元比前角的复杂,分群较多。

(3) **侧角** lateral horn:在胸1至腰3节段尚有侧角,又称侧柱。内含交感神经元的胞体,是交感神经的低级中枢。

2. 白质　每侧白质分为3个索,分别为**前索**、**外侧索**和**后索**。每个索都由不同的上、下行纤维束所构成,其中上行纤维束将各类感觉信息上传至脑,下行纤维束将脑部信息传至脊髓。短的纤维束紧靠脊髓灰质排列,称为**固有束**,起、止都在脊髓内,参与脊髓节段内和节段间的反射活动。

下面介绍几个重要的长纤维束(图11-8)。

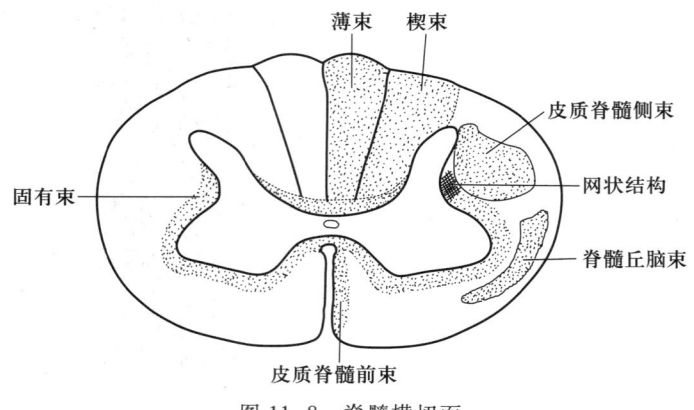

图11-8　脊髓横切面

(1) 上行纤维(传导)束

1) **薄束** fasciculus gracilis 和 **楔束** fasciculus cuneatus:位于后索,薄束在后正中沟的两侧,楔束在其外侧。此二束由脊神经节假单极神经元的中枢突经后根进入同侧后索上升而成。第5胸节以下的纤维束组成薄束,第4胸节以上的纤维束组成楔束,其功能是向脑传递本体感觉(来自肌、腱和关节等处的位置觉、运动觉和振动觉)和精细触觉(体会物体纹理粗细、辨别两点间距离)。

2) **脊髓丘脑束** spinothalamic tract:位于外侧索前部和前索。脊髓后角中间神经元的轴突交叉至对侧外侧索和前索,组成了上行的脊髓丘脑束,向脑传递来自躯干、四肢的浅感觉(痛觉、温度觉、粗触觉和压觉)。

(2) 下行纤维(传导)束

1) **皮质脊髓束** corticospinal tract:是最主要的下行纤维束,起自大脑皮质躯体运动区。在脑内下降至延髓时,大部分纤维交叉到对侧脊髓外侧索,形成**皮质脊髓侧束**,止于同侧脊髓前角,通过脊髓前角控制四肢骨骼肌的随意运动;少部分没交叉的纤维在同侧前索下降,形成**皮质脊髓前束**,陆续止于胸节段以上的双侧脊髓前角,通过脊髓前角控制躯干骨骼肌的随意运动。

2)**红核脊髓束**和**前庭脊髓束**:其功能是调节肌张力和维持姿势平衡。

(三)脊髓的功能

1. 传导功能　脊髓白质内有大量的上行纤维束和下行纤维束,是脑接收外周感觉信息并向外周发送运动指令的重要通道。

2. 反射功能　脊髓是许多反射活动的低级中枢,如躯体反射(浅反射、深反射)和内脏反射(排尿反射、排便反射)。

当脊髓损伤时,会表现出不同程度的传导功能和反射功能障碍。

知识链接

脊髓损伤之后的反射异常

脊休克是指脊髓突然受到严重损伤时,在损伤平面以下的脊髓会暂时丧失反射活动能力而进入无反应的状态,此时躯体运动和内脏的反射消失,骨骼肌紧张性下降,外周血管扩张,血压下降,出汗被抑制,直肠和膀胱内粪尿潴留等。脊休克是暂时现象,以后各种脊髓反射活动可逐渐恢复,但不同动物的恢复时间长短不一,低等动物如蟾在脊髓离断后数分钟内即恢复,而犬需几天时间,人类恢复最慢,需数周至数月。

二、脑

脑 brain 位于颅腔内,新鲜时质地柔软。成年人脑平均质量为 1 400 g,由下而上分为脑干、小脑、间脑和端脑 4 部分。脑内有腔隙存在,称为脑室(图 11-9)。

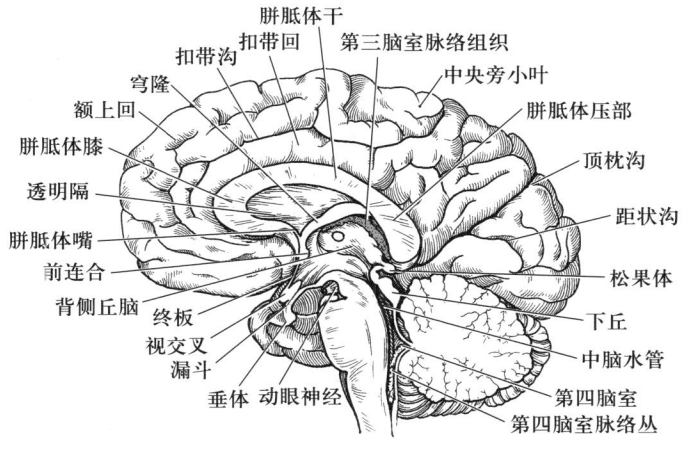

图 11-9　脑正中矢状切面

(一) 脑干

脑干 brain stem 是位于脊髓和间脑之间的较小部分,位于颅后窝,枕骨大孔的前上方。脑干下连脊髓,上接间脑,后邻小脑,自下而上由**延髓** medulla oblongata、**脑桥** pons 和**中脑** midbrain 3 部分组成,上面连有第Ⅲ~Ⅻ对脑神经。延髓、脑桥与小脑之间有第四脑室。

1. 脑干的外形

(1) **脑干腹侧面**:延髓下窄上宽,下连脊髓,上方有一横沟与脑桥分界。前正中裂两侧各有一纵行隆起,称**锥体** pyramid,内有皮质脊髓束通过。皮质脊髓束的大部分纤维在锥体下方左右交叉,形成**锥体交叉** decussation of pyramid。脑桥的腹面膨隆,称**脑桥基底部** basilar part of pons,向两侧逐渐缩细成小脑中脚,连接小脑。中脑的腹面有一对柱状隆起,称**大脑脚** cerebral peduncle(图 11-10),两侧大脑脚之间的凹陷称**脚间窝** interpeduncular fossa。

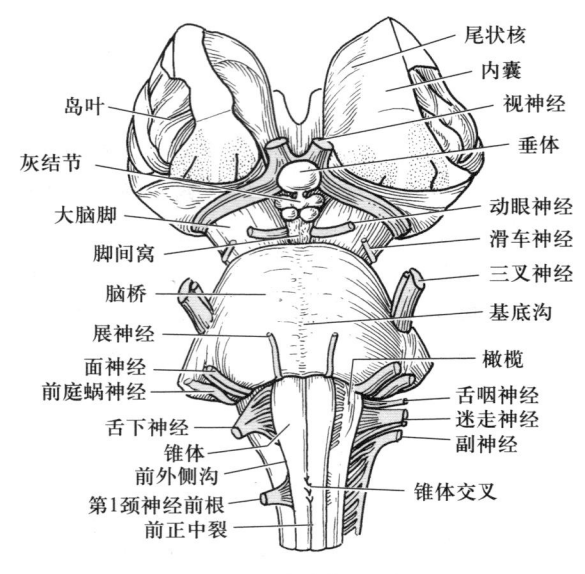

图 11-10 脑干外形(腹面)

(2) **脑干背侧面**:在延髓背面的下部,后正中沟两侧有 2 对小隆起,内侧的称**薄束结节**,外侧的称**楔束结节**,其深面有薄束核和楔束核。延髓背面的上部与脑桥的背面共同构成**菱形窝**(第四脑室底)。中脑背面有 2 对圆形隆起,上方的一对称**上丘**,是视觉反射的中枢;下方的一对称**下丘**,是听觉反射的中枢(图 11-11)。

脑神经共有 12 对,除嗅神经(Ⅰ)和视神经(Ⅱ)分别连于端脑和间脑外,其余 10 对都和脑干相连。与中脑相连的是:大脑脚的内侧连有动眼神经(Ⅲ),下丘的下方连有滑车神经(Ⅳ)。与脑桥相连的是:脑桥腹侧连有三叉神经(Ⅴ),脑桥下缘由内向外依次连有展神经(Ⅵ)、面神经(Ⅶ)和前庭蜗神经(Ⅷ)。与延髓相连的是:腹外侧部自上而下依次连有舌咽神经(Ⅸ)、迷走神经(Ⅹ)和副神经(Ⅺ),锥体的外侧连有舌下神经(Ⅻ)。

2. 脑干的内部结构

脑干和脊髓一样,也由灰质和白质构成,但其结构比脊髓更复杂。其主要表现:一是灰质已不是连贯的灰质柱,而是分散存在的灰质团块,即神经核;二是白质中的纤

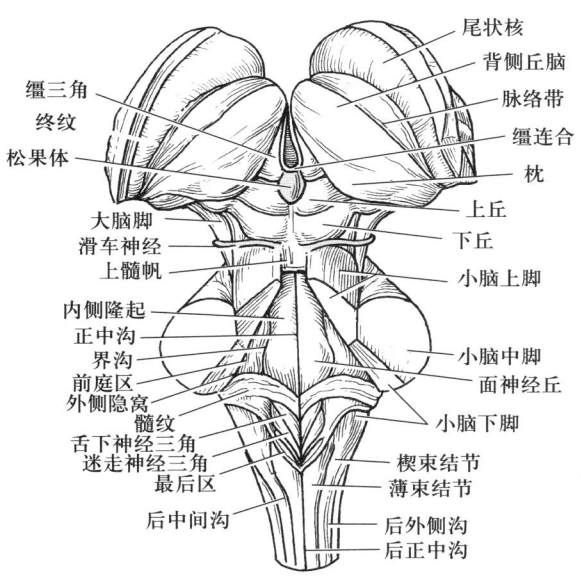

图 11-11　脑干外形（背面）

维束除与脊髓纤维束相延续外，又出现了一些新的纤维束。

（1）**神经核团**：脑干的神经核分为两类：一类是与第Ⅲ～Ⅻ对脑神经有关的，称脑神经核（图 11-12）；另一类与脑神经没有直接关系，统称为非脑神经核。脑神经核大致分为 4 类：① 躯

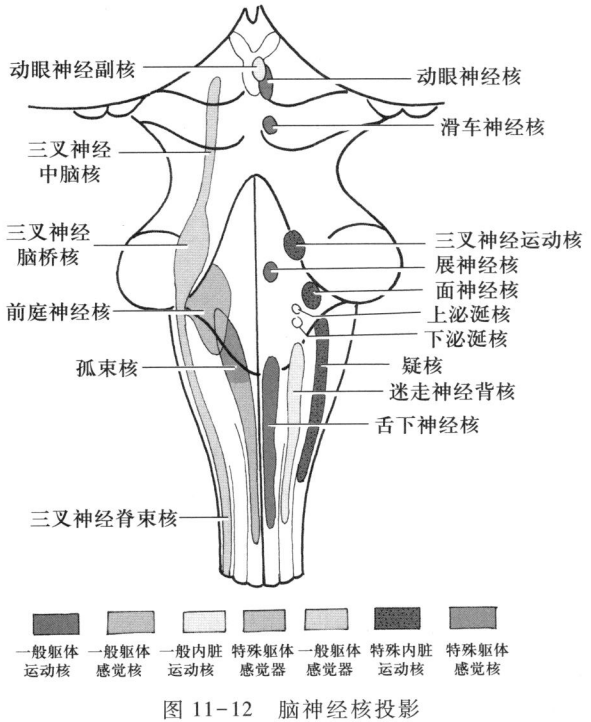

图 11-12　脑神经核投影

体运动核,发出躯体运动纤维分布到头面部及咽喉部的骨骼肌,管理随意运动。② 内脏运动核,属于副交感核,其轴突组成脑神经中的内脏运动纤维成分,支配平滑肌、心肌的运动和腺体的分泌。③ 躯体感觉核,接受脑神经中的躯体感觉纤维。④ 内脏感觉核,接受脑神经中的内脏感觉纤维。各脑神经核的名称、分类、功能等见表11-1。非脑神经核主要包括:① **薄束核**和**楔束核**,位于延髓内,它们是薄束和楔束的终止核。② **红核和黑质**,位于中脑内,它们发出的纤维下行达脊髓,其功能是调节肌张力。

表 11-1 脑神经核位置和功能

性质	脑神经核名称	位置	功能
躯体运动核	动眼神经核	中脑	支配上直肌、下直肌、内直肌、下斜肌和上睑提肌运动
	滑车神经核	中脑	支配上斜肌运动
	展神经核	脑桥	支配外直肌运动
	面神经核	脑桥	支配面肌运动
	三叉神经运动核	脑桥	支配咀嚼肌运动
	疑核	延髓	支配咽喉肌运动
	副神经核	颈髓上颈髓	支配胸锁乳突肌运动
	舌下神经核	延髓	支配舌肌运动
内脏运动核	动眼神经副核	中脑	支配睫状肌和瞳孔括约肌运动
	上泌涎核	脑桥	支配泪腺、下颌下腺和舌下腺分泌
	下泌涎核	延髓	支配腮腺分泌
	迷走神经背核	延髓	支配胸腹腔器官平滑肌、心肌的活动和腺体的分泌
躯体感觉核	三叉神经中脑核	中脑	接受面肌和咀嚼肌的本体觉
	三叉神经脑桥核	脑桥	接受头面部皮肤、黏膜的一般感觉
	三叉神经脊束核	脑桥和延髓	
	前庭神经核	脑桥	接受内耳的平衡觉
	蜗神经核	脑桥	接受内耳的听觉
内脏感觉核	孤束核	延髓	接受味觉和大部分胸腹腔器官的一般内脏感觉

(2) **纤维束**:主要是长的上、下行纤维束。

1) **内侧丘系** medial tract:薄束核和楔束核发出的纤维经中央管腹侧左右完全交叉,称**内侧丘系交叉**,交叉后的纤维折而上行,即为内侧丘系,终止于背侧丘脑腹后核。内侧丘系传导对侧躯干、四肢的本体觉和精细触觉。

2) **脊髓丘脑束**(脊髓丘系):由脊髓延续而来,继续上行,止于背侧丘脑腹后核。

3) **三叉丘脑束** trigeminothalamic tract(三叉丘系):由三叉神经脑桥核和三叉神经脊束核发出的纤维交叉至对侧,上行组成该束,终止于背侧丘脑腹后核。三叉丘系传导对侧头面部皮肤黏膜的痛、温觉。

4) **锥体束** pyramidal tract:为大脑皮质发出支配骨骼肌运动的下行纤维束。部分纤维陆续止于脑神经躯体运动核,称皮质核束;部分继续下降至脊髓,称皮质脊髓束。

(3) **网状结构**:位于脑干的中央部,可接受来自各种感觉传导束的信息,其传出纤维与脑的各级中枢都有广泛的联系。

3. **脑干的功能**

（1）反射活动的中枢：脑干是许多反射活动的中枢。瞳孔对光反射的中枢在中脑；角膜反射的中枢在脑桥；心血管运动中枢和呼吸调节中枢在延髓，称此为"生命中枢"。

（2）传导功能：大脑与小脑、脊髓之间的纤维联系都要经过脑干，脑干具有传导功能。

（3）网状结构的功能：网状系统居于脑干的中央，由许多错综复杂的神经元集合而成。其主要功能是控制觉醒、注意、睡眠等不同层次的意识状态。

（二）小脑

1. **小脑的位置与外形**　小脑 cerebellum 位于颅后窝，大脑枕叶的下方，延髓和脑桥的后方。小脑借出入小脑的纤维（小脑脚）与脑干相连。

小脑的上面平坦，下面凸隆，两侧的膨大部称**小脑半球** cerebellar hemisphere，中间缩细的部分为**小脑蚓** vermis。在小脑半球下面，靠近小脑蚓的两侧有一对椭圆形隆起，称**小脑扁桃体** tonsil of cerebellum（图11-13）。小脑扁桃体靠近枕骨大孔，前下方邻近延髓。当发生颅后窝病变致颅内压增高时，小脑扁桃体和邻近小脑组织被挤入枕骨大孔内，压迫延髓并阻塞第四脑室出口和枕大池而危及生命，临床上称为小脑扁桃体疝或枕骨大孔疝。

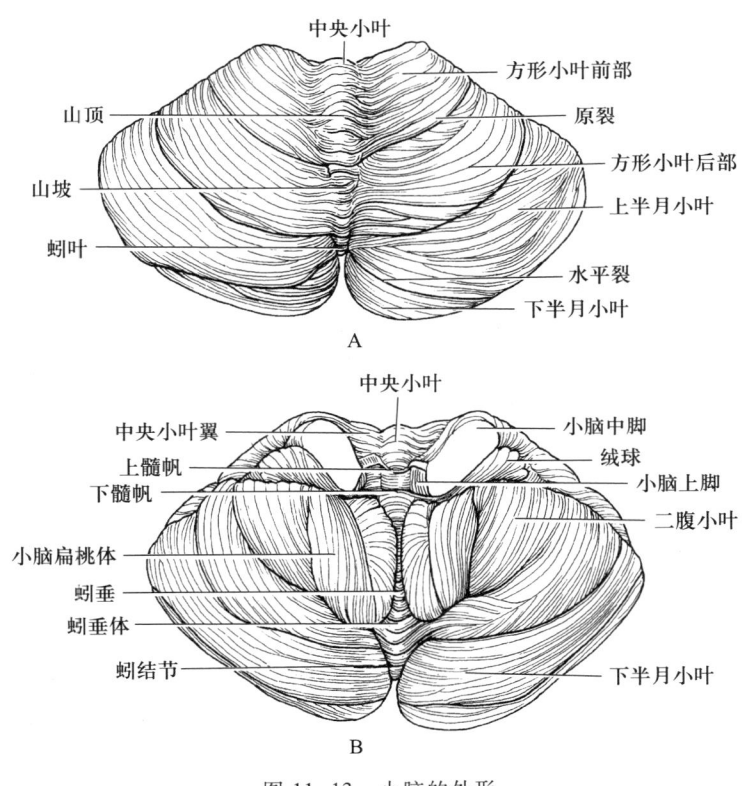

图 11-13　小脑的外形
A. 上面；B. 下面

2. 小脑的内部结构 小脑表面的灰质称小脑皮质;皮质深面的白质称髓质;髓质内埋有灰质块,称小脑核,其中最大者为齿状核(图 11-14)。

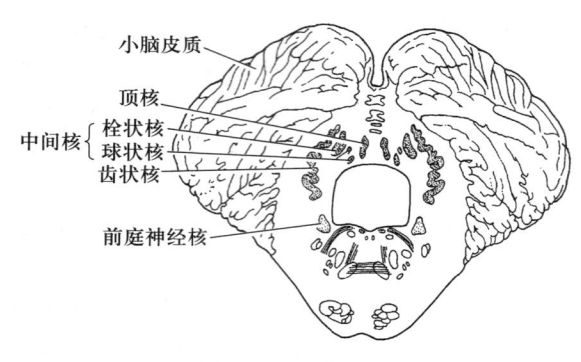

图 11-14 小脑核

3. 小脑的功能 小脑是一个与运动调节有关的中枢,其主要功能是维持身体平衡、调节肌张力、协调随意运动。

知识链接

醉酒与小脑

小脑协调肌肉的运动,发起肌肉运动的脑部冲动发源于大脑皮质的运动中枢,经过骨髓和脊髓传达到肌肉。在神经信号通过骨髓时,它们会受到来自小脑的神经冲动的影响。小脑控制精细运动,如闭眼时手指通常能够顺利准确地触及鼻,但是如果小脑不工作,这一动作就会没有方向、难以控制。当酒精影响小脑时,肌肉运动会变得不协调。

除了协调自主肌肉运动之外,小脑还协调保持平衡所涉及的肌肉运动。因此,当酒精影响小脑时,人们会屡屡失去平衡。在这一阶段,饮酒者可能被描述为"醉倒"。

(三)间脑

间脑 diencephalon 位于中脑前上方,胼胝体下方,两侧大脑半球之间,大部分被大脑半球所掩盖,仅有腹侧的一小部分露于脑的表面(见图 11-9)。间脑体积不到中枢神经系统的 2%,但其结构和功能非常重要和复杂。间脑的外侧与大脑半球愈合,中间有一矢状位的裂隙,为第三脑室。间脑主要包括背侧丘脑、后丘脑和下丘脑 3 部分。

1. 背侧丘脑 dorsal thalamus 又称丘脑,是一对卵圆形的灰质块,外侧邻近内囊,内侧参与构成第三脑室侧壁(见图 11-9)。背侧丘脑内有"Y"形的白质纤维板,将其分为前核群、内侧核群和外侧核群 3 部分。外侧核群后部的腹侧份称**腹后核** ventral posterior nucleus,接受内侧丘系、脊髓丘系、三叉丘系的纤维。由腹后核发出的纤维组成丘脑皮质束,经过内囊向上投射到大脑皮质感觉中枢。

2. 后丘脑 metathalamus 位于背侧丘脑后外侧部,主要包括两个小隆起,靠内侧的是**内侧膝**

状体 medial geniculate body,为听觉传导通路的中继站,接收听觉传入纤维,发出纤维组成**听辐射**到听觉中枢;靠外侧的是**外侧膝状体** lateral genicnlate body,为视觉传导通路的中继站,接收视束传入纤维,发出纤维组成**视辐射**到视觉中枢。

3. **下丘脑** hypothalamus 位于背侧丘脑的前下方,中脑的上方,在脑底面可以看到(见图 11-9):**视交叉**,前连视神经,向后延续为**视束**,视束再连到外侧膝状体;**灰结节**向下连接**漏斗**,漏斗下端连接垂体;灰结节后方的一对圆形隆起为**乳头体**。下丘脑内部有一些重要的神经核团,如视上核、室旁核等。

下丘脑是调节内脏活动的较高级中枢,对体温调节、情绪反应、摄食、水盐代谢、生殖活动、内分泌功能以及调节机体昼夜节律等方面都有广泛的影响。下丘脑的视上核、室旁核的神经元具有神经内分泌功能,分泌加压素和催产素等神经激素。

> **知识链接**
>
> **下丘脑性肥胖**
>
>   下丘脑有两种调节摄食活动的神经核,腹内侧核为饱觉中枢,兴奋时发生饱感而拒食;腹外侧核为饥饿中枢,兴奋时食欲亢进而摄食增加。二者相互调节,相互制约,在生理条件下处于动态平衡状态,使食欲处于正常范围而维持体重正常。当下丘脑发生病变,如炎症、创伤、新生物刺激及其他病理变化时,下丘脑腹内侧核的饱觉中枢被破坏,解除了对腹外侧核饥饿中枢的抑制,临床出现多食、易饥,并由于大量摄食而导致肥胖,同时还可出现疲倦、嗜睡、性功能低下。患者大多性腺发育不全,缺乏第二性征。女性患者可有月经失调,闭经,不孕等。

(四)端脑

端脑 telencephalon 是中枢神经系统中结构最大、最高级的部分。被前后方向的大脑纵裂分为左、右两个大脑半球,纵裂底部有连接两半球的横行神经纤维,称**胼胝体** corpus callosum。

1. **大脑半球的外形** 大脑半球的表面凹凸不平,布满了深浅不同的**脑沟**,沟与沟之间的隆起称脑回。脑沟和脑回是因为在发育过程中大脑皮质各部的发生速度不同,由脑皮质折叠而形成。每侧大脑半球分为上外侧面、内侧面和下面。

(1) 大脑半球的分叶:每侧大脑半球有3条主要的叶间沟,分别是:**中央沟** central sulcus,位于半球的上外侧面,自半球上缘中点稍后方斜向前下方;**外侧沟** lateral sulcus,位于半球的上外侧面,是最深的一条脑沟,由前下方斜向后上方;**顶枕沟** parietoocipital sulcus,位于半球内侧面的后部,由前下斜向后上,并略转到上外侧面。借上述的叶间沟将每侧大脑半球分成5个脑叶:外侧沟以上,中央沟以前为**额叶** frontal lobe;外侧沟以上,中央沟与顶枕沟之间为**顶叶** parietal lobe;顶枕沟以后为**枕叶** occipital lobe;外侧沟以下为**颞叶** temporal lobe,外侧沟的深部埋藏有**岛叶** insula(图 11-15)。

(2) 大脑半球的重要沟、回:在半球上外侧面(图 11-16),额叶有与中央沟平行的中央前沟,两者之间为**中央前回**,中央前回的前方,由上往下依次有**额上回**、**额中回**和**额下回**。顶叶有与中央沟平行的中央后沟,两者之间为**中央后回**。顶叶的下部,有围绕在外侧沟末端周围的**缘上回**,

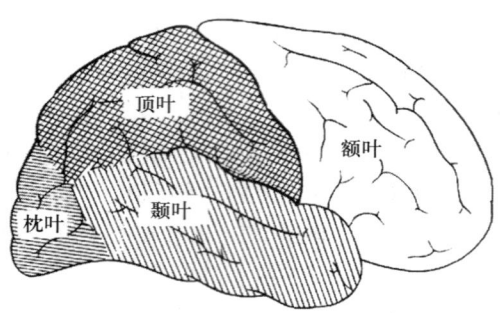

图 11-15　大脑半球分叶

缘上回的后方有**角回**。颞叶上面,外侧沟的深部有几条横行的脑回为**颞横回**,分别为颞上回、颞中回、颞下回。

在半球内侧面(图 11-16),可见前后方向呈弓状的胼胝体(已被切断)。胼胝体上方有与之

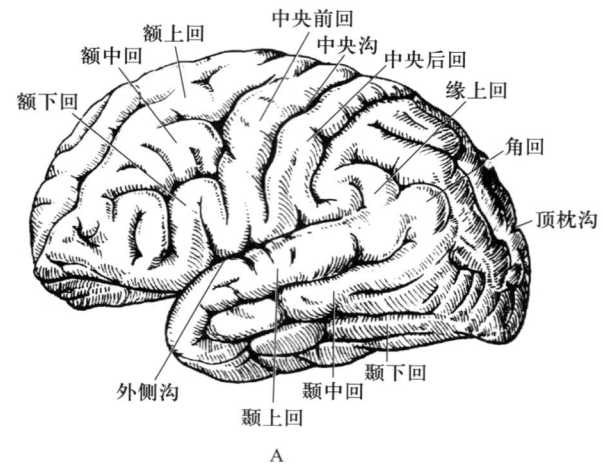

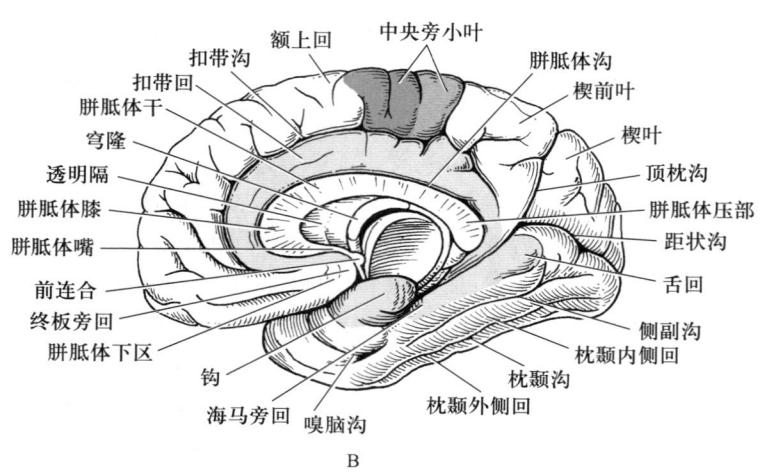

图 11-16　大脑半球
A. 上外侧面；B. 内侧面

平行的扣带沟,两者之间为**扣带回**。扣带回的后端变细,向前连接**海马旁回**,海马旁回的前端弯成钩状,称为**钩**。扣带回、海马旁回和钩等脑回围绕于大脑和间脑的结合部,称为**边缘叶**。中央前、后回延伸至半球内侧面的部分为**中央旁小叶**。枕叶内面有自顶枕沟向后的**距状沟**。

在半球额叶的下面,有一椭圆形的**嗅球**,嗅球向后延续为**嗅束**,两者都与嗅觉冲动传导有关。

2. 大脑半球的内部结构　大脑半球的表面有一层灰质,称大脑皮质,皮质的深面为白质,白质内埋有灰质团块,称基底核。半球内还有侧脑室(见脑室系统)。

(1) **大脑皮质** cerebral cortex:是高级神经活动的物质基础。皮质结构不仅能对传入的各种信息做出简单的反应,而且具有高度分析和综合判断的能力,成为语言和思维活动的物质基础。临床观察和大量的实验研究证明,大脑皮质拥有许多不同的功能区,即神经中枢(图11-17)。重要的神经中枢如下。

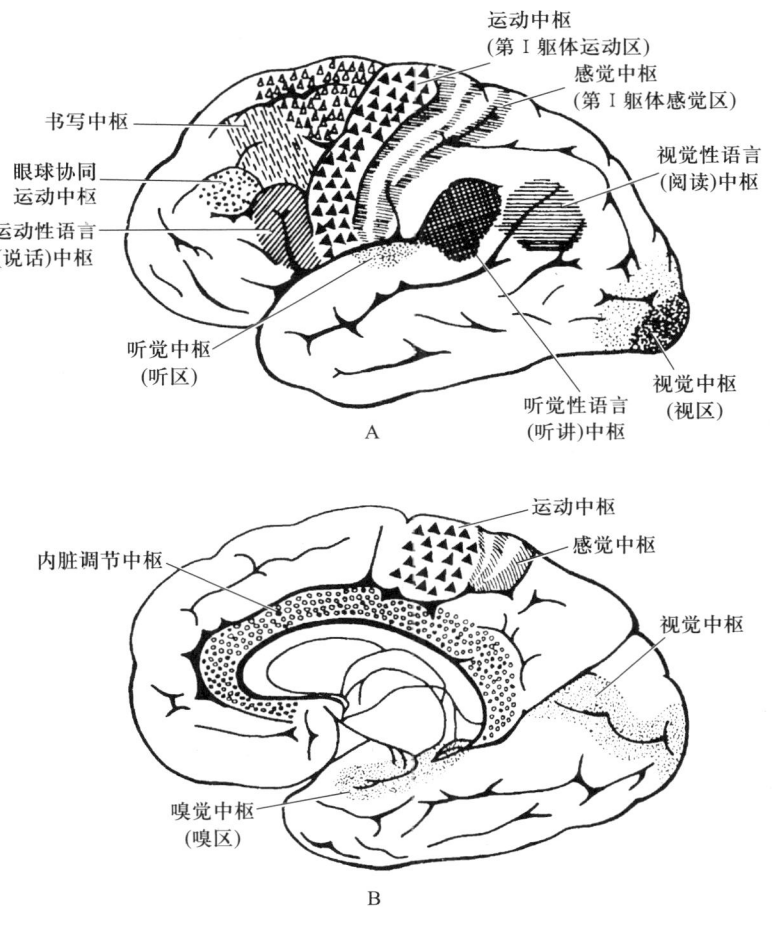

图 11-17　大脑皮质功能区
A. 半球上外侧面；B. 半球内侧面

1) **躯体运动中枢**:位于中央前回和中央旁小叶前部,是管理骨骼肌随意运动的最高中枢。躯体运动中枢具有以下特点:① 管理对侧半身骨骼肌运动(眼外肌、上部面肌、咀嚼肌、咽喉肌和部分躯干肌是双侧支配）。② 身体各部在中枢的投影为倒置的人形（头部为正）。③ 身体各部在皮质代表区的大小与运动的精细复杂程度有关（图 11-18）。

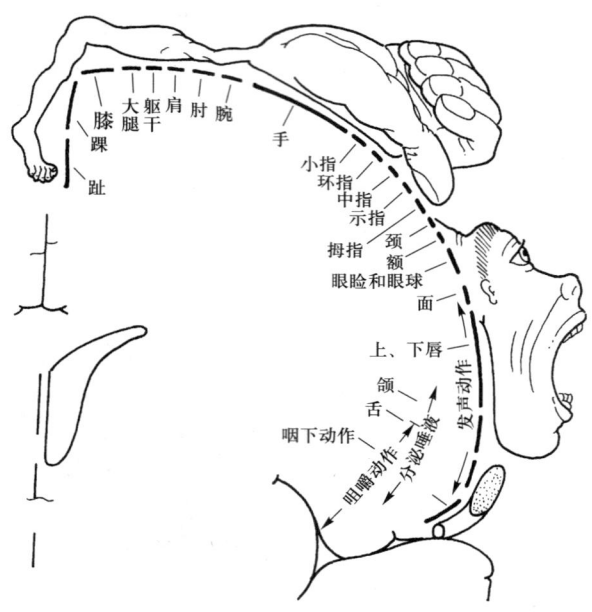

图 11-18　人体各部分在躯体运动区的投影

2）**躯体感觉中枢**：位于中央后回和中央旁小叶后部，接受由背侧丘脑上传的纤维，管理躯体感觉。该中枢的特点是：① 接受来自对侧半身的浅、深感觉冲动。② 身体各部在中枢的投影也呈倒置的人形（头部为正）。③ 身体各部在中枢代表区的大小与感觉的灵敏程度有关（图 11-19）。

3）**视觉中枢**：位于枕叶内侧面，距状沟两侧的皮质（见图 11-17）。一侧视觉中枢接受来自同侧视网膜颞侧半和对侧视网膜鼻侧半的视觉冲动。

4）**听觉中枢**：位于颞叶的颞横回（见图 11-17）。每侧听觉中枢接受来自双耳的听觉冲动，因此，一侧听觉中枢受损时，不会引起全聋。

5）**语言中枢**：是人类大脑皮质所特有的中枢（见图 11-17）。人类的语言功能表现在听、说、读、写 4 个方面，**说话中枢**在额下回后部，**书写中枢**在额中回后部，**听话中枢**在缘上回，**阅读中枢**在角回。语言中枢大多在左侧大脑半球（包括全部善于用右手和部分善于用左手的人）。各语言中枢不是孤立的，彼此之间有着密切的联系，同时还需要听觉中枢、视觉中枢、运动中枢等有关大脑皮质区域的相互配合，才能完成语言功能。

(2) **基底核** basal nuclei：是埋藏在大脑底部白质内的灰质团块，包括尾状核、豆状核和杏仁体等。尾状核和豆状核合称为**纹状体**（图 11-20）。纹状体具有调节肌张力和协调各肌群间运动的功能。

1）**尾状核**：长而弯曲，蜷伏于背侧丘脑的背外侧，分为头、体、尾 3 部分。

2）**豆状核**：位于岛叶的深部，背侧丘脑的外侧。豆状核被其内部的白质板分为 3 部分：内侧

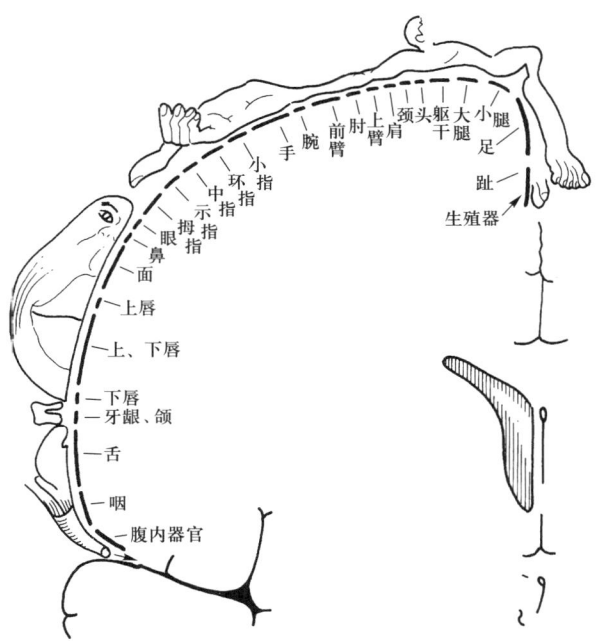

图 11-19 人体各部分在躯体感觉区的投影

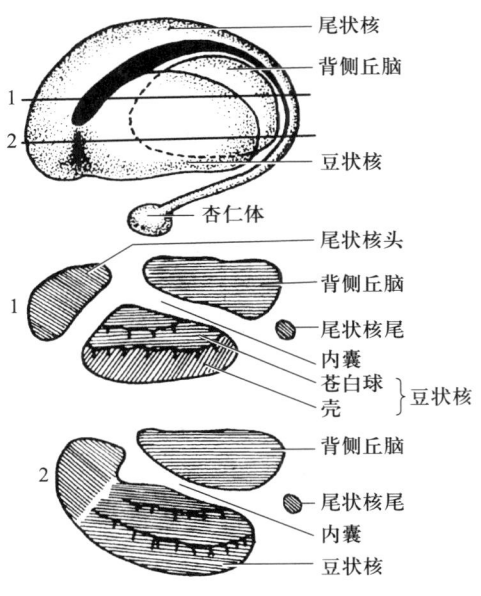

图 11-20 基底核与背侧丘脑

的两部分称**苍白球**;外侧部最大,称**壳**。苍白球是种系发生上古老的部分,称**旧纹状体**;豆状核的壳和尾状核在种系发生上出现较晚,合称为**新纹状体**。

3) 杏仁体:与尾状核尾相连,与调节内脏活动和情绪有关。

(3) **大脑髓质** cerebral medulla:又称大脑白质,由大量的神经纤维构成,按纤维走向分为3类:

1) 连合纤维:是连接左、右大脑半球的横行纤维。胼胝体是最主要的连合纤维。

2) 联络纤维:是同侧大脑半球内,各脑叶、脑回间相互联系的神经纤维。

3) 投射纤维:是大脑皮质与皮质下各部之间的上、下行神经纤维,这些纤维大都经过内囊。

内囊 internal capsule 是由上行感觉纤维束和下行运动纤维束聚集而成的宽厚白质区,位于尾状核、背侧丘脑与豆状核之间。在大脑水平切面上,呈"><"形,由前向后分为内囊前肢、内囊膝和内囊后肢3部分。**内囊前肢**在尾状核与豆状核之间;**内囊后肢**在背侧丘脑与豆状核之间,内有皮质脊髓束、丘脑皮质束、视辐射和听辐射通过;前、后肢相接的转折处称**内囊膝**,内有皮质核束通过(图 11-21、图 11-22)。

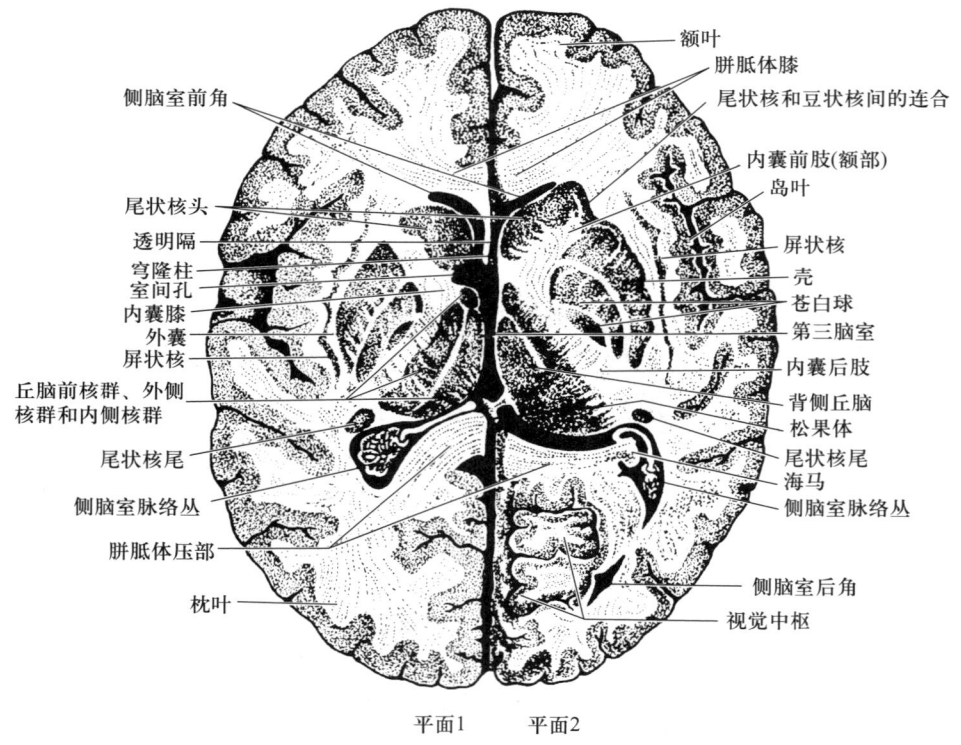

图 11-21 大脑水平切面

由于内囊集中了大量的纤维束,因此营养内囊的动脉破裂出血、形成血栓或栓塞时,会导致对侧半身瘫痪(皮质脊髓束和皮质核束损伤)、对侧半身感觉障碍(丘脑皮质束损伤)、双眼对侧半视野偏盲(视辐射损伤)的"三偏症"。

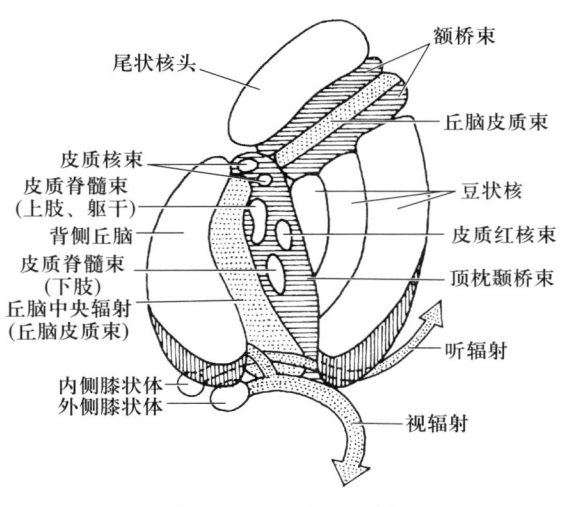

图 11-22 内囊示意图

知识链接

男女大脑不同

1. **大脑尺寸和形状的差异** 研究表明,男性大脑的重量大约 1 350 g,女性的大约为 1 250 g,两者的差值约 100 g。另外,女性大脑皮质的褶皱程度却远比男性的复杂。

2. **大脑内构造的差异** 女性胼胝体的后方膨大,但是男性的却相对较小。

三、脑和脊髓的被膜

脑和脊髓的外面都有 3 层被膜,由外向内依次为硬膜、蛛网膜和软膜(图 11-23)。

(一) 脊髓的被膜

1. **硬脊膜** spinal dura mater 由致密结缔组织构成,厚而坚韧,呈囊状包裹脊髓。上端附于枕骨大孔边缘,与硬脑膜相延续。下部在第 2 骶椎水平逐渐变细,包裹终丝,末端附于尾骨。硬脊膜与椎管内面的骨膜之间为**硬膜外隙** epidural space,内含疏松结缔组织、脂肪、淋巴管和椎内静脉丛(图 11-23)。由于硬脊膜在枕骨大孔边缘与骨膜紧密愈着,故硬膜外隙不与颅内相通。此隙略呈负压,内有脊神经根通过。临床上进行硬膜外麻醉,即将麻醉药注入此隙,以阻滞脊神经根内的神经传导。

2. **脊髓蛛网膜** spinal arachnoid mater 为半透明的薄膜,位于硬脊膜与软脊膜之间,与脑蛛网膜直接延续。它与软脊膜之间有宽阔的**蛛网膜下隙** subarachnoid space,两层间有许多结缔组织小梁相连,隙内充满脑脊液。此隙下部,自脊髓下端至第 2 骶椎水平扩大为终池 terminal cistern,内有马尾。故临床上常在第 3、4 腰椎或第 4、5 腰椎间进行穿刺(腰椎穿刺),以抽取脑脊液或注入药物而不伤及脊髓。脊髓蛛网膜下隙向上与脑蛛网膜下隙相通(图 11-24)。

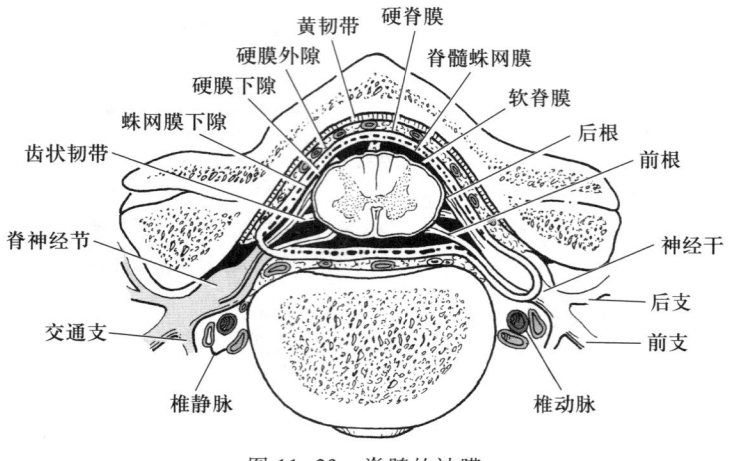

图 11-23 脊髓的被膜

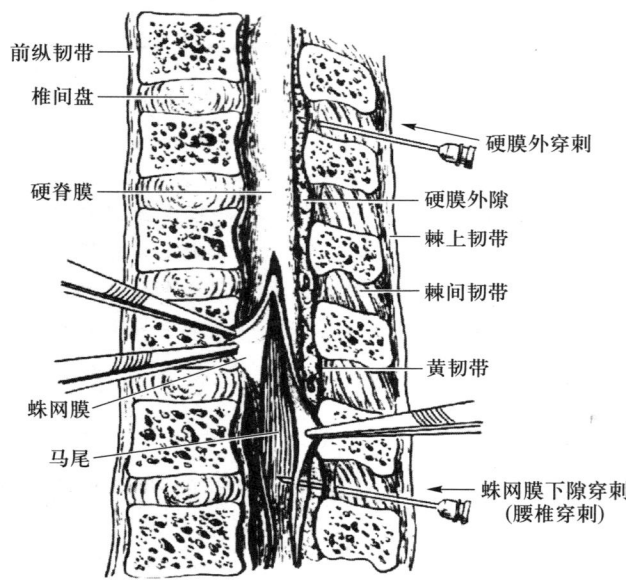

图 11-24 椎管穿刺示意图

3. **软脊膜** spianl pia mater 是富含血管的薄膜,紧贴脊髓表面并深入于沟裂中,至脊髓下端缩细为终丝。

知识链接

椎管穿刺的应用解剖

1. **硬膜外穿刺** 硬膜外穿刺的主要目的是进行手术麻醉,需将穿刺针经棘突间隙刺入硬膜外隙(见图 11-24)。依次经过皮肤、浅筋膜、棘上韧带、棘间韧带、黄韧带,进入硬膜外隙。

2. 蛛网膜下隙穿刺 蛛网膜下隙穿刺常在腰部进行(腰椎穿刺),其目的是抽取脑脊液或手术麻醉。由于成人脊髓下端一般在第 1 腰椎椎体下缘,所以常选择在第 3、4 腰椎或第 4、5 腰椎之间进行(见图 11-24)。依次经过皮肤、浅筋膜、棘上韧带、棘间韧带、黄韧带、硬膜外隙、硬脊膜、蛛网膜,进入蛛网膜下隙。

(二) 脑的被膜

1. **硬脑膜** cerebral dura mater 坚韧而有光泽,由内、外两层膜结合而成,外层相当于颅骨内膜,两层间有硬脑膜的血管和神经。在颅盖,两层膜结合疏松,容易分离,骨折时常形成硬膜外血肿;在颅底,两者结合紧密,骨折时常造成硬脑膜与蛛网膜一起撕裂,出现脑脊液外漏。

硬脑膜的内层呈双层折叠,深入大脑纵裂内形成**大脑镰**,深入大脑与小脑之间形成**小脑幕**(图 11-25)。小脑幕的前缘游离,称**小脑幕切迹**。当颅内压增高时,其上方的海马旁回和钩被挤到小脑幕切迹以下,向前压迫中脑的大脑脚和动眼神经,称小脑幕切迹疝。

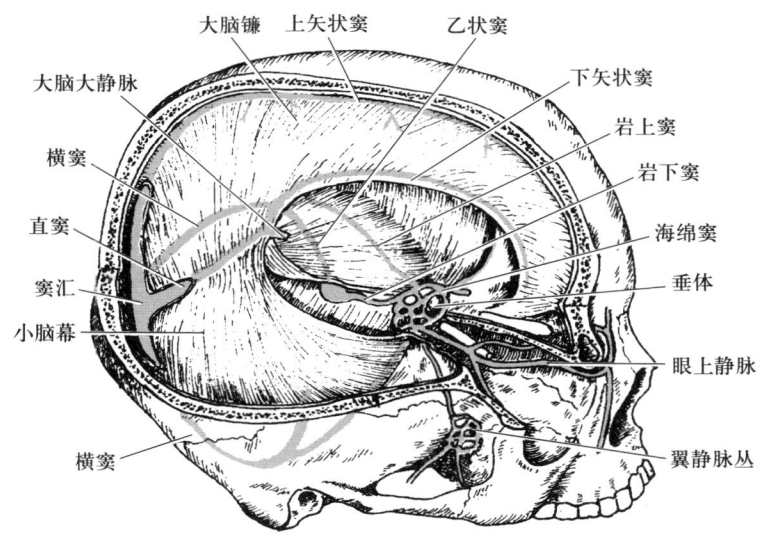

图 11-25 硬脑膜和硬脑膜窦

硬脑膜的内、外两层在某些部位分离,形成**硬脑膜窦**,收纳脑的静脉血(见图 11-25)。硬脑膜窦的名称和血流方向见图 11-26。

2. **脑蛛网膜** cerebral arachnoid mater 薄而透明,跨越脑的沟裂,与软脑膜之间有许多小梁相连,两者间也有蛛网膜下隙并与脊髓蛛网膜下隙相通。此隙在小脑与延髓之间扩大,称**小脑延髓池**,临床上可经枕骨大孔进行穿刺,抽取脑脊液。在上矢状窦两侧,蛛网膜形成许多颗粒状的小突起,突入上矢状窦内,称**蛛网膜粒**(图 11-27)。脑脊液经蛛网膜粒渗入上矢状窦。

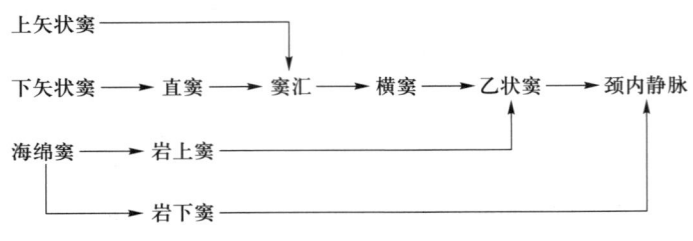

图 11-26 硬脑膜窦的血液流向

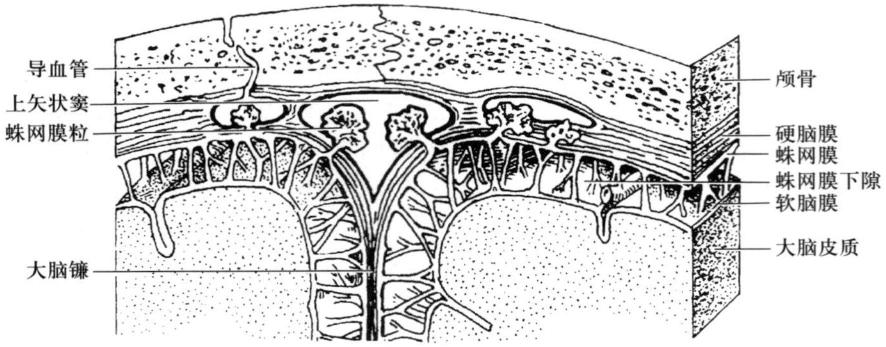

图 11-27 蛛网膜粒与上矢状窦

3. **软脑膜** cerebral pia mater　薄而富含血管,覆盖于脑的表面并深入沟裂内。在脑室的一定部位,软脑膜上的血管形成毛细血管丛,与室管膜上皮(脑室壁上的上皮)共同形成**脉络丛** choroid plexus。脉络丛是产生脑脊液的主要结构。

四、脑室系统及脑脊液循环

(一)脑室系统

脑室系统是中枢神经系统内的腔隙(图 11-28),由胚胎时期的神经管内腔保留在脑和脊髓内而形成,包括左右侧脑室、第三脑室、中脑水管、第四脑室和脊髓中央管。各脑室都相通,并经第四脑室通蛛网膜下隙。多数脑室内有脉络丛。

1. **侧脑室** lateral ventricle　位于大脑半球内,左、右各一。侧脑室的前角深入额叶内,中央部位于顶叶,后角深入枕叶,下角深入颞叶。

2. **第三脑室** third ventricle　是位于两侧背侧丘脑及下丘脑之间的矢状裂隙,前上方经室间孔通左、右侧脑室,后下方经中脑水管通第四脑室。

3. **第四脑室** fourth ventricle　是位于延髓、脑桥与小脑之间的室腔(图 11-29)。菱形窝构成第四脑室的底,顶形如帐篷,朝向小脑。近菱形窝下角处有第四脑室正中孔,菱形窝的两个外侧角附近各有第四脑室外侧孔,它们都与蛛网膜下隙相通。第四脑室向下通脊髓中央管。

(二)脑脊液及其循环

脑脊液 cerebral spinal fluid(CSF)是无色透明的液体,在成年人总量约 125 ml,充满于各脑室

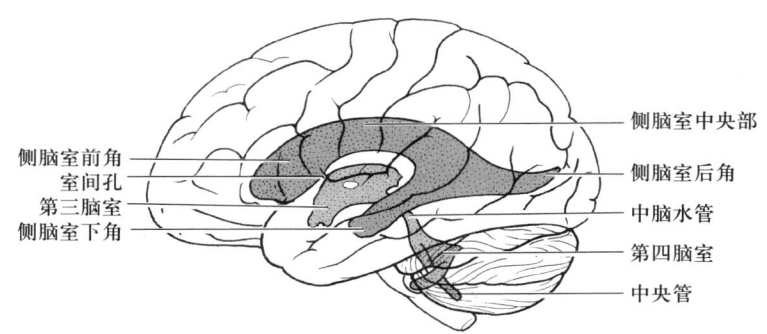

图 11-28 脑室系统投影图

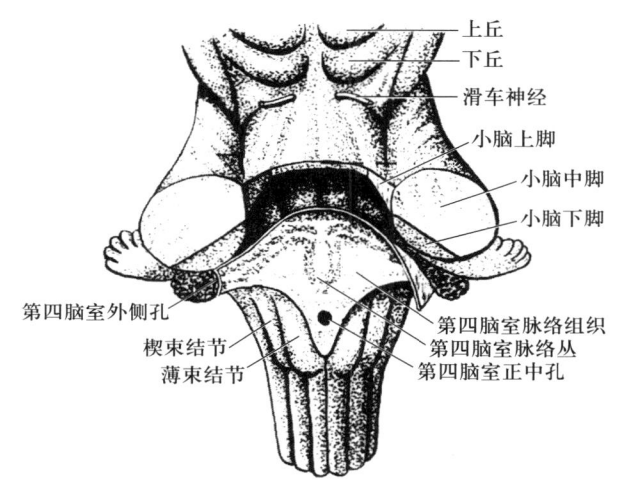

图 11-29 第四脑室

和蛛网膜下隙。脑脊液由各脑室的脉络丛产生,先由侧脑室经室间孔到第三脑室,经中脑水管到第四脑室,后经第四脑室正中孔和外侧孔进入蛛网膜下隙,循环于脑和脊髓周围,最后经蛛网膜粒渗入上矢状窦,回到颈内静脉(图 11-30、图 11-31)。正常情况下,脑脊液的产生和吸收处于平衡状态,如果循环障碍,可以导致脑积水和颅内压升高,使脑组织受压变形,甚至出现脑疝而危及生命。

五、脑和脊髓的血管

(一)脑的血管

1. **脑的动脉**　来源于颈内动脉和椎动脉(图 11-32)。颈内动脉的分支供应大脑半球的前 2/3 和部分间脑;椎动脉的分支供应大脑半球的后 1/3、部分间脑、脑干和小脑。供应大脑半球的动脉分为**皮质支**和**中央支**,前者营养大脑皮质和髓质的浅层,后者营养髓质深层、基底核和间脑。

(1) **颈内动脉** internal carotid artery:起自颈总动脉,经颅底的颈动脉管进入颅中窝。主要分

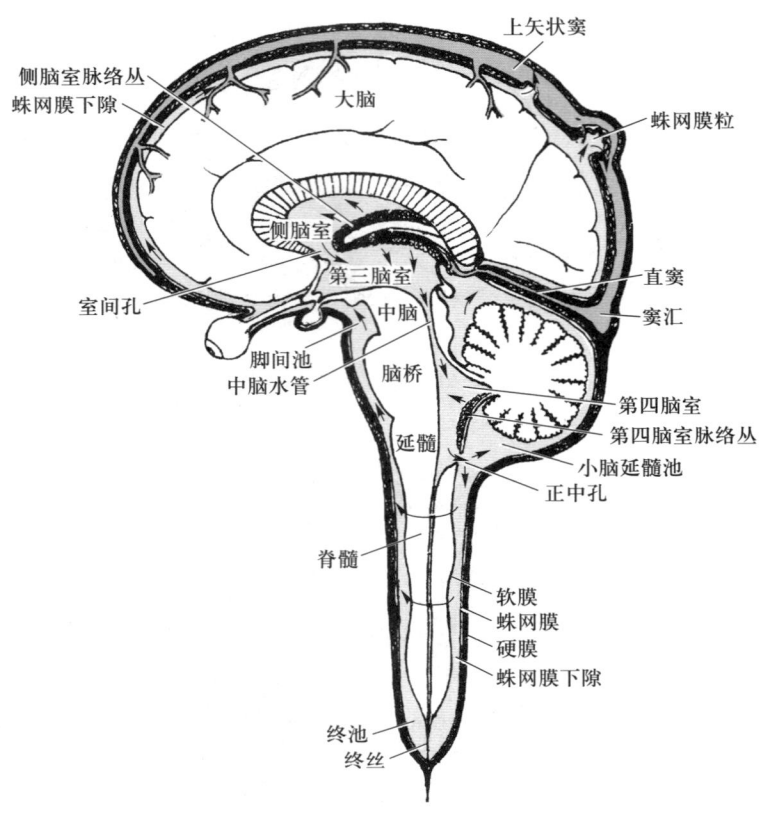

图 11-30 脑脊液循环模式图

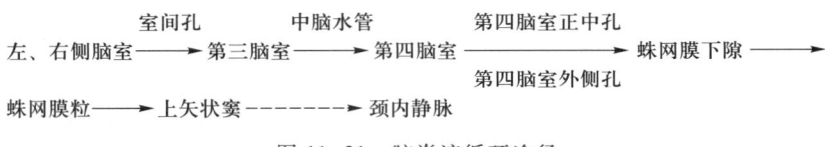

图 11-31 脑脊液循环途径

支有大脑前动脉、大脑中动脉、后交通动脉和眼动脉（图 11-33、图 11-34）。

1）**大脑前动脉** anterior cerebral artery：自颈内动脉发出后，经视神经的上方行向前内，进入大脑纵裂，并沿胼胝体上方向后行进，沿途发出分支。皮质支分布于额叶、顶叶的内侧面并经大脑半球上缘到达上外侧面的边缘部；中央支在起始处发出后进入脑实质，主要分布于尾状核、豆状核前部和内囊前肢。两侧大脑前动脉在进入大脑纵裂前有**前交通动脉**相连。

2）**大脑中动脉** middle cerebral artery：是颈内动脉的直接延续，沿大脑外侧沟向后上行进，分出多个皮质支分布于大脑半球上外侧面的大部分区域。该区域内有躯体运动、躯体感觉和语言等许多重要中枢，若大脑中动脉的皮质支阻塞，将出现严重的功能障碍。大脑中动脉途经前穿质时，发出一些细小的中央支，垂直向上穿入脑实质，供应尾状核、豆状核、内囊膝和后肢的前上部。其中，沿豆状核外侧上行至内囊的豆状核纹状体动脉较粗大，在动脉硬化和高血压时容易破裂（故又名**出血动脉**），导致脑出血（卒中）的严重功能障碍（图 11-35）。

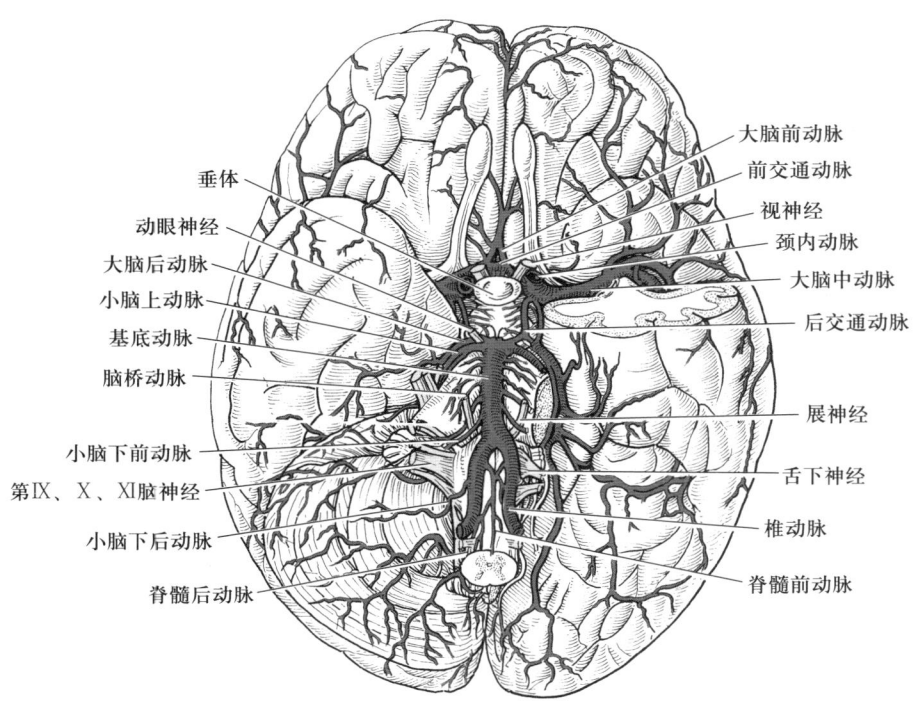

图 11-32 脑底的动脉

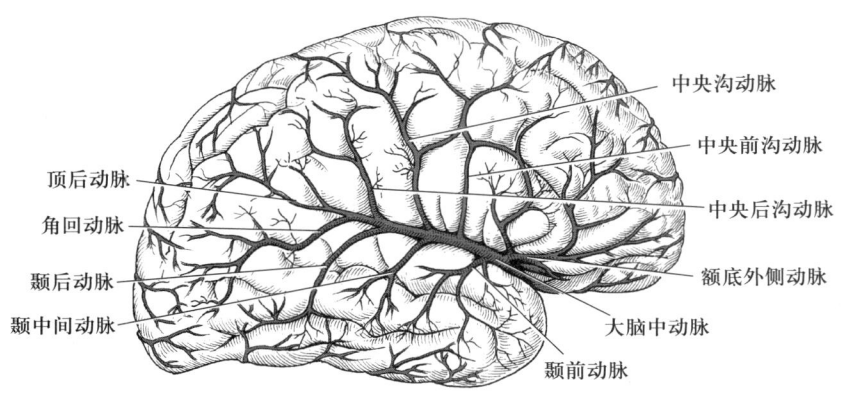

图 11-33 大脑半球外侧面的动脉

3）**后交通动脉** posterior communicating artery：细小，向后与大脑后动脉吻合。

4）**眼动脉** ophthalmic artery：穿视神经管进入眶腔，分布于眼球及周围结构。

（2）**椎动脉** vertebral artery：起自锁骨下动脉，向上穿第 6~1 颈椎横突孔，再经枕骨大孔入颅腔。在脑桥下缘，左、右椎动脉合成一条**基底动脉** basilar artery，沿脑桥腹侧上行至脑桥上缘，分为 2 条大脑后动脉。**大脑后动脉** posterior cerebral artery 绕大脑脚向后，皮质支分布于颞叶下面和枕叶；中央支分布于背侧丘脑、下丘脑和后丘脑等。

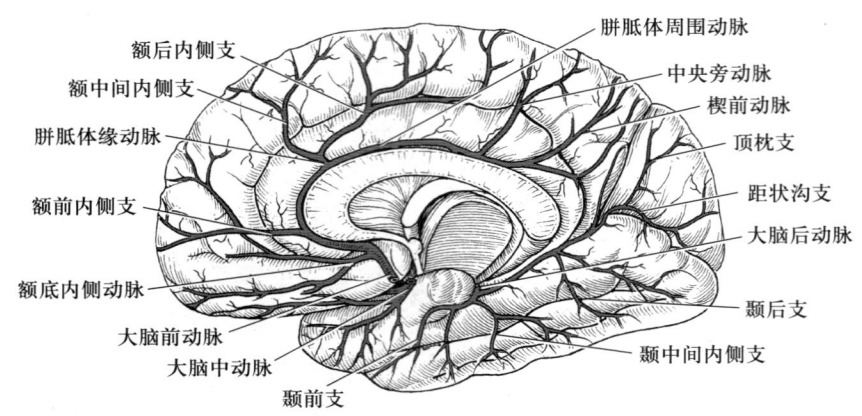

图 11-34 大脑半球内侧面的动脉

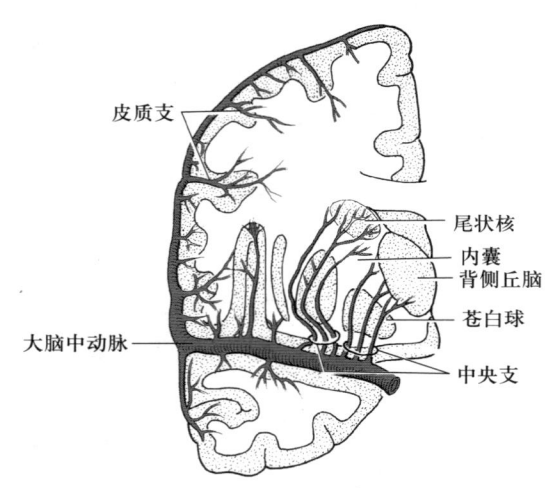

图 11-35 大脑中动脉皮质支和中央支

椎动脉和基底动脉还发出多个分支分布于脊髓、小脑、延髓、脑桥、中脑及内耳等处。

(3) **大脑动脉环** cerebral arterial circle：又称 Willis 环，位于脑底面，围绕在视交叉、灰结节、漏斗及乳头体周围，由前交通动脉、两侧大脑前动脉、两侧颈内动脉、两侧后交通动脉和两侧大脑后动脉连成动脉环路(见图 11-31)。大脑动脉环将两侧颈内动脉系与椎-基底动脉系联系起来，当某一处血流减少(如发育不良)或阻塞时，可在一定程度上使血液重新分配，以维持脑的血液供应。

2. 脑的静脉　不与动脉伴行，分为浅、深两种。浅静脉位于脑表面，收集大脑皮质和髓质浅层的静脉血，深静脉收集大脑深部的静脉血。两种静脉都注入附近的硬脑膜窦(图 11-36)。

(二) 脊髓的血管

1. 动脉　脊髓的动脉有两个来源：一是由椎动脉发出的脊髓前、后动脉，二是一些节段性动脉(肋间后动脉和腰动脉)发出的脊髓支(图 11-37，图 11-38)。

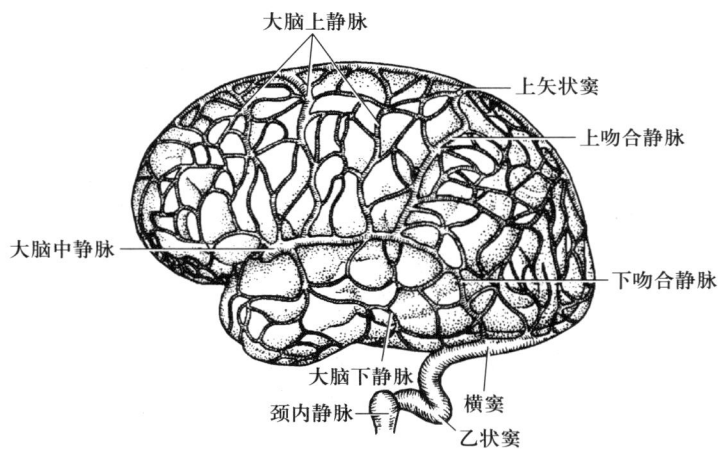

图 11-36 大脑的静脉

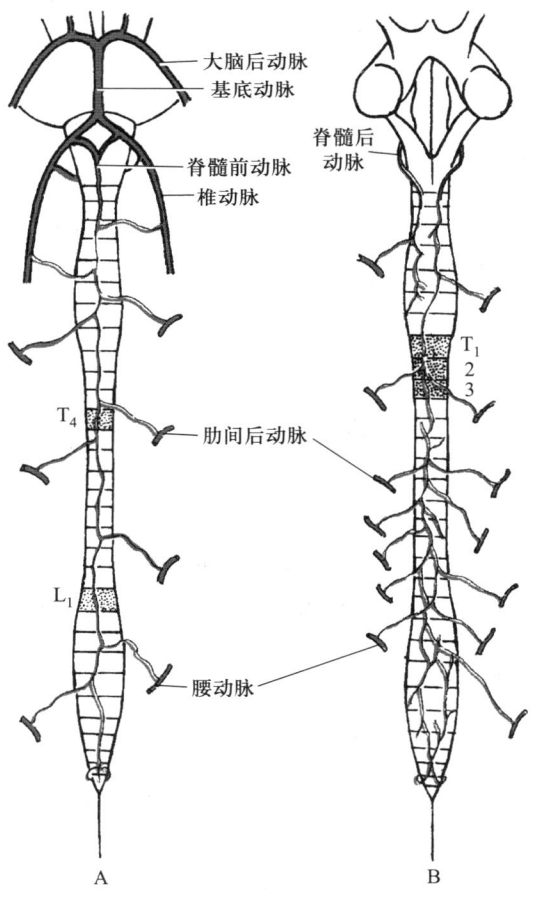

图 11-37 脊髓的动脉
A. 前面；B. 后面

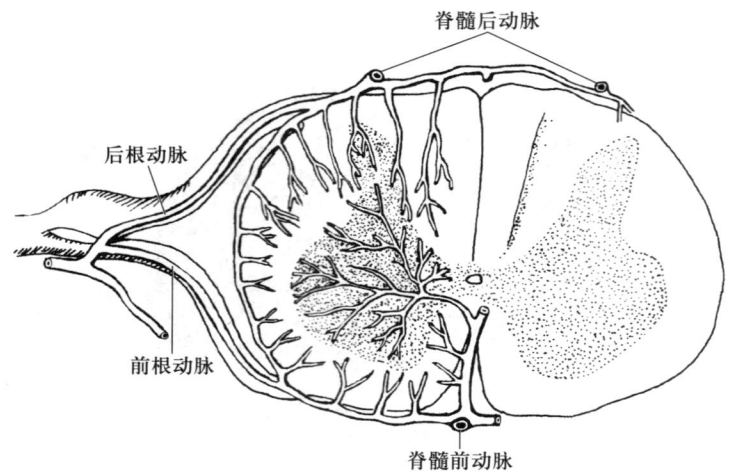

图 11-38 脊髓内部的动脉

脊髓前动脉 anterior spinal artery 由两侧椎动脉发出后合成一干,沿脊髓前正中裂下行至脊髓末端;**脊髓后动脉** posterior spinal artery 为 2 条,沿脊髓后外侧下行。脊髓前、后动脉在下行过程中不断得到节段性动脉脊髓支的补充,以保证脊髓的血液供应。

2. 静脉　脊髓的静脉与动脉伴行,注入硬膜外隙的椎内静脉丛。

在中枢神经系统内,毛细血管内的血液与脑组织之间存在着具有选择通透性作用的结构,这种结构称**血-脑屏障** blood-brain barrier(BBB)。血-脑屏障的结构基础是:① 毛细血管的内皮细胞,内皮细胞之间为紧密连接。② 毛细血管的基膜。③ 神经胶质细胞突起形成的胶质膜,围绕在毛细血管基膜的周围。血-脑屏障可阻止有害物质进入脑组织,对脑和脊髓起到保护作用(图 11-39)。

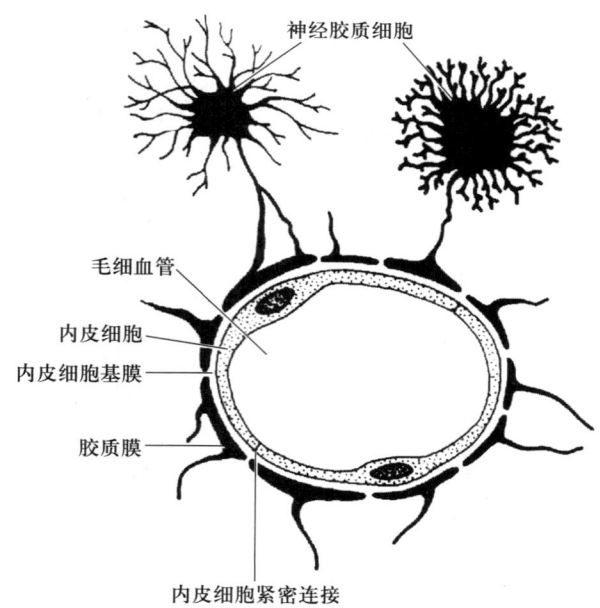

图 11-39　血-脑屏障模式图

> **知识链接**
>
> **脑血管意外**
>
> 脑卒中 cerebral stroke 又称中风、脑血管意外 cerebralvascular accident(CVA)，是一种急性脑血管疾病，是由于脑部血管突然破裂或因血管阻塞导致血液不能流入大脑而引起脑组织损伤的一组疾病，包括缺血性卒中和出血性卒中。缺血性卒中的发病率高于出血性卒中，占脑卒中总数的60%~70%。颈内动脉和椎动脉闭塞、狭窄可引起缺血性脑卒中，年龄多在40岁以上，男性较女性多，严重者可引起死亡。

六、脑和脊髓的传导通路

脑和脊髓的传导通路是指大脑皮质与感受器或效应器之间传导神经冲动的通路，由上、下行纤维束构成。身体各部的感受器将各种刺激转变为神经冲动后，由数个神经元逐级传导到大脑皮质的神经通路，称感觉（上行）传导路；大脑皮质发出的神经冲动，经数个神经元传导到效应器的神经通路，称运动（下行）传导路。

（一）感觉传导路

感觉传导路由三级神经元组成。

1. **躯干、四肢本体觉和精细触觉传导路** 本体觉又称深感觉，是指人在运动或静止状态时感受到的，来自肌、腱、关节等处的位置觉、运动觉和振动觉。精细触觉是指经过触摸体会物体纹理粗细和辨别两点间距离的实体感觉。以上两种感觉经同一路径传导（图11-40）。

第1级神经元为脊神经节细胞，其周围突分布于肌、腱、关节的本体感受器和皮肤的精细触觉感受器，中枢突经脊神经后根进入脊髓后索上行。其中来自第5胸节以下的纤维组成薄束，来自第4胸节以上的纤维组成楔束，两束上行至延髓，分别终止于薄束核和楔束核，换第2级神经元。

第2级神经元的胞体在薄束核和楔束核内，它们发出的纤维向前绕过中央管的腹侧，左右相互交叉（内侧丘系交叉），交叉后的纤维折而上行组成内侧丘系，经脑桥、中脑止于背侧丘脑，换第3级神经元。

第3级神经元胞体在背侧丘脑腹后核，其轴突组成丘脑皮质束，经内囊后肢投射到中央后回的上2/3区和中央旁小叶的后部。部分纤维止于中央前回。

2. **躯干和四肢的痛、温觉及粗触觉传导路** 痛觉、温度觉、粗触觉和压觉称浅感觉（图11-41）。

第1级神经元也是脊神经节细胞，其周围突分布于躯干、四肢皮肤的感受器，中枢突经脊神经后根进入脊髓，先上升1~2个节段，然后止于脊髓后角，换第2级神经元。

第2级神经元的胞体在脊髓后角，它们的轴突交叉至对侧脊髓前索和外侧索，组成上行的脊髓丘脑束，经延髓、脑桥、中脑止于背侧丘脑腹后核，换第3级神经元。

第3级神经元胞体在背侧丘脑腹后核，由此发出的纤维组成丘脑皮质束，经内囊后肢投射到中央后回的上2/3区和中央旁小叶的后部。

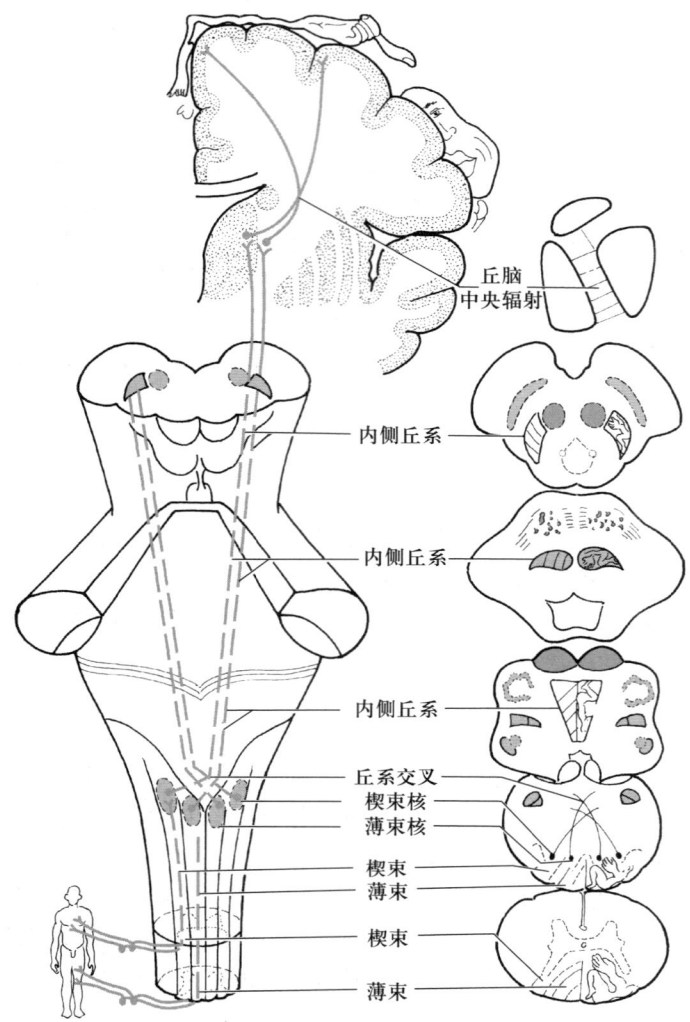

图 11-40 本体感觉和精细触觉传导通路

3. 头面部浅感觉传导路

第 1 级神经元是三叉神经节细胞,其周围突组成三叉神经分布于头面部皮肤和黏膜的痛、温、触觉感受器,中枢突组成三叉神经感觉根进入脑桥,止于三叉神经感觉核。

第 2 级神经元在三叉神经脑桥核和三叉神经脊束核,由此发出的纤维向对侧交叉,组成三叉丘脑束,向上止于背侧丘脑腹后核。

第 3 级神经元也是在背侧丘脑腹后核,由此发出的纤维参与组成丘脑皮质束,经内囊后肢投射到中央后回下 1/3 区。

4. 视觉传导路　眼球固定向前平视时所能看到的空间范围称为**视野**。由于眼屈光系统的折射作用,使颞侧半视野的物像投射到鼻侧半视网膜上,而鼻侧半视野的物像投射到颞侧半视网膜上。

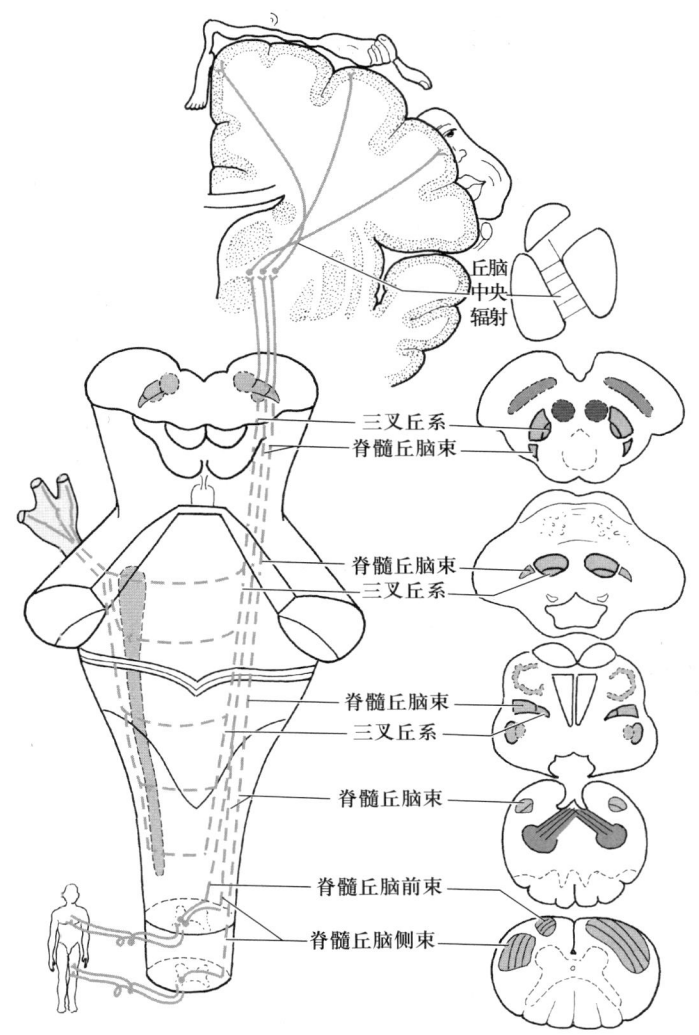

图 11-41　痛觉、温度觉和粗触觉传导通路

视网膜的视锥细胞和视杆细胞是光感受器,将冲动传给双极细胞(第 1 级神经元),再传给节细胞(第 2 级神经元),节细胞的轴突在眼球后部组成视神经,经视神经管入颅腔后,两侧视神经组成视交叉,视交叉向后延为视束,视束终于外侧膝状体(第 3 级神经元)。由外侧膝状体发出的纤维组成视辐射,经内囊后肢的后部,投射到大脑皮质枕叶距状沟两侧的视觉中枢(图 11-42)。

视神经的纤维在经过视交叉时进行不完全性交叉,即来自双眼鼻侧半视网膜的纤维相互交叉,而来自双眼颞侧半视网膜的纤维不交叉。因此,一侧的视束内含有同侧颞侧半视网膜的纤维和对侧鼻侧半视网膜的纤维。

视觉传导路不同部位的损伤,会有不同的临床表现:① 一侧视神经全部损伤,患眼全盲。

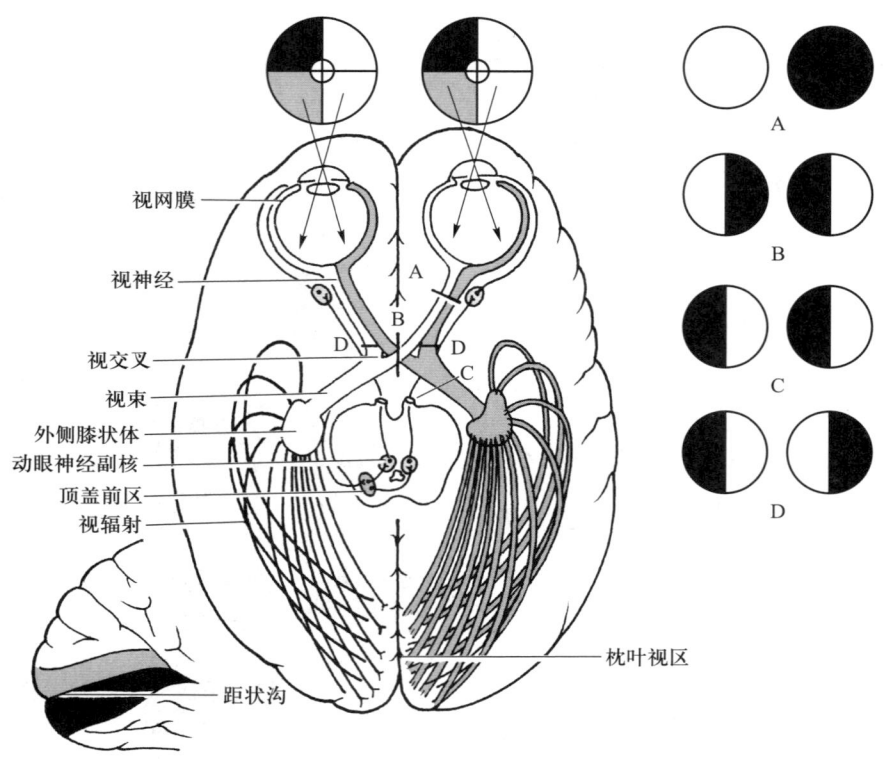

图 11-42　视觉传导通路及瞳孔对光反射途径

② 视交叉中间部的纤维损伤(如垂体肿瘤压迫),引起双眼颞侧半视野偏盲。③ 一侧视束以后至视觉中枢损伤,可出现双眼病灶对侧视野同向性偏盲(如左侧视辐射损伤时,患者不能看见其右前方的物体)。

(二) 运动传导路

运动传导路管理骨骼肌的运动,包括锥体系和锥体外系两部分。

1. 锥体系 pyramidal system　是管理骨骼肌随意运动的系统,由上、下两级神经元组成。中央前回和中央旁小叶前部的锥体细胞为**上运动神经元** upper motor neurons,它们的轴突组成锥体束,分皮质脊髓束、皮质核束两部分;脊髓前角运动细胞和脑神经躯体运动核为**下运动神经元** lower motor neurons,它们的轴突组成脊神经和脑神经,前者支配躯干、四肢骨骼肌运动,后者支配头面部骨骼肌运动。

(1) 皮质脊髓束 corticospinal tract:起自中央前回上 2/3 及中央旁小叶前部的锥体细胞,经内囊后肢、中脑的大脑脚、脑桥至延髓形成锥体。大部分纤维经锥体交叉越至对侧,成为皮质脊髓侧束,逐节段止于同侧脊髓前角,支配四肢肌;小部分纤维不交叉,成为皮质脊髓前束,陆续止于脊髓上胸节段的双侧前角,支配躯干肌(图 11-43)。一侧皮质脊髓束在锥体交叉前损伤,出现对侧肢体瘫痪,躯干肌没有明显影响;若在锥体交叉后损伤,则表现为同侧肢体瘫痪。

（2）皮质核束 corticonuclear tract：起自中央前回下 1/3 区的锥体细胞，经内囊膝下降至脑干，陆续发出纤维止于大部分双侧脑神经躯体运动核，支配眼外肌、咀嚼肌、上部面肌和咽喉肌等；仅小部分纤维止于对侧面神经核下部和舌下神经核，支配对侧下部面肌和舌肌（图 11-44）。因此，当一侧皮质核束损伤时，仅表现为对侧下部面肌和对侧舌肌瘫痪。由于损伤发生在脑神经核以上的神经元，所以将这种瘫痪称为核上瘫；如果损伤发生在脑神经核以下，则导致所支配的同侧骨骼肌瘫痪，称为核下瘫（图 11-45，图 11-46）。

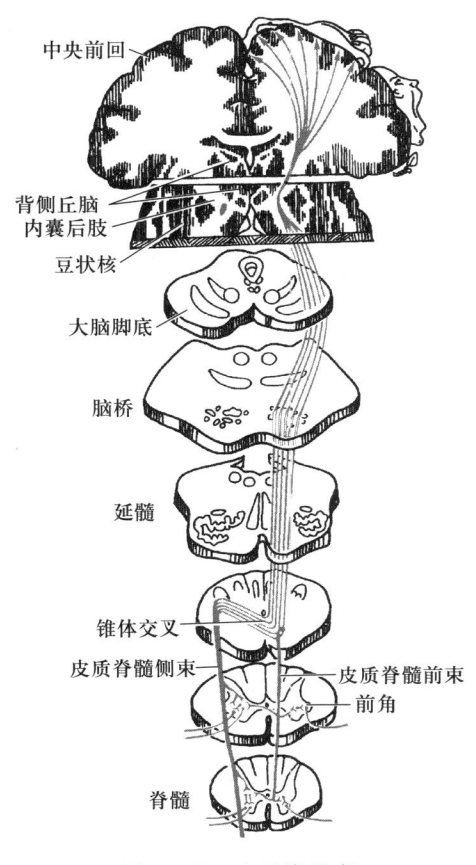

图 11-43　皮质脊髓束

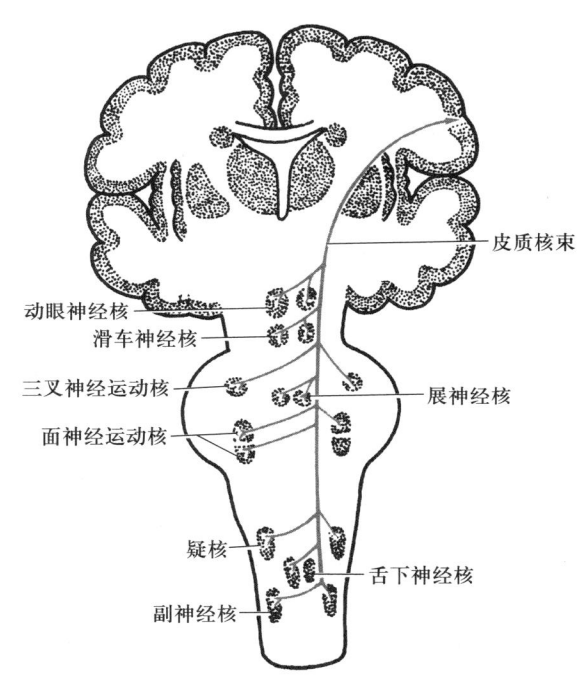

图 11-44　皮质核束

2. 锥体外系　是指锥体系以外控制骨骼肌活动的所有下行传导路，结构十分复杂。主要涉及大脑皮质、纹状体、红核、黑质、网状结构和小脑等，这些结构之间经过多次交换神经元，形成许多环路，最终实现对脊髓前角的控制。锥体外系的主要功能是调节肌张力、协调肌群运动、维持体态姿势和习惯性动作等。

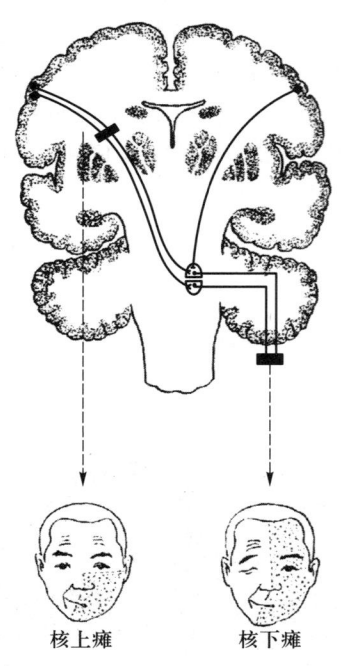

图 11-45　面神经核上瘫与核下瘫

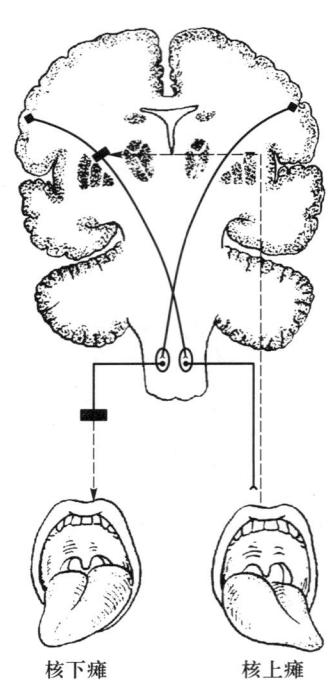

图 11-46　舌下神经核上瘫和核下瘫

第三节　周围神经系统

周围神经系统 peripheral nervous system 是指脑和脊髓以外的所有神经成分,包括与脊髓相连的 31 对脊神经和与脑相连的 12 对脑神经,两者都包含躯体神经和内脏神经 2 种成分。为了便于叙述,通常将周围神经系统分为脊神经、脑神经和内脏神经 3 部分。

一、脊神经

脊神经 spinal nerves 共 31 对。每对脊神经借**前根** anterior root 和**后根** posterior root 与脊髓相连。前、后根均由许多神经纤维束组成的根丝所构成,前根属运动性,后根属感觉性,后根较前根略粗,二者在椎间孔处合成一条脊神经干,感觉和运动纤维在干中混合。后根在椎间孔附近有椭圆形膨大,称**脊神经节** sumal ganglia。每对脊神经借前根和后根连于脊髓,前、后根在椎间孔处合成脊神经并穿出椎间孔。31 对脊神经中包括 8 对**颈神经** cervical nerves,12 对**胸神经** thoracic nerves,5 对**腰神经** lumbal nerves,5 对**骶神经** sacral nerves 和 1 对**尾神经** coccggeal nerves。第 1 对颈神经由第 1 颈椎上方穿出椎管,其他脊神经由相应的椎间孔穿出椎管,第 5 对骶神经和尾神经由骶管裂孔出椎管。在椎间孔内,脊神经有重要的毗邻关系,其前方是椎间盘和椎体,后方是椎间关节及黄韧带。因此,脊柱的病变,如椎间盘突出和椎骨骨折等常可累及脊神经,出现感觉和运动障碍。

脊神经前根为运动根,含有前角发出的躯体运动纤维和侧角发出的内脏运动纤维;后根含有传入脊髓的躯体感觉纤维和内脏感觉纤维(图11-47)。因此,每对脊神经都是混合性神经。脊神经离开椎管后,即分为前、后2支。后支比较细小,分布于项、背、腰、骶部的皮肤和深层的肌肉;前支粗大,分布于躯干前外侧部和四肢的皮肤与肌肉。除胸神经前支保留明显的节段性分布外,其余脊神经的前支均交织成神经丛,由各丛再分支分布于相应的区域。神经丛包括颈丛、臂丛、腰丛和骶丛。

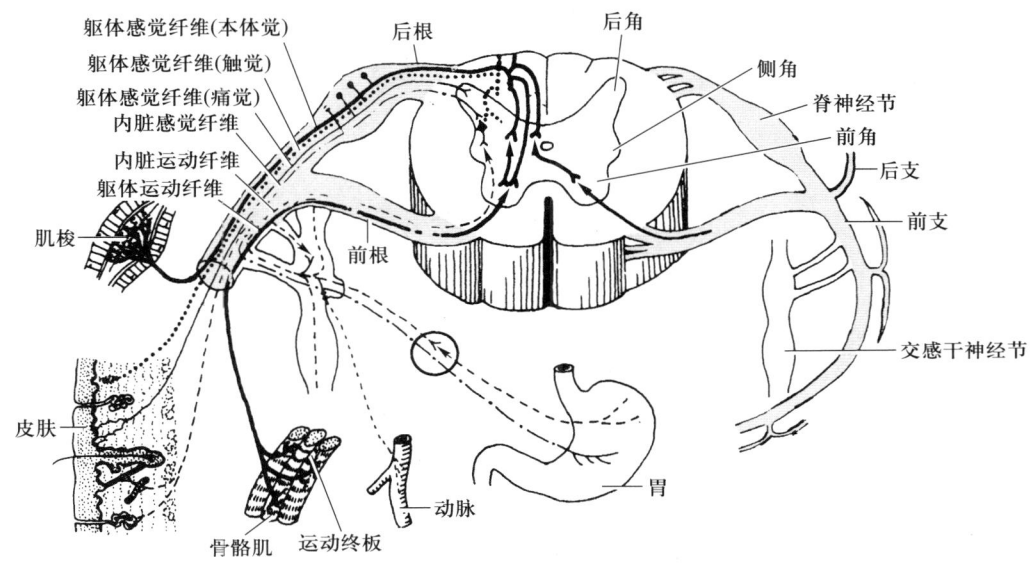

图11-47 脊神经分布模式图

(一) 颈丛

颈丛 cervical plexus 由第1~4颈神经的前支组成,位于胸锁乳突肌上部的深面,分出浅支和深支。

颈丛的浅支属于皮支,在胸锁乳突肌后缘中点附近穿出深筋膜至皮下,呈放射状分支,分布于枕部、耳后部、颈前部和肩部等处的皮肤(图11-48)。颈部手术时,可在胸锁乳突肌后缘中点进行阻滞麻醉。深支分布于颈深部肌和膈。

膈神经 phrenic nerve 为深支中最大者,属于混合性神经(图11-49)。向下经锁骨下动、静脉之间入胸腔,沿心包外侧抵达膈,运动纤维支配膈的运动;感觉纤维分布于心包、胸膜和膈下面中央部的腹膜,右膈神经的感觉纤维还分布于肝和胆囊表面的腹膜。膈神经受刺激时产生呃逆,受损伤时产生膈肌麻痹,出现呼吸困难。

(二) 臂丛

臂丛 brachial plexus 由第5~8对颈神经前支和第1胸神经前支的大部分组成,位于锁骨下动脉的后上方,经锁骨后上方向外下进入腋窝,围绕腋动脉形成内侧束、外侧束和后束,由各束发出到上肢的神经(图11-50)。臂丛在锁骨中点的后上方位置表浅,分支集中,常在此进行臂丛阻滞麻醉。臂丛的主要分支如下。

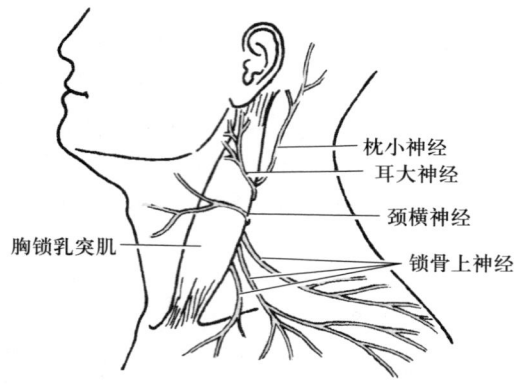

图 11-48 颈丛皮支

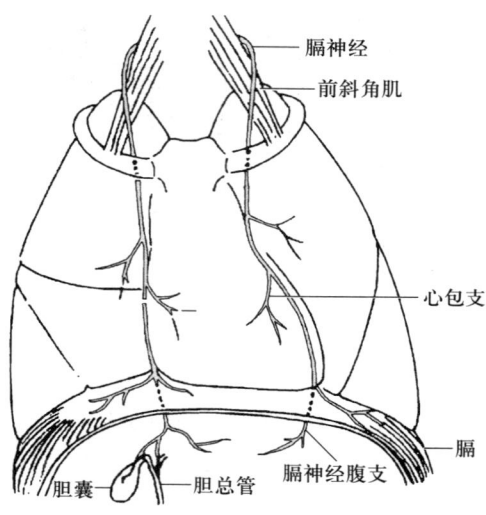

图 11-49 膈神经

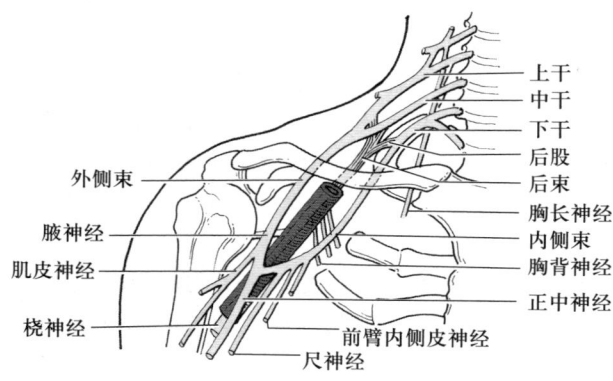

图 11-50 臂丛组成

1. **肌皮神经** musculocuteneous nerve　由外侧束发出,在肱二头肌深面下行,支配臂前群肌运动。皮支自肘关节外上方浅出,分布于前臂外侧部的皮肤(图11-51)。肌皮神经受损伤时,患者表现为屈肘障碍,前臂外侧皮肤感觉迟钝或消失。

2. **正中神经** median nerve　由发自内、外侧束的两个根合成,沿肱二头肌内侧伴肱动脉下降至肘窝,在指浅、深屈肌间下行至手掌。正中神经在臂部无分支;在前臂支配桡侧大部分屈肌;在手部支配靠桡侧的肌(鱼际),管理手掌桡侧半及桡侧三个半指掌面皮肤感觉(图11-51)。正中神经损伤时,患者表现为屈腕力减弱,拇指不能对掌,鱼际萎缩,手掌变平坦,呈"猿手"畸形(图11-52);皮支分布区感觉消失。

3. **尺神经** ulnar nerve　由内侧束发出,沿肱二头肌内侧下降至臂中份穿深部组织到臂后区,经肱骨内上髁后方尺神经沟绕至前臂掌面,伴尺动脉下行入手掌。沿途发出分支支配前臂尺侧的屈肌、手部尺侧的肌和大部分中间肌以及使拇指内收的肌;皮支管理手掌尺侧半、尺侧一个半指掌面、手背尺侧半及尺侧两个半指背面皮肤感觉(图11-51)。尺神经在肱骨内上髁后方位置表浅,容易在肱骨下端(髁上)骨折时合

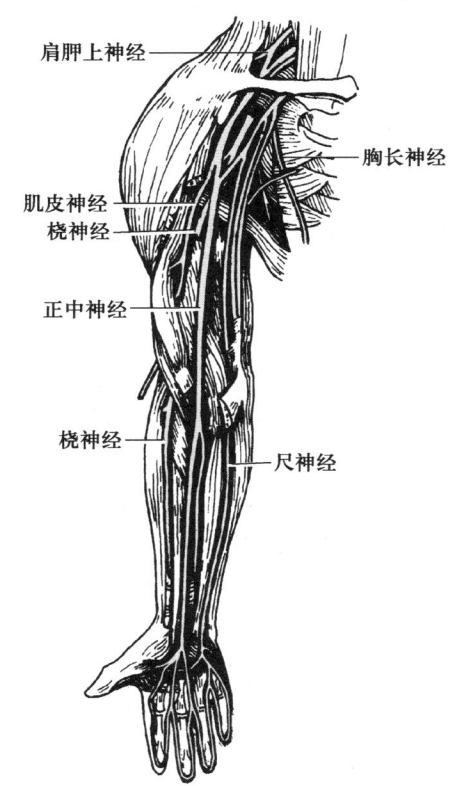

图 11-51　上肢前面的神经

并损伤。尺神经损伤表现为屈腕力减弱,拇指不能内收,其余各指不能内收与外展,环指和小指末节不能弯曲,呈"爪形手"(见图11-52);手尺侧半皮肤,尤其是小指感觉丧失。

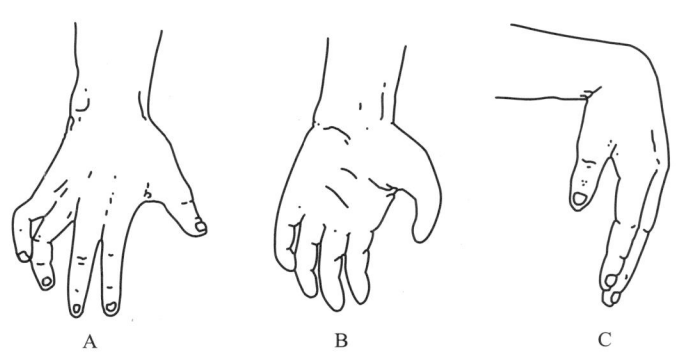

图 11-52　上肢神经损伤的手形
A. 猿手(正中神经损伤);B. 爪形手(尺神经损伤);C. 垂腕(桡神经损伤)

4. **桡神经** radial nerve　起自后束,在肱三头肌深面紧贴肱骨桡神经沟行向下外(图11-53),经肱骨外上髁前方至前臂背侧,沿途发出分支,支配肱三头肌和所有前臂后群肌的运动,皮支管理

手背桡侧半及桡侧两个半指近节背面皮肤感觉。肱骨中段骨折易合并桡神经损伤,表现为不能伸肘、伸腕和指关节,抬臂时呈"垂腕"状态(见图11-52),感觉障碍以第1、2掌骨间隙背侧最明显。

5. 腋神经 axillary nerve 起自后束,向后外绕肱骨外科颈,分支支配三角肌运动,管理肩部及臂外上部皮肤感觉(图11-53)。肱骨外科颈骨折时易伤及腋神经,表现为肩关节不能外展,因三角肌萎缩而呈现"方形肩",臂外上部皮肤感觉障碍。

(三) 胸神经前支

胸神经前支 anterior branch of thoracic nerves 共12对,除第1对大部分加入臂丛、第12对的小部分加入腰丛外,其余都不组成神经丛。第1~11胸神经前支位于相应肋间隙内,称**肋间神经** intercostal nerves;第12胸神经前支位于第12肋的下方,称**肋下神经** subcostal nerves。肋间神经和肋下神经支配肋间肌和腹前、外侧群肌运动,管理胸腹壁皮肤感觉(图11-54)。

胸神经前支在胸腹壁的分布具有明显的节段性(图11-55):第2胸神经前支分布于胸骨角平面,第4胸神经前支分布于乳头平面,第6胸神经前支分布于剑突平面,第8胸神经前支分布于肋弓最低平面,第10胸神经前支分布于脐平面,第12胸神经前支分布于脐与耻骨联合连线中点平面。临床上可以根据感觉障碍平面推断脊髓损伤的部位,还可以用来判定麻醉平面的高低。

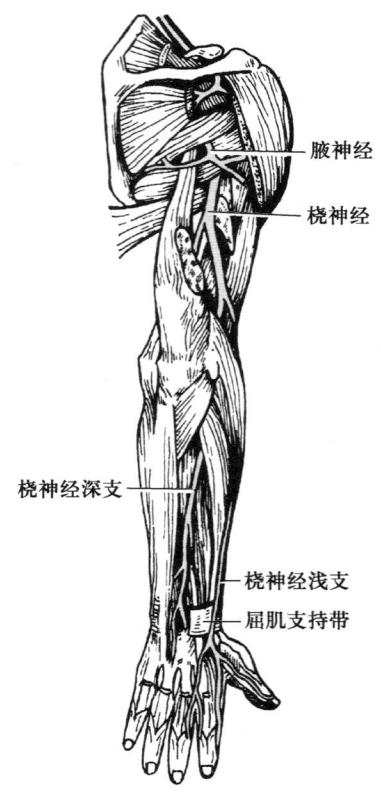

图 11-53 上肢后面的神经

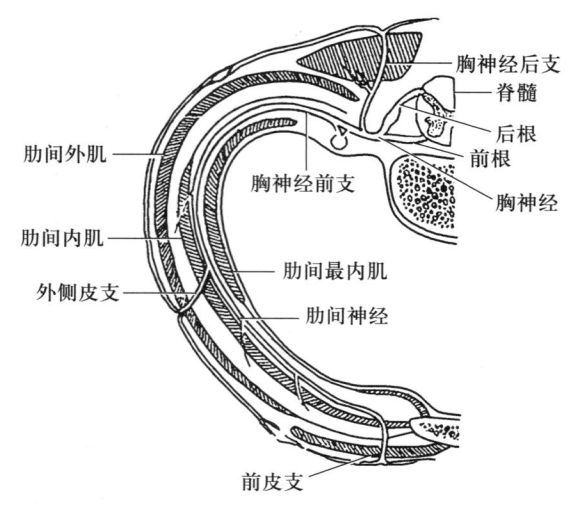

图 11-54 肋间神经的走行与分布

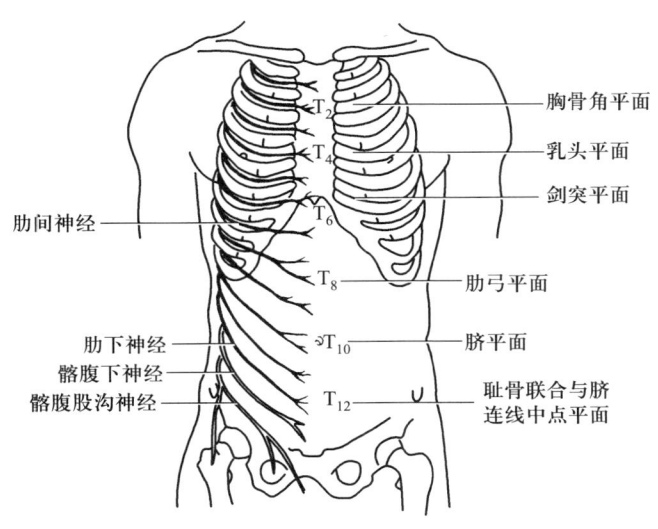

图 11-55　胸神经前支

(四) 腰丛

腰丛 lumbar plexus 由第 12 胸神经前支的一部分、第 1～3 腰神经前支和第 4 腰神经前支的一部分组成,位于腰大肌的深面(图 11-56)。主要分支如下。

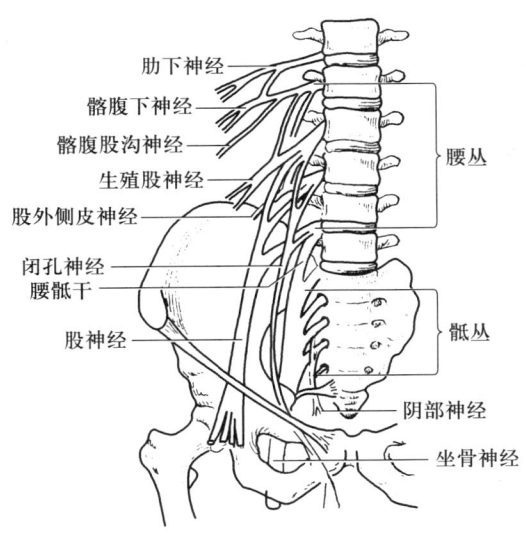

图 11-56　腰、骶丛

1. **髂腹下神经和髂腹股沟神经**　支配腹股沟区的肌肉和皮肤(见图 11-55)。
2. **股神经** femoral nerve　是腰丛中最大的神经,经腹股沟韧带深面,在股动脉的外侧进入股三角,立即分为多个分支,支配大腿前群肌运动,管理大腿前面、小腿内侧面和足内侧缘皮肤感觉

(图 11-56,图 11-57)。股神经损伤表现为不能伸小腿,大腿前面和小腿内侧面皮肤感觉障碍,膝跳反射消失。

3. **闭孔神经** obturator nerve 沿盆腔侧壁前行,穿闭孔至大腿内侧,分支支配大腿内侧肌群运动,管理大腿内侧部皮肤感觉(图 11-57)。

（五）骶丛

骶丛 sacral plexus 由第 4 腰神经的一部分、第 5 腰神经和所有的骶、尾神经前支组成,位于骶骨和梨状肌的前方(见图 11-56)。骶丛除分支支配臀部、会阴部的肌肉和皮肤外,还发出全身最粗大的坐骨神经。

1. **坐骨神经** sciatic nerve 由梨状肌下缘出骨盆,在臀大肌深面下行至大腿后群肌之间,一般在腘窝上角附近分为胫神经和腓总神经。下降过程中分支支配大腿后群肌运动。坐骨神经在臀部的体表投影部位,相当于股骨大转子与坐骨结节间连线的中点,做臀部肌内注射时应注意选择正确的部位,以免损伤坐骨神经(图 11-58)。

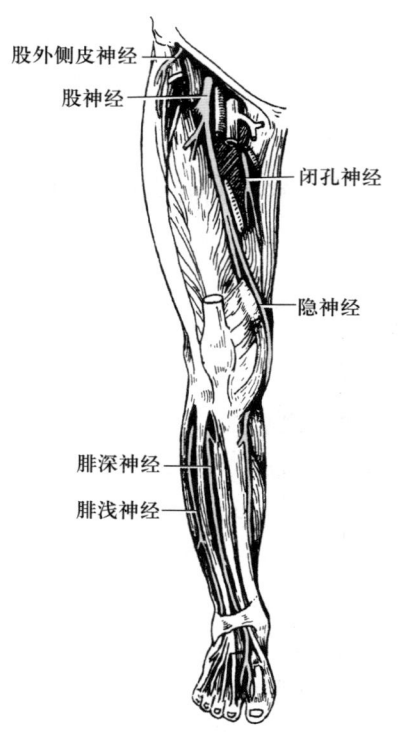

图 11-57 下肢前面的神经

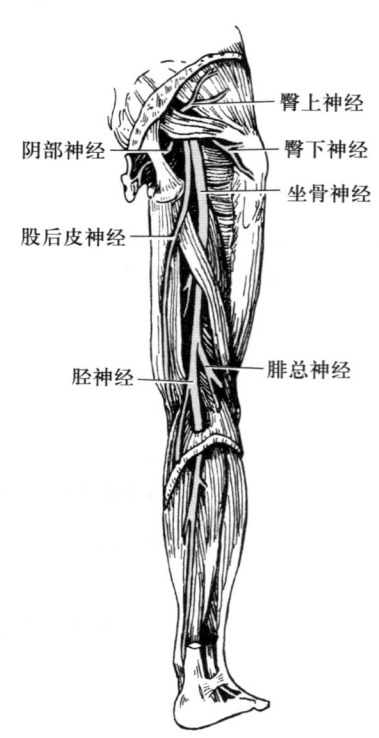

图 11-58 下肢后面的神经

2. **胫神经** tibial nerve 自腘窝向下,行于小腿三头肌深面,经内踝后方进入足底。支配小腿后群肌和足底肌运动,管理小腿后面和足底皮肤感觉。胫神经损伤表现:足不能跖屈,因小腿前群肌牵拉出现背屈外翻状态,为"钩状足"(图 11-59),小腿后面及足底皮肤感觉障碍。

3. **腓总神经** common peroneal nerve 沿腘窝上外侧缘向外下走行,绕腓骨颈至小腿前面,再分为腓浅神经和腓深神经。

（1）**腓浅神经** superficial peroneal nerve:支配小腿外侧群肌运动,管理小腿外侧面下部及足

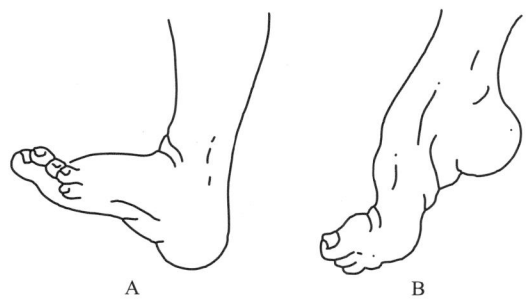

图 11-59 下肢神经损伤的足形
A. 钩状足（胫神经损伤）；B. 马蹄内翻足（腓总神经损伤）

背大部分皮肤感觉。

（2）**腓深神经** deep peroneal nerve：支配小腿前群肌运动。

腓总神经在腓骨头下方位置表浅，易受损伤。损伤后表现：足不能背屈，不能外翻，足下垂并内翻，称"马蹄内翻足"（图 11-59）；小腿前外侧面和足背皮肤感觉障碍。

知识链接

神经丛麻醉

1. **臂丛神经阻滞麻醉** 将局部麻醉药注入臂丛神经干周围，使其所支配的区域产生神经传导阻滞的麻醉方法称为臂丛神经阻滞麻醉，是临床上常用的麻醉方法之一。适用证：手、前臂、上臂及肩部各种手术。

2. **颈丛神经阻滞麻醉** 将局部麻醉药注入颈丛神经干/丛周围，使其所支配的区域产生神经传导阻滞的麻醉方法称为颈丛神经阻滞麻醉，是临床上常用的麻醉方法之一。适应证：甲状腺手术、颈部淋巴结清扫术、锁骨骨折固定术等。

二、脑神经

脑神经 cranial nerves 共 12 对（图 11-60），其顺序（国际上惯用罗马数字表示）和名称为：Ⅰ嗅神经、Ⅱ视神经、Ⅲ动眼神经、Ⅳ滑车神经、Ⅴ三叉神经、Ⅵ展神经、Ⅶ面神经、Ⅷ前庭蜗神经、Ⅸ舌咽神经、Ⅹ迷走神经、Ⅺ副神经、Ⅻ舌下神经。脑神经中也有躯体运动、躯体感觉、内脏运动和内脏感觉 4 种纤维成分。有的脑神经仅含有感觉纤维，称感觉性神经（Ⅰ、Ⅱ、Ⅷ）；有的仅含有运动纤维，称运动性神经（Ⅲ、Ⅳ、Ⅵ、Ⅺ、Ⅻ）；还有的既含感觉纤维又含运动纤维，为混合性神经（Ⅴ、Ⅶ、Ⅸ、Ⅹ）。

（一）嗅神经

嗅神经 olfactory nerve 起自鼻腔上部嗅区黏膜的嗅细胞，向上穿过筛孔进入颅腔，连于大脑半球下面的嗅球，传导嗅觉。

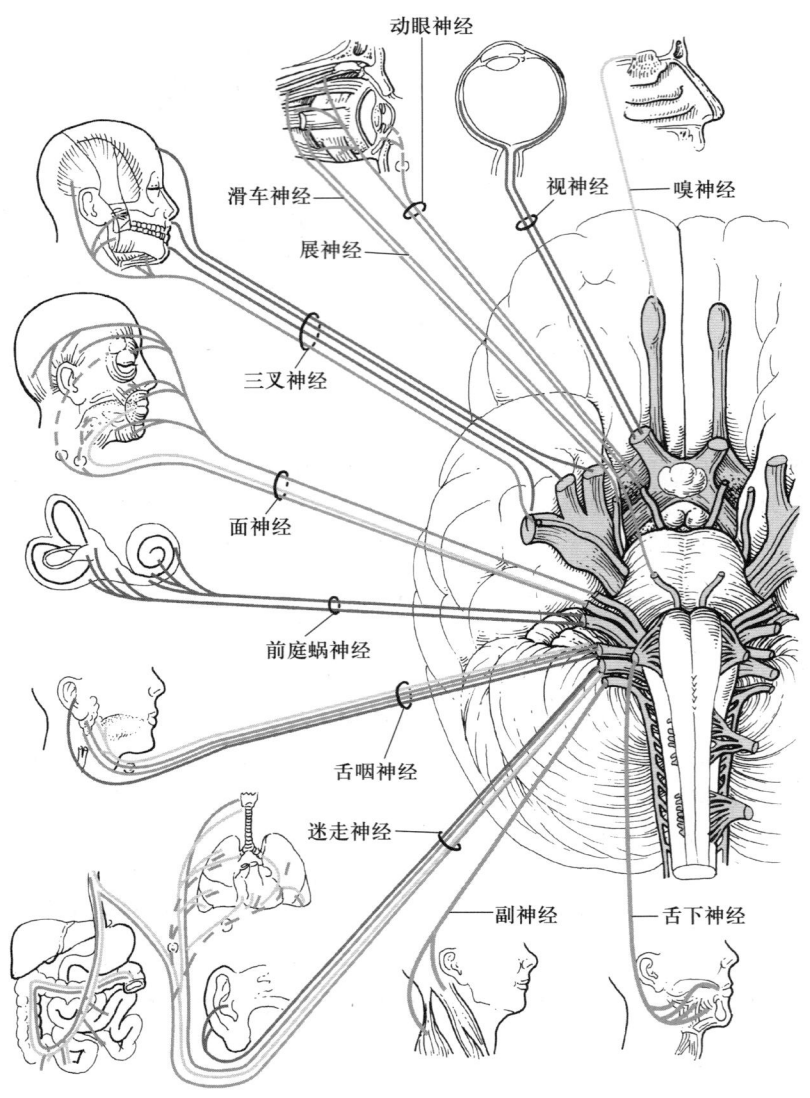

图 11-60　脑神经分布概况

（二）视神经

视神经 optic nerve 由视网膜节细胞的轴突在视神经盘处集聚而成，向后经视神经管进入颅腔，连于下丘脑的视交叉，传导视觉。

（三）动眼神经

动眼神经 oculomotor nerve 含有躯体运动和内脏运动（副交感）两种纤维。躯体运动纤维由动眼神经核发出，内脏运动纤维由动眼神经副核发出。两种纤维一起自中脑的脚间窝出脑，向前经眶上裂入眶腔（图 11-61）。躯体运动纤维支配上直肌、下直肌、内直肌、下斜肌和上睑提肌。内脏运动纤维在睫状神经节交换神经元，节后纤维进入眼球内，分布于瞳孔括约肌和睫状肌。

一侧动眼神经损伤时，出现上睑下垂，眼外斜视，瞳孔散大，对光反射消失。

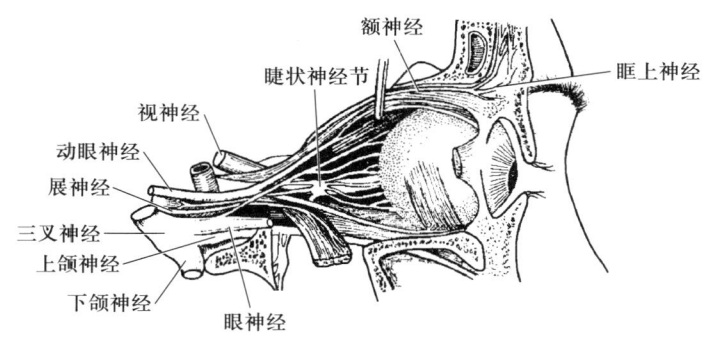

图 11-61 眼眶内神经

(四) 滑车神经

滑车神经 trochlear nerve 起自中脑的滑车神经核,由下丘下方出脑,绕大脑脚向前,经眶上裂入眶,支配上斜肌。

(五) 三叉神经

三叉神经 trigeminal nerve 连于脑桥,是最粗大的脑神经。含有躯体感觉和躯体运动两种纤维,组成粗大的感觉根和细小的运动根。感觉根上有膨大的三叉神经节,节内有假单极神经元胞体,其中枢突进入脑桥,止于三叉神经脑桥核和脊束核,周围突发出三大分支,即眼神经、上颌神经和下颌神经(图 11-62)。躯体运动纤维起自三叉神经运动核,出脑后进入下颌神经。

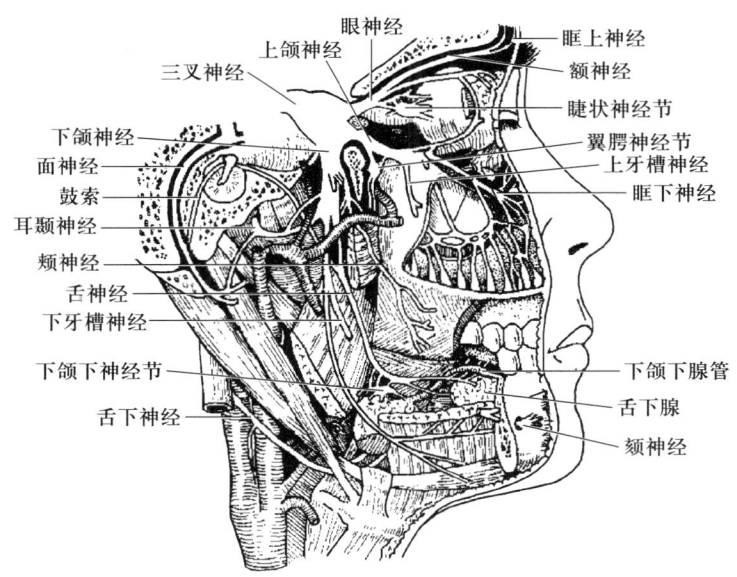

图 11-62 三叉神经

1. 眼神经 ophthalmic nerve 为感觉神经。经眶上裂入眶,分支分布于泪腺、眼球、上睑及鼻背皮肤,其中的**眶上神经**由眶上切迹(眶上孔)出眶,分布于额部皮肤(图 11-63)。

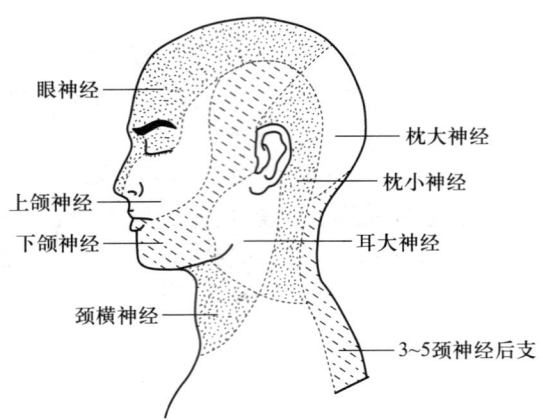

图 11-63 三叉神经皮支分布

2. **上颌神经** maxillary nerve 为感觉神经。由圆孔出颅,再经眶下裂入眶,延为**眶下神经**,最后自眶下孔穿出,分布于睑裂与口裂之间的皮肤(图 11-63)。上颌神经在穿出眶下孔之前发出分支到上颌牙、牙龈、上颌窦和鼻腔的黏膜等处。

3. **下颌神经** mandibular nerve 为混合神经。由卵圆孔出颅,立即发出多个分支。躯体运动纤维支配咀嚼肌运动;躯体感觉纤维分布于下颌牙、牙龈、颊黏膜、舌前 2/3 黏膜,以及耳前、颞区和口裂以下的面部皮肤(图 11-63)。下颌神经的主要分支如下。

(1) **舌神经** lingual nerve:由下颌神经分出后,呈弓状向前下进入舌,分布于舌前 2/3 黏膜,管理一般感觉。

(2) **下牙槽神经** inferior alveolar nerve:经下颌孔入下颌管,在管内分支至下颌牙和牙龈,终支由颏孔穿出,称**颏神经**,分布于口裂以下的皮肤。

一侧三叉神经损伤时,患侧面部皮肤及口、鼻腔黏膜感觉丧失,角膜反射消失,由于咀嚼肌瘫痪,患侧咬合无力,张口时下颌偏向患侧。

(六)展神经

展神经 abducent nerve 由展神经核发出,自脑桥下缘出脑,向前经眶上裂入眶,支配外直肌运动(见图 11-61)。

(七)面神经

面神经 facial nerve 于延髓脑桥沟、展神经的外侧出脑。含有躯体运动、内脏运动和内脏感觉 3 种纤维。躯体运动纤维是面神经的主要成分,起自面神经核,出脑后依次经内耳门、内耳道、面神经管,最后由茎乳孔穿出,向前进入腮腺并呈放射状分支支配面部表情肌(图 11-64)。内脏运动纤维在面神经管内自主干分出后,先在翼腭神经节、下颌下神经节交换神经元,节后纤维支配泪腺、下颌下腺和舌下腺分泌。内脏感觉纤维分布于舌前 2/3 黏膜的味蕾,管理味觉。

面神经在颅外损伤时,出现患侧面肌瘫痪,表现为患侧鼻唇沟变浅或消失,口角偏向健侧,额纹消失,不能闭眼;如在面神经管内损伤,除上述表现外,还出现舌前 2/3 味觉丧失,下颌下腺、舌下腺和泪腺分泌障碍。

(八)前庭蜗神经

前庭蜗神经 vestibulocochlear nerve 包括前庭神经和蜗神经。在脑桥下缘,连于面神经的外

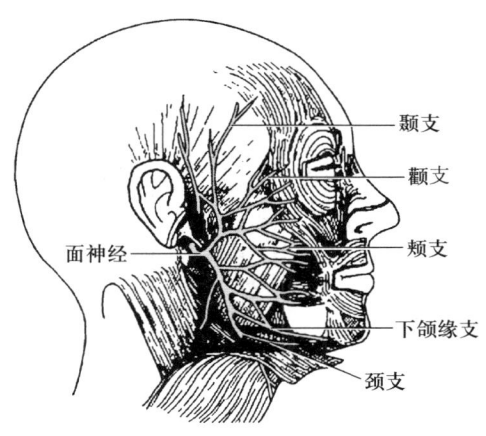

图 11-64　面神经肌支分布

侧,经内耳门、内耳道分布于内耳。**前庭神经** vestibular nerve 分布于壶腹嵴、椭圆囊斑和球囊斑,传导头部位置觉(平衡觉)。**蜗神经** cochlear nerve 分布于内耳螺旋器,传导听觉(图 11-65)。

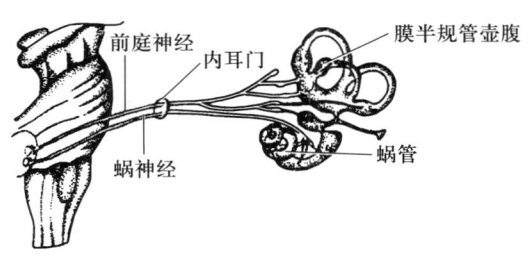

图 11-65　前庭蜗神经

(九) 舌咽神经

舌咽神经 glossopharyngeal 在延髓的后外侧部出脑,经颈静脉孔出颅。内脏感觉纤维分布于舌后 1/3 和咽部的黏膜,管理味觉,还有 1~2 支分布到颈动脉窦和颈动脉小球,称颈动脉窦支,是调节血压和呼吸反射的传入神经。内脏运动纤维在耳神经节交换神经元,节后纤维管理腮腺分泌。躯体运动纤维支配咽肌运动(图 11-66)。

(十) 迷走神经

迷走神经 vagus nerve 连于延髓,舌咽神经的下方,经颈静脉孔出颅,是行程最长、分布最广的脑神经(图 11-67)。在颈部行于颈总动脉与颈内静脉之间,进入胸腔后沿食管下行,并经食管裂孔进入腹腔。在颈部发出喉上神经到喉,发出颈心支到心;在胸部发出喉返神经返回颈部,分布于喉;在腹部分支分布于肝、胆、胰、脾、肾及结肠左曲以上的消化管。

迷走神经中最主要的成分是内脏运动(副交感)纤维,分布到胸腔和腹腔大部分器官的平滑肌、心肌和腺体。内脏感觉纤维分布于咽、喉及胸腹腔器官,管理感觉。躯体运动纤维支配咽、喉肌运动。躯体感觉纤维分布于耳郭及外耳道皮肤,管理感觉。

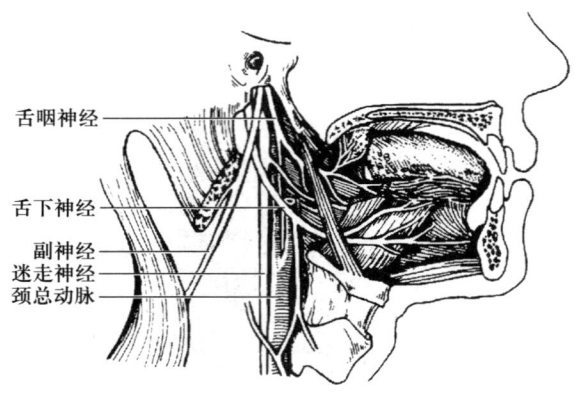

图 11-66　舌咽神经、迷走神经、副神经和舌下神经

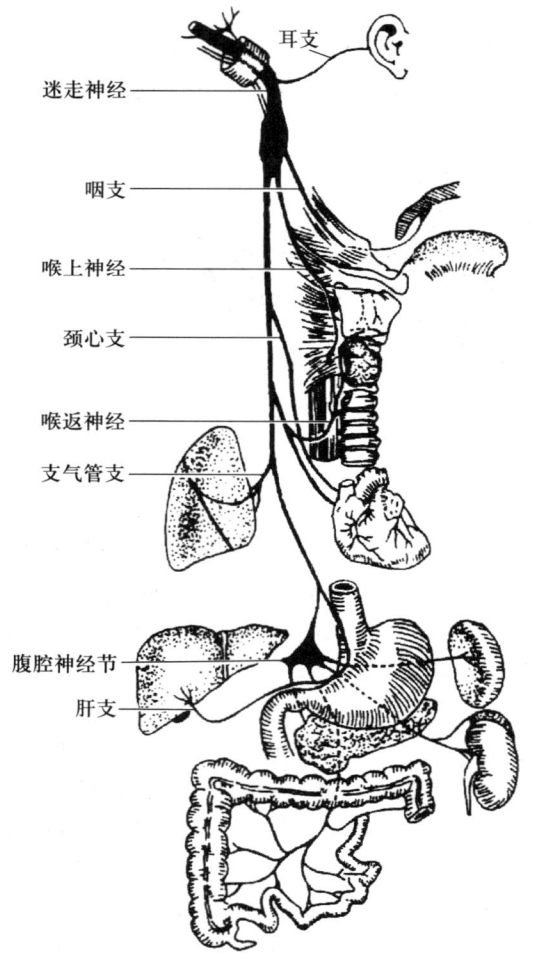

图 11-67　迷走神经

(十一) 副神经

副神经 accessory nerve 自延髓外侧部、迷走神经下方出脑,经颈静脉孔出颅,行向外下,支配胸锁乳突肌和斜方肌运动(见图 11-66)。

(十二) 舌下神经

舌下神经 hypoglossal nerve 自延髓锥体的外侧出脑,经舌下神经管出颅,呈弓状向前下方进入舌,支配一侧舌肌运动(见图 11-66)。

一侧舌下神经损伤时,伤侧舌肌瘫痪。由于颏舌肌瘫痪,伸舌时舌尖偏向瘫痪侧。

12 对脑神经的连脑部位、出入颅部位、主要分布范围及其损伤后主要表现见表 11-2。

表 11-2 脑神经连脑部位、出入颅部位、主要分布范围及其损伤后主要表现

名称	连脑部位	出入颅部位	主要分布范围	损伤后主要表现
嗅神经	端脑	筛板	鼻腔嗅区黏膜	嗅觉障碍
视神经	间脑	视神经管	视网膜	视觉障碍
动眼神经	中脑腹侧	眶上裂	上直肌、下直肌、内直肌、下斜肌和上睑提肌(躯体运动纤维);瞳孔括约肌和睫状肌(副交感纤维)	上睑下垂,眼外斜视;瞳孔散大,对光反射消失
滑车神经	中脑背侧	眶上裂	上斜肌	眼不能外下斜视
三叉神经	脑桥	V1 眶上裂 V2 圆孔 V3 卵圆孔	头面部皮肤,口、鼻腔黏膜,牙和牙龈,眼球;咀嚼肌	头面部皮肤、黏膜感觉障碍,角膜反射消失;咀嚼肌瘫痪
展神经	脑桥	眶上裂	外直肌	眼内斜视
面神经	脑桥	经内耳门至茎乳孔	面肌;泪腺、下颌下腺、舌下腺;舌前 2/3 黏膜(味觉)	额纹消失、不能闭眼,口角歪向健侧;分泌障碍;味觉障碍
前庭蜗神经	脑桥	内耳门	内耳壶腹嵴、椭圆囊斑、球囊斑(位置觉);内耳螺旋器(听觉)	眩晕、眼球震颤;听力障碍
舌咽神经	延髓	颈静脉孔	咽肌,腮腺,舌后 1/3 黏膜、咽黏膜、颈动脉窦、颈动脉小球	吞咽困难、舌后 1/3 感觉障碍、咽反射消失
迷走神经	延髓	颈静脉孔	咽喉肌及黏膜,胸、腹腔器官平滑肌、心肌和腺体,耳郭、外耳道皮肤	声音嘶哑,吞咽困难,心动过速,胃肠运动和分泌失常
副神经	延髓	颈静脉孔	胸锁乳突肌、斜方肌	斜颈,肩下垂
舌下神经	延髓	舌下神经管	舌肌	舌肌瘫痪,伸舌时舌尖偏向瘫痪侧

三、内脏神经

内脏神经系统 visceral nervous system 是神经系统的一个组成部分,主要分布于内脏、心血管和腺体。内脏神经 visceral nervous 和躯体神经一样,也含有感觉纤维和运动纤维。内脏运动神经调节内脏、心血管的运动和腺体的分泌(图 11-68),通常不受人的意识控制,是不随意的,故将

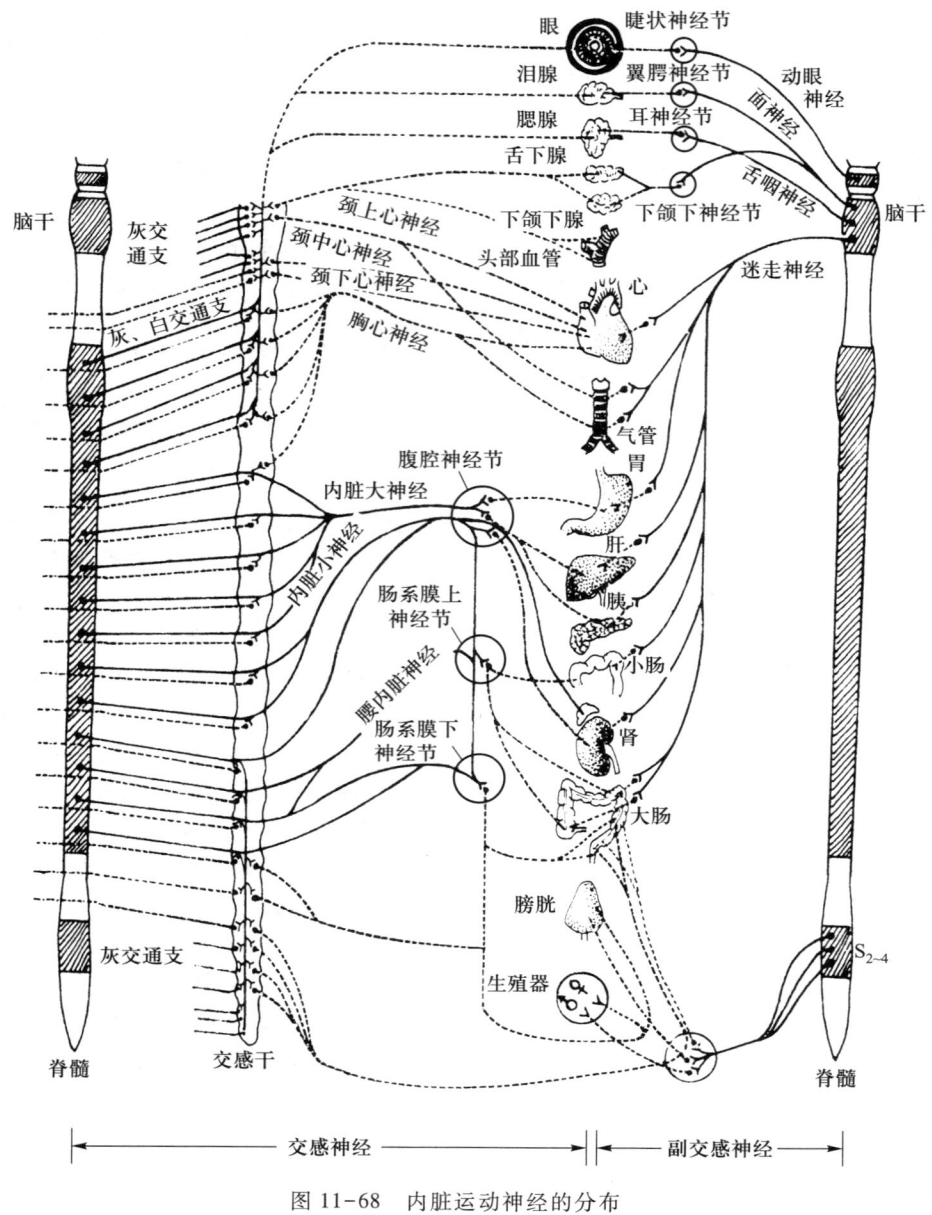

图 11-68　内脏运动神经的分布
——节前纤维；┄┄节后纤维

内脏运动神经称为**自主神经系统** autonomic nervous system；又因它主要是控制和调节动、植物共有的物质代谢活动，并不支配动物所特有的骨骼肌运动，所以也称之为**植物神经系统** vegetative nervous system。内脏感觉神经如同躯体感觉神经，其初级感觉神经元也位于脑神经和脊神经节内，周围支则分布于内脏和心血管等处的内感觉器，把感受到的刺激传递到各级中枢，也可到达大脑皮质，内脏感觉神经传来的信息经中枢整合后，通过内脏运动神经调节这些器官的活动，从而在维持机体内、外环境的动态平衡和保持机体正常生命活动中发挥重要作用。

（一）内脏运动神经

内脏运动神经与躯体运动神经相比较，在形态、结构和功能方面都存在差异（表11-3）。

表11-3 内脏运动神经与躯体运动纤维比较

项目	躯体运动神经	内脏运动神经
低级中枢	脑干的躯体运动核和脊髓前角	脑干的内脏运动核、脊髓胸1至腰3侧角及骶副交感核
分布范围	支配骨骼肌运动，受意识控制	支配平滑肌、心肌活动和腺体分泌，不受意识控制
神经元数目	自低级中枢发出至骨骼肌只有一个神经元	自低级中枢发出后，先在内脏神经节交换神经元，再由神经节发出纤维到达效应器。低级中枢的神经元为**节前神经元**，其轴突称**节前纤维**；神经节的神经元称**节后神经元**，其轴突称**节后纤维**
分布形式	以神经干的形式分布	常攀附脏器或血管形成神经丛，再由丛分支到效应器
纤维成分	仅有躯体运动纤维一种成分	有交感神经和副交感神经两种纤维成分

1. **交感神经** sympathetic nerve 低级中枢位于脊髓胸1至腰3节段侧角（见图11-68），由此发出的节前纤维经脊神经前根离开脊髓，进入交感神经节。交感神经节包括位于脊柱两旁的椎旁节和位于脊柱前方的椎前节。**椎旁节**由节间支连接在一起，构成**交感干** sympathetic trunk（图11-69），包括22～24个成对节和一个单节；**椎前节**主要有腹腔神经节、肠系膜上神经节、肠系膜下神经节和主动脉肾节等。由交感神经节发出的节后纤维分布于所支配的器官（图11-69，图11-70）。

2. **副交感神经** parasympathetic nerve 低级中枢分别在脑干的内脏运动核和脊髓骶2～4节段的骶副交感核。由脑干内脏运动核发出的节前纤维，包含在第Ⅲ、Ⅶ、Ⅸ、Ⅹ对脑神经内，离开各对脑神经后，进入**器官旁节**（睫状神经节、下颌下神经节、翼腭神经节、耳神经节）和**壁内节**；骶副交感核发出的节前纤维组成**盆内脏神经**，到达器官壁内的神经节。神经节发出的节后纤维分布于所支配的器官（图11-68）。

3. **交感神经与副交感神经的区别** 交感神经与副交感神经在结构特点和分布范围等方面各有不同，其主要区别见表11-4。

表11-4 交感神经与副交感神经的区别

区别点	交感神经	副交感神经
低级中枢	脊髓胸1至腰3节段侧角	脑干的内脏运动核，脊髓骶2～4节段的骶副交感核
周围神经节	椎旁节和椎前节	器官旁节和壁内节
节前纤维与节后纤维	节前纤维短，节后纤维长	节前纤维长，节后纤维短
分布范围	分布范围广，除头颈部、胸腔、腹腔、盆腔器官外，还遍及全身血管、汗腺、竖毛肌和肾上腺髓质等	不如交感神经广泛，一般认为大部分血管、汗腺、竖毛肌、肾上腺髓质无副交感神经分布

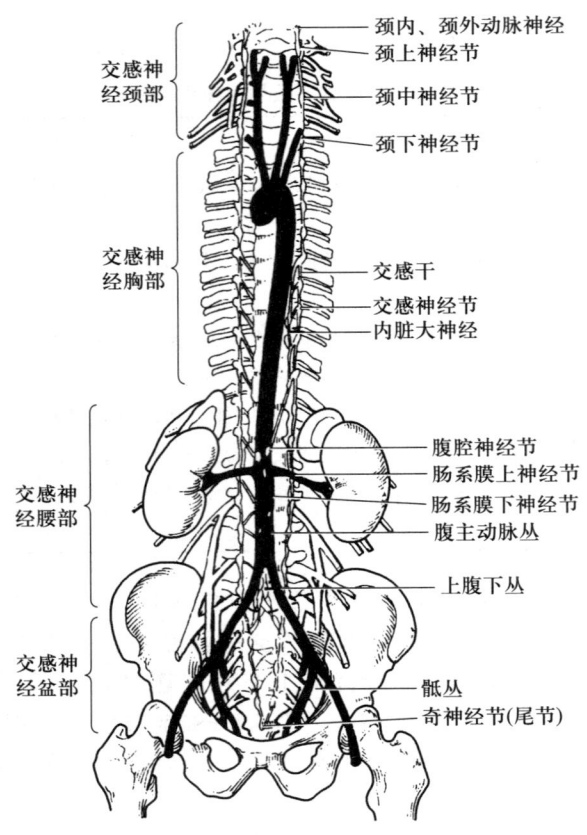

图 11-69 交感干和交感神经节

4. 交感神经与副交感神经对主要器官的神经支配　交感神经和副交感神经在分布到其所支配的器官之前,多交织成神经丛。对绝大多数器官来说,都受交感神经和副交感神经的双重支配(表 11-5),二者在功能上既是相互对抗的,又是相互协调的;如一种神经受到损伤,则另一种神经会占据优势,将引起器官或系统的功能紊乱。

表 11-5　交感神经和副交感神经对器官的作用比较

器官	交感神经	副交感神经
眼	瞳孔散大	瞳孔缩小
	抑制泪腺分泌	增加泪腺分泌
心	心率加快,收缩力加强	心率减慢,收缩力减弱
冠状动脉	舒张	轻度收缩
周围动脉	收缩	无作用
支气管	扩张,抑制腺体分泌	收缩,促进腺体分泌
胃肠	抑制蠕动	加强蠕动
膀胱	逼尿肌舒张,括约肌收缩	逼尿肌收缩,括约肌舒张
皮肤	促进汗腺分泌,竖毛肌收缩	无作用

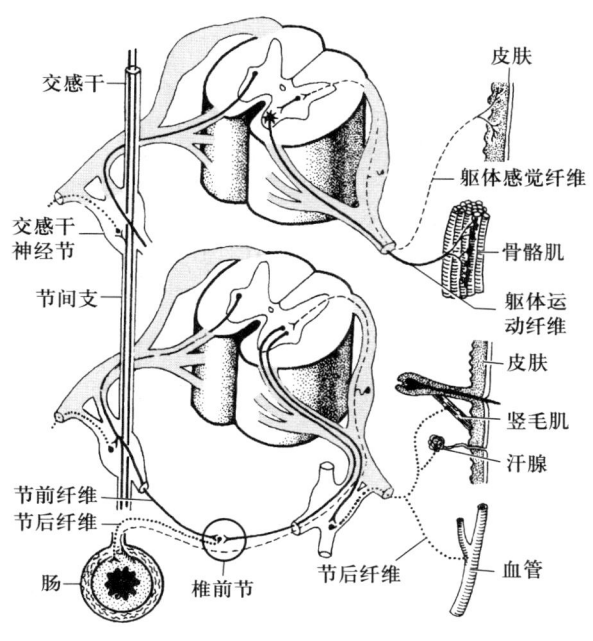

图 11-70 交感神经分布

(二) 内脏感觉神经

各内脏器官除有交感神经和副交感神经支配外,也有感觉神经分布。**内脏感觉神经** visceral sensory nerve 将内脏感觉性冲动传到中枢,中枢可以直接通过内脏运动神经或间接通过体液调节内脏器官的活动。内脏感觉神经元的胞体也位于脑神经节和脊神经节内,一般为假单极神经元。周围突随面神经、舌咽神经、迷走神经、交感神经和盆内脏神经分布到头颈部、胸腹腔器官及心血管,接受各种感觉冲动;中枢突分别止于脑干的内脏感觉核(孤束核)和脊髓后角,一方面借中间神经元与运动神经元联系,完成内脏反射,另一方面经过比较复杂的传导途径,将冲动传到大脑皮质,产生内脏感觉。正常情况下,内脏器官的各种活动(如胃肠蠕动、心搏等)意识是感觉不到的,但大脑皮质却通过内脏感觉神经不断传来的冲动,调节着内脏器官的各种活动。

内脏感觉与躯体感觉不同。内脏对牵拉、膨胀等刺激比较敏感,对切割、烧灼等刺激则不敏感。此外,由于内脏感觉神经的传入途径比较分散,即一个脏器的感觉可经多条脊神经的后根传入脊髓的多个节段;同时,一条脊神经又含有多个脏器的感觉纤维,因此内脏疼痛往往是比较弥散的,定位是模糊的。

当某些内脏患病时,可在体表的一定区域产生疼痛或感觉过敏,这种现象称为**牵涉性痛**。例如,心绞痛时常在胸前区或左上臂内侧皮肤感到疼痛,肝胆疾病时在右肩部感到疼痛等。了解器官疾患时在体表出现的牵涉痛区(图 11-71),有助于内脏疾病的诊断。

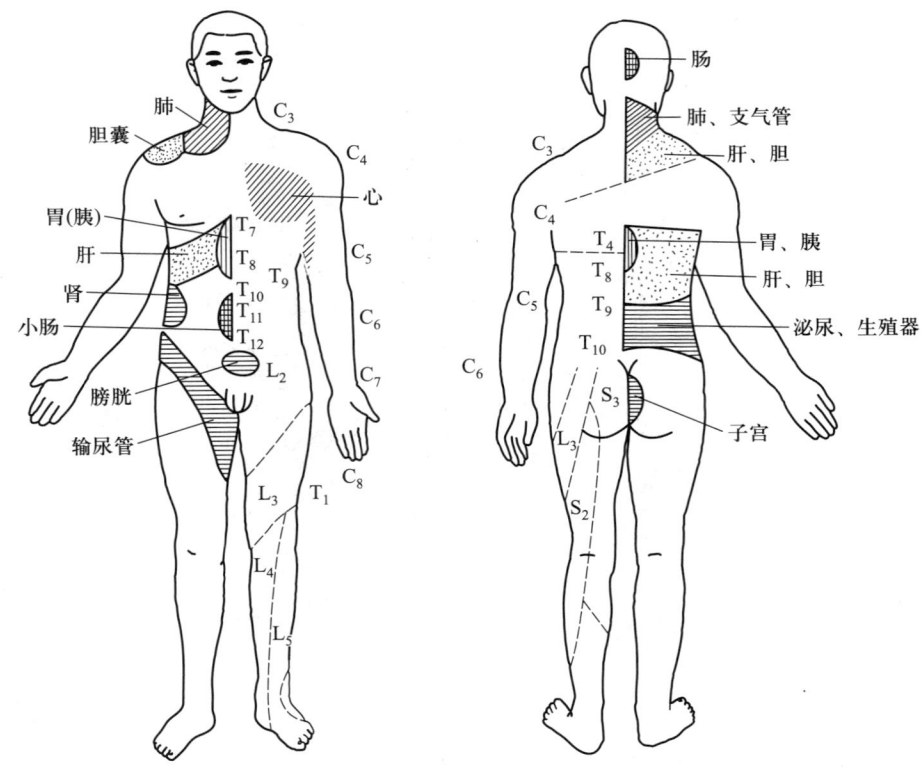

图 11-71 内脏疾病的牵涉痛区

知识链接

神经系统记忆顺口溜

脊髓末端位置

脊髓何处定末端,男一女二小儿三,
终池底部对骶二,终丝尾骨背侧攀。

脊髓

柱状两膨大,下部是圆锥,
沟内前后根,向下成马尾。

脊髓横切面

白质包外灰居中,灰质断面似蝶形,
前角运动后感觉,侧角交感在腰胸,
前侧后索传导束,联络颈节上下行,
后索薄楔内外位,深感精触较固定,
前侧索内上下全,冷热触压和运动。

脊髓节与椎骨对应关系

颈节一四相齐,颈五胸四节高一,
下胸高三中高二,腰节平胸十十一,
骶尾腰一胸十二,定位诊断是依据。

脑干连脑神经根

中脑连三四,脑桥五至八,
九至十二对,要在延髓查。

四叠体及膝状体

上视、下听、外视、内听,
视听反射,务必记清。

内囊

内囊并非一个囊,交通枢纽恰称当,
豆尾与丘之间是,投射纤维聚多方,
水平切面拐角形,前后二脚膝中央。

正中神经

正中神经属臂丛,掌长肌腱外侧行,
此处浅表损伤,鱼际萎缩"猿爪"样。

手部神经分布

手掌正中三指半,剩下尺侧一指半,
手背桡尺各一半,正中侵占三指半。

肋间神经分布

二平胸骨四乳头,六对大约到剑突,
八对斜行肋弓下,十对脐轮水平处,
十二内下走得远,分布两列腹股沟。

前臂肌神经支配

桡神经不难记,全部伸肌肱桡肌,
尺神经也简单,前壁屈肌一块半,
名为尺侧腕屈肌,屈指深面尺则半。

课后练习

一、名词解释

1. 反射弧 2. 灰质 3. 白质 4. 神经核 5. 神经节 6. 纤维束 7. 神经 8. 脊髓圆锥 9. 马尾 10. 内囊 11. 蛛网膜下隙 12. 硬膜外隙 13. 大脑动脉环

二、简答题

1. 肱骨干骨折易损伤什么神经?可能出现什么症状?

2. 肱骨下端(髁上)骨折易损伤什么神经？可能出现什么症状？
3. 臂丛的组成、位置和主要分支有哪些？
4. 分布到舌的神经有哪些？它们的作用各是什么？
5. 大脑皮质的躯体运动、躯体感觉、视觉和听觉中枢各位于何处？
6. 试述内囊的位置和分部。
7. 试述躯干和四肢的痛温觉传导通路。
8. 试述瞳孔对光反射通路。
9. 供应内囊的动脉主要来自什么动脉？一侧内囊出血可出现什么症状？

三、选择题

第十一章选择题

（谯　兴　郑立宏）

第十二章　人体胚胎学概要

【学习目标】
掌握：胎盘的结构。
理解：植入、蜕膜、胎膜、脐带的结构和胎盘的功能。
了解：受精，三胚层的分化，胎膜的组成、双胎和多胎，先天性畸形。

人体胚胎发育是指精子与卵子结合形成受精卵,受精卵在母体内经历约266天一系列的变化,发育形成胎儿脱离母体的过程。这一变化过程,在胚胎学上,通常把胚胎发育分为3个时期,即**胚卵期、胚胎期和胎儿期**。**胚卵期**:从受精开始到形成胚泡的阶段称为胚卵期;**胚胎期**:第2~8周的早期发育阶段称胚胎期;**胎儿期**:第9~38周,初具人形的胎儿进一步发育成熟的阶段称胎儿期。

胎龄:胎龄的计算通常有两种方法,即月经龄和受精龄。从末次月经第1天至胎儿娩出所需的时间称月经龄,计约280天;月经龄减去14天,即为受精龄,计约266天。

第一节　胚胎的早期发育

(一) 受精
精子与卵子结合形成受精卵的过程称**受精** fertilization(图12-1)。

1. 受精的条件
(1) 必须有足够数量正常发育成熟并获能的精子。
(2) 卵细胞必须处于第二次成熟分裂的中期。
(3) 男女的生殖管道必须通畅,确保精子、卵子在一定的时间相遇。
(4) 生殖管道中有适宜的微环境。

2. 受精的过程　受精一般发生在排卵后12~24 h,受精的部位多在输卵管壶腹部。其过程主要可分为3个阶段:① 顶体反应,精子释放顶体酶的过程。② 透明带反应,精子穿过放射冠及透明带与卵子接触;两者细胞膜迅速融合,精子的胞质和核进入卵子内,透明带与卵子的细胞膜即发生一系列变化,具有阻止其他精子进入的作用;同时精子的核形成雄性原核,卵子的核形成雌性原核。③ 2核结合，雄性原核与雌性原核渐靠拢融合，受精卵形成。

3. 受精的意义　① 标志着新的个体生命开始。② 使受精卵的染色体恢复为 23 对，接受双亲的遗传物质，使之来源于父母，又有别于父母。③ 决定了胚胎的性别。

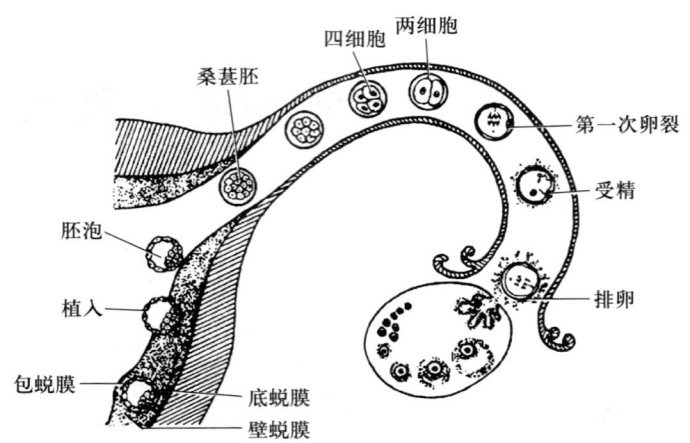

图 12-1　从排卵到植入过程示意图

知识链接

不孕与避孕节育

不孕不育原因：精子数目不足，异常精子过多或男、女性生殖管道堵塞等，都可影响受精而导致不孕症。

避孕：是应用科学手段使妇女暂时不受孕。主要控制生殖过程中的3个环节：① 抑制精子与卵子产生。② 阻止精子与卵子结合。③ 使子宫环境不利于精子获能、生存，或者不适宜受精卵着床和发育。常见的避孕法：使用避孕药、避孕套、避孕膜，安全期避孕法，体外排精避孕法，压缩尿道避孕法，手术避孕法，等等。

（二）卵裂

受精卵的细胞分裂称卵裂 cleavage，卵裂形成的细胞叫卵裂球。在受精后的第3天，受精卵分裂成 12~16 个卵裂球，其外形似桑葚，称之**桑葚胚** morula（图 12-2）。**桑葚胚**此时借助于输卵管管壁运动等已运行至子宫腔。

（三）胚泡

桑葚胚入宫腔后，继续分裂形成囊泡状的结构，称之为胚泡（图 12-2）。胚泡的结构可分为两大部分：胚泡的内腔称胚泡腔，腔内含有液体。胚泡壁由两部分细胞组成，即滋养层和内细胞群。滋养层是围绕在胚泡腔周围的一层扁平细胞；内细胞群是紧贴滋养层内面的一群细胞团；而与内细胞群相邻接的滋养层称极端滋养层。胚泡形成，透明带溶解消失，进入植入阶段。

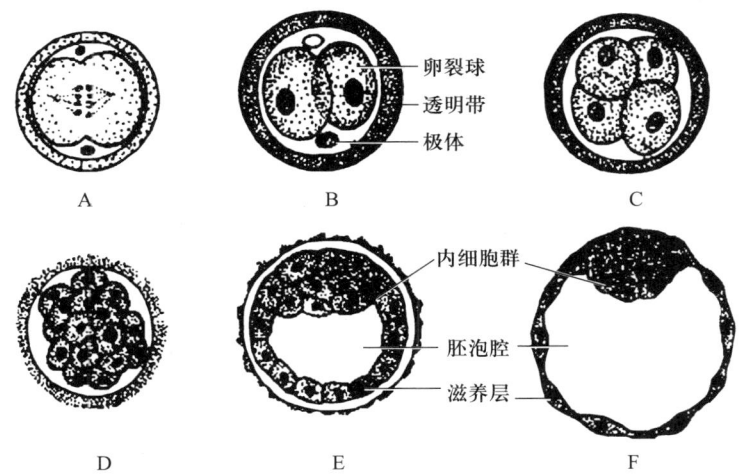

图 12-2 卵裂和胚泡形成示意图

A. 受精卵的早期卵裂；B. 两细胞时期；C. 四细胞时期；D. 桑葚胚；E. 胚泡早期；F. 胚泡晚期

（四）植入

胚泡埋入子宫内膜的过程称**植入** implantation,或称**着床**(图 12-1)。植入在受精后第 6~7 天开始,于第 11~12 天完成。

1. 植入过程　极端滋养层细胞首先与子宫内膜接触,并分泌蛋白水解酶溶解子宫内膜,被溶解子宫内膜处形成缺口,胚泡沿缺口逐渐埋入子宫内膜;同时子宫内膜上皮增生,修复子宫内膜缺口。

2. 植入部位　胚泡植入的部位,通常在子宫底或子宫体上部。植入的异常:植入在近宫颈附近将会形成前置胎盘,妊娠后期可引起严重出血;植入在子宫腔外,称之为宫外孕。

3. 植入后子宫内膜的变化

（1）蜕膜:植入后的子宫内膜称之为蜕膜。

（2）蜕膜的分布:根据蜕膜与胚泡的位置关系,可将其分为 3 部分:① 基蜕膜,是指胚泡深面的子宫内膜。② 包蜕膜,是指覆盖在胚泡表面的子宫内膜。③ 壁蜕膜,是指子宫其余部分的子宫内膜。

（3）蜕膜细胞:在妊娠黄体分泌的激素作用下,结缔组织的基质细胞变肥大,胞质充满糖原和脂滴,称之为蜕膜细胞。

知识链接

宫　外　孕

胚泡在子宫以外植入,称宫外孕。宫外孕多见于输卵管,其发病与输卵管炎症、输卵管手术、宫内节育器放置、输卵管发育不良或功能异常、受精卵游走及输卵管周围肿瘤压迫等有关。宫外孕最终将导致胚胎早期死亡或破裂引起大出血。

(五) 三胚层的形成与分化

1. 三胚层的形成

(1) 内、外胚层的形成：在胚胎发育的第2周，初期胚泡的内细胞团增殖分化，逐渐排列成两层细胞。靠近胚泡腔的一层称内胚层，内胚层与极端滋养层之间的一层称外胚层。内胚层与外胚层的细胞紧密相贴，形成一个圆盘状结构，称胚盘，它是胎儿的原基(图12-3)。

(2) 羊膜腔和卵黄囊的形成：在内外胚层形成的同时，外胚层与滋养层之间出现一个腔，称羊膜腔，腔内含有液体，称为羊水。内胚层周边的细胞增生向腹侧迁移围成一个囊状结构，称为卵黄囊。

(3) 中胚层的形成：胚胎第3周初，外胚层的细胞向胚盘中轴线的一端迁移，形成一条细胞带，称原条。它的细胞进入内、外胚层之间，形成一个新的细胞层即中胚层，至此，三个胚层形成。但在胚盘的头尾两端各有一个区域没有中胚层，而内、外胚层直接相贴，把没有中胚层的头端区域称为口咽膜；尾端称为泄殖腔膜。

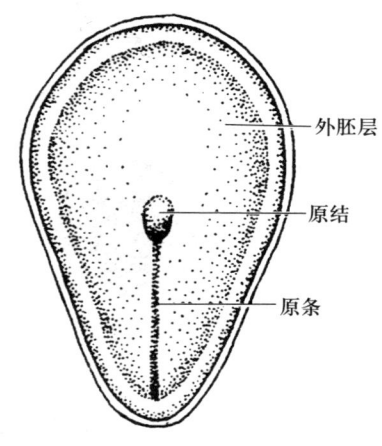

图12-3 胚盘

原条的出现决定了胚胎的头尾方向。出现原条的一端为胚体的尾端，而另一端则为头端。原条头端细胞增殖，隆起成结节状称为原结。原结的细胞向胚盘头端延伸为一条细胞索，称脊索。

原条和脊索构成了胚盘的中轴，标明了胚体左右对称关系。但随着胚体的发育，脊索由尾端向头端生长，而原条头端向尾端退化消失，最后脊索也退化为椎间盘的髓核。

(4) 胚外中胚层的形成：胚胎第2周，在内、外胚层形成的同时，滋养层增殖分化，形成内、外两层。外层细胞无边界，称合体滋养层；内层细胞边界清楚，称细胞滋养层。细胞滋养层的部分细胞进入胚泡腔，形成星形细胞网，填充在滋养层与羊膜和卵黄囊之间，称胚外中胚层。胚泡腔由于胚外中胚层填充随之消失，但之后在胚外中胚层中逐渐出现一些小腔，继而小腔又彼此融合，形成大腔，称之为胚外体腔。胚外体腔的出现将胚外中胚层分成两部分，一部分衬在滋养层内表面，另一部分覆盖在羊膜腔和卵黄囊的外表面。胚盘尾侧与滋养层之间的部分胚外中胚层形成体蒂。

2. 三胚层的分化

在胚胎发育过程中，三胚层形成后，随之而来的是结构和功能相同的细胞分裂增殖成结构和功能不同的细胞，这个过程称为分化。

(1) 外胚层的早期分化：脊索形成后，诱导其背侧的外胚层细胞分裂增殖变厚，形成板状结构，称为神经板。继而神经板沿胚体长轴方向凹陷形成神经沟，沟两侧隆起称为神经褶；神经褶从神经沟中段开始合拢，并向头尾方向延伸，使之成为管状结构，而称为神经管。神经管头尾端留下的前后孔在胚胎发育第4周末相继闭合，值此神经管成为密闭状态。

神经管头侧发育成脑，尾侧演变成脊髓。外胚层的其余部分演变成皮肤的表皮及其附属结构。在胚胎发育的过程中，如神经管头端的神经孔不闭合，将形成胚胎畸形无脑儿；若神经管尾端的神经孔不闭合，则形成脊柱裂。

(2) 中胚层的早期分化：中胚层形成后，在脊索两侧的中胚层生长发育，不断扩大，把它们由内向外依次称为轴旁中胚层、间介中胚层和侧中胚层;此外,分散存在的中胚层细胞,称之为间充质细胞。

轴旁中胚层细胞迅速增殖形成节段性的体节,将来分化成椎骨、骨骼肌和皮肤的真皮;间介中胚层分化成泌尿、生殖系统的主要器官;侧中胚层随着胚体发育,在侧板中出现空腔,称为胚内体腔。由于胚内体腔的出现,又将侧中胚层分成两部分:与内胚层相贴的部分称为脏壁中胚层,与内胚层共同形成消化管、气管等管壁;与外胚层相贴的部分称为体壁中胚层,参与胸腹部前外侧壁的形成;胚内体腔形成心包腔、胸膜腔和腹膜腔。散在间充质细胞将分化为全身各处的肌组织、结缔组织和血管等。

(3) 内胚层的早期分化:胚胎第 3 周,胚盘的周缘部向腹侧卷曲,使平膜状的胚盘变成圆筒状的胚体。内胚层也随着胚体的形成卷曲成管状,称为原始消化管或原肠。原肠前端为口咽膜,后端终止于泄殖腔膜,中段与卵黄囊相连。原肠又分为前肠、中肠和后肠 3 部分。原肠主要形成消化管、消化腺、气管、肺、膀胱及尿道等处的上皮。

第二节 胎膜和胎盘

胎膜和胎盘是在胚胎发育过程中,对胚胎具有营养、保护、呼吸和排泄等作用的附属结构。在胎儿离开母体后,胎膜和胎盘与部分子宫内膜一起娩出,完成其对胚胎发育的使命。

(一) 胎膜

胎膜 fetal membrane 包括绒毛膜、羊膜、卵黄囊、尿囊和脐带等。

1. 绒毛膜 由滋养层和胚外中胚层发育而成,包在胚体的最外面,直接与子宫内膜接触。在胚胎第 2 周,先是滋养层向周围突起,形成绒毛,后有胚外中胚层进入绒毛的中轴,形成血管。绒毛血管内含胎儿血液。绒毛溶解其周围的蜕膜形成许多小腔隙,称为绒毛间隙,其内含有来自母体子宫螺旋动脉的血液,胚胎借绒毛吸收母体血液的营养和排出代谢产物。

在胚胎早期绒毛遍及绒毛膜的外表面,但随着胚胎发育的变化,由于外周影响形成平滑绒毛膜和丛密绒毛膜。丛密绒毛膜是指与基蜕膜相邻的部分,因其血液供应充分,营养充足,生长旺盛而得名;与包蜕膜邻接的部分,因其受挤压营养匮乏,逐渐退化消失而称之为平滑绒毛膜。

2. 羊膜 是一层半透明的薄膜,由羊膜上皮和胚外中胚层组成。羊膜与胚体之间的空腔称为羊膜腔;羊膜腔内的液体称为羊水。羊膜腔在胚胎发育过程中不断扩大,使羊膜与平滑绒毛膜邻贴,最后融合,于是胚外体腔随之消失。

羊水为羊膜腔内的淡黄色液体,主要由羊膜分泌,其中一部分是胎儿的排泄物。羊水的排出主要是胎儿吞咽,经消化道吸收,废物再通过胎儿的血液循环运送到胎盘,由母体进行排泄。

羊水具备保护胎儿免受外力的震荡及挤压,防止胎儿与羊膜发生粘连,分娩时扩张子宫颈及冲洗、润滑产道等功能。正常情况下,足月胎儿的羊水量为 1 000~1 500 ml,少于 500 ml 为羊水过少,多于 2 000 ml 为羊水过多。羊水过多或过少多伴有胎儿发育异常。

3. 卵黄囊 在内胚层周边的细胞增生向腹侧迁移,围成一个囊状结构,称为卵黄囊。最终卵黄囊被包入脐带,闭锁而逐渐退化。

4. 尿囊 尿囊是从卵黄囊顶部尾侧的内胚层向体蒂内伸出的盲管,其壁上的胚外中胚层形成尿囊血管;尿囊随着胚胎发育被卷入脐带,继而闭锁。尿囊血管仍保留,形成 2 条脐动脉和 1 条脐静脉。

5. 脐带　脐带是羊膜包绕体蒂、卵黄囊、尿囊形成的一条圆索状结构。脐带内有 1 对脐动脉和 1 条脐静脉。脐带的一端连于胎儿脐部,另一端连于胎盘,成为胎儿与母体间的物质交换通道。足月胎儿的脐带长 40~60 cm;脐带>120 cm 称为脐带过长,易发生脐带缠绕胎儿,影响胎儿的正常发育,严重者可致胎儿窒息死亡;脐带<20 cm 为脐带过短,妊娠晚期或分娩时易造成胎盘早期剥离,引起产妇子宫出血。

(二) 胎盘

1. 胎盘 placental 的形态　足月的胎盘形似圆盘状,直径 15~20 cm,重约 500 g;分为两个面:胎儿面覆有羊膜,表面光滑,中央连有脐带;母体面粗糙不平,它是胎盘剥离后的丛密绒毛膜和基蜕膜,表面有沟将其分隔为 15~30 个区域,称为胎盘小叶(图 12-4)。

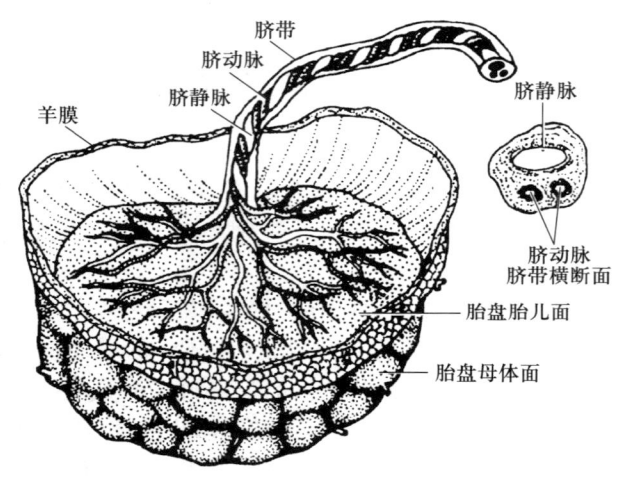

图 12-4　胎盘

2. 胎盘的结构　胎盘由胎儿的丛密绒毛膜与母体子宫的基蜕膜共同构成。

3. 血液循环　在胎盘内,母体与胎儿的血液循环是两个独立的体系,互不混合。母体的血液循环:母体子宫动脉的小分支经基蜕膜开口于绒毛间隙,在间隙内进行物质交换后,再经基蜕膜的小静脉回流到母体的子宫静脉。胎儿的血液循环:胎儿的脐动脉在胎盘内分成小动脉,小动脉最后在绒毛内形成毛细血管,通过物质交换后,再经胎盘的小静脉回流到脐静脉。但是胎儿与母体的血液进行物质交换,需经过胎盘屏障。

4. 胎盘屏障 placental barrier　由三层结构构成,即:① 绒毛内毛细血管的内皮及基膜。② 绒毛表面的滋养层细胞及基膜。③ 两层基膜之间的结缔组织。胎盘屏障能阻止母体血液中的大分子物质进入胎儿体内,但对抗体、大多数药物及大部分病毒等无屏障作用。

5. 胎盘的功能

(1) 物质交换:胎儿从母体血液中获得营养和氧;胎儿体内的代谢产物排入母体血液内。因此,胎盘既供给胎儿营养,又进行气体交换,同时排出代谢产物。

(2) 分泌激素:① 绒毛膜促性腺激素:能维持黄体的存在。在受精后第 3 周,妊娠妇女尿中出现该激素,第 8 周达高峰,然后下降。因此,在妊娠早期检查妊娠妇女血或尿中绒毛膜促性腺激素,是诊断早期妊娠的方法。② 雌激素和孕酮:于妊娠的第 4 个月开始分泌,以后逐渐分泌增加。其主要作用是在妊娠黄体退化后维持妊娠。③ 绒毛膜促乳腺生长激素(胎盘催乳素):在妊娠的第 2 个月开始分泌,第 8 个月达到高峰,具有促进母体乳腺生长发育的作用。

(3) 屏障作用:胎盘屏障可阻止大分子物质通过,对胎儿有一定保护作用。

知识链接

HCG 与早孕检测

成熟女性因受精的卵子移动到子宫腔内着床后,形成胚胎,在发育成长为胎儿过程中,胎盘合体滋养层细胞产生大量的人绒毛膜促性腺激素(HCG),可通过孕妇血液循环而排泄到尿中。当妊娠第 1~2.5 周时,血清和尿中的 HCG 水平即可迅速升高,妊娠第 8 周达到高峰,至妊娠第 4 个月始降至中等水平,并一直维持到妊娠末期。血 HCG 检查是妇产科最常使用的妊娠试验。

第三节 双胎与畸形

(一) 双胎

一次分娩为 2 个胎儿的现象称为双胎(孪生)。一次分娩 3 个以上胎儿称为多胎。

1. 双卵孪生 是母体一次排出 2 个卵细胞受精后发育而成,也称之为双卵双胎。双卵双胎的 2 个胎儿性别可相同或不同,其外貌与一般兄弟姐妹相似。

2. 单卵孪生 是由一个受精卵发育成 2 个胎儿的现象,也称之为单卵双胎。因此,胎儿遗传基因相同,性别一样,相貌和生理特点也相似。出现单卵孪生的原因主要有以下情况:① 一个胚泡内出现 2 个内细胞群,内细胞群各自形成一个胚胎。他们共用一个绒毛膜和胎盘,但各自有自己的羊膜腔。② 在一个胚盘上形成 2 个原条和脊索,从而形成 2 个胚胎,但他(她)们共用一个羊膜腔、绒毛膜和胎盘。

(二) 畸形

在胚胎发育过程中出现的胎儿外形或内部结构的异常,称之为先天性畸形。引起胎儿畸形的时间主要是在胚胎发育的第 3~8 周,致畸因素是多方面的,归纳起来主要为以下两大类。

1. 遗传因素 它是指生殖细胞或受精卵因遗传物质的改变引起的先天畸形。

2. 环境因素 引起胚胎畸形的环境因素主要有生物、化学和物理因素三大类。例如,妊娠时期感染风疹病毒、巨细胞病毒、单纯性疱疹病毒、水痘病毒、肝炎病毒等病毒可引起胎儿畸形;目前已知 600 余种化学物质可致胚胎畸形,如镇静药、抗肿瘤药精神类用药等;X 线、放射性核素等也是致畸因素。

先天性畸形的种类：

（1）器官不发育或受阻：器官没有发生或发生的器官中途停止发育，如短肢、隐睾、脐疝等。

（2）合并不全：器官在发生过程中，需要由两部分合并而成，但没有合并或合并不全导致畸形。如唇裂、双子宫和多囊肾等。

（3）器官发育过度：器官出现增加的现象，如多指。

（4）器官异位：器官发生过程中没有按正常方向发育，而是反其道而行之，致使器官异位。如右位心。

（5）返祖现象：器官在发生过程中重演动物的进化过程时，仍保留低等动物的器官在胎儿的身上，称为返祖现象，如多乳和有尾巴。

课后练习

一、名词解释

1. 受精 2. 绒毛膜 3. 胎盘膜

二、简答题

1. 简要说明受精的过程和意义。
2. 试述胚胎植入的时间、地点、过程以及此时胚泡和子宫内膜的相关变化。
3. 简要说明胎盘的结构和功能。

三、选择题

第十二章选择题

（谯　兴　马　蓉　范丽敏）

参 考 文 献

[1] 胡晓军,朱建忠,刘梅梅.组织学与胚胎学[M].北京:高等教育出版社,2021.
[2] 刘晓梅,张敏平,陈尚.正常人体结构[M].2版.北京:高等教育出版社,2022.
[3] 邹锦慧,王向东,夏青等.人体解剖学与组织胚胎学[M].北京:高等教育出版社,2019.
[4] 丁文龙,刘学政.系统解剖学[M].9版.北京:人民卫生出版社,2018.
[5] 崔慧先,李瑞锡.局部解剖学[M].9版.北京:人民卫生出版社,2018.
[6] 李振中,张雅芳.局部解剖学[M].4版.北京:高等教育出版社,2022.
[7] 夏广军,陈地龙.正常人体结构[M].2版.北京:人民卫生出版社,2020.
[8] 谭毅.人体解剖学与组织胚胎学[M].3版.北京:科学出版社,2023.
[9] 葛均波,徐永健,王辰.内科学[M].9版.北京:人民卫生出版社,2018.
[10] 李继承,曾园山.组织学与胚胎学[M].9版.北京:人民卫生出版社,2018.
[11] 石玉秀.组织学与胚胎学[M].3版.北京:高等教育出版社,2018.
[12] 陈地龙,赵永.人体解剖学与组织胚胎学[M].3版.北京:北京大学医学出版社,2019.
[13] 谢小薰,孔力.组织学与胚胎学[M].2版.北京:高等教育出版社,2019.
[14] 隋月林,安梅,琇英.人体解剖学[M].北京:高等教育出版社,2021.

郑重声明

高等教育出版社依法对本书享有专有出版权。任何未经许可的复制、销售行为均违反《中华人民共和国著作权法》，其行为人将承担相应的民事责任和行政责任；构成犯罪的，将被依法追究刑事责任。为了维护市场秩序，保护读者的合法权益，避免读者误用盗版书造成不良后果，我社将配合行政执法部门和司法机关对违法犯罪的单位和个人进行严厉打击。社会各界人士如发现上述侵权行为，希望及时举报，我社将奖励举报有功人员。

反盗版举报电话　　（010）58581999　58582371
反盗版举报邮箱　　dd@hep.com.cn
通信地址　　北京市西城区德外大街4号
　　　　　　高等教育出版社法律事务部
邮政编码　　100120

读者意见反馈

为收集对教材的意见建议，进一步完善教材编写并做好服务工作，读者可将对本教材的意见建议通过如下渠道反馈至我社。

咨询电话　　400-810-0598
反馈邮箱　　gjdzfwb@pub.hep.cn
通信地址　　北京市朝阳区惠新东街4号富盛大厦1座
　　　　　　高等教育出版社总编辑办公室
邮政编码　　100029

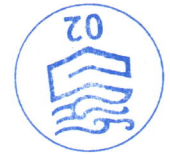